第**3**版

かぜとかぜにみえる重症患者の見わけ方

かぜ診療マニュアル

編著 **山本舜悟** 京都市立病院感染症科 副部長

著 **吉永 亮 上山伸也 池田裕美枝**

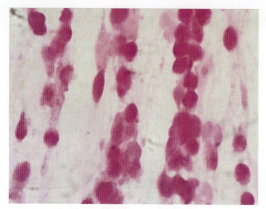

図1 筆者の黄色い鼻水をグラム染色したもの
Ⅰ章10➡p.59

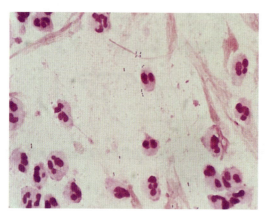

図3 膿性鼻汁のグラム染色
Ⅰ章10➡p.62

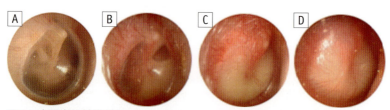

図1 中耳炎の鼓膜所見
A:正常鼓膜，B:軽度膨隆した鼓膜，C:中等度膨隆した鼓膜，D:重度に膨隆した鼓膜
Ⅱ章5➡p.330　　　　　　　　　　（かみで耳鼻咽喉科クリニック院長上手洋介先生より提供）

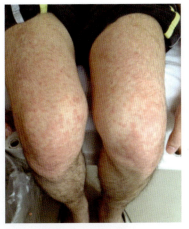

図1 アモキシシリンを投与された伝染性単核球症患者の皮疹①
Ⅰ章11→p.99

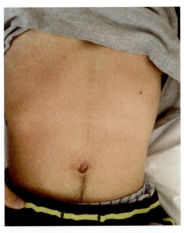

図2 アモキシシリンを投与された伝染性単核球症患者の皮疹②
Ⅰ章11→p.99

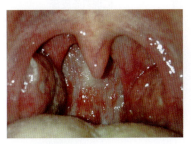

図3 初日夜
Ⅰ章11→p.110

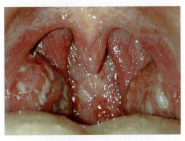

図4 2日目昼，ペニシリンG内服開始後約3時間
Ⅰ章11→p.110

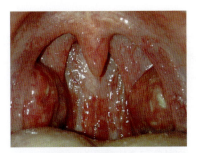

図5 3日目昼，ペニシリンG内服開始後約27時間
Ⅰ章11→p.110

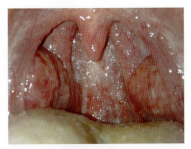

図6 3日目夜，ペニシリンG内服開始後約36時間
Ⅰ章11→p.110

カラー口絵

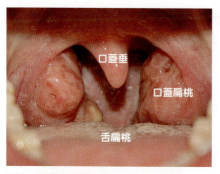

図6 正常な咽頭
舌扁桃は通常直接は観察できない
Ⅰ章12➡p.118

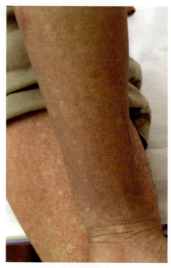

図1 デング熱患者に解熱する頃に現れる皮疹
紅斑の中に白い斑点が浮かぶように見えるので，"white island in a sea of red"と称される
Ⅰ章14B➡p.186

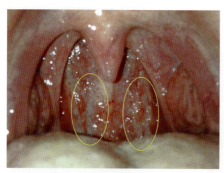

図1 後鼻漏の咽頭後壁写真
○で囲んだ部位が鼻汁
Ⅰ章13➡p.123

表7 急性の咳のある患者でのバイタルサインと肺炎の可能性　Ⅰ章13➡p.129

	青信号	黄信号	赤信号
体温（℃）	≦37.5	37.6〜38.6	>38.6
脈拍（回/分）	<100	100〜119	≧120
呼吸数（回/分）	<20	20〜29	≧30
SpO$_2$（%）	95〜100	90〜94	<90

急性の咳の患者で体温の赤信号，体温以外の黄信号が1つでもあれば胸部X線を考慮
（文献25より作成）

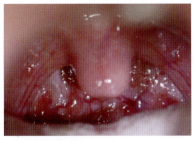

図3 発症早期のインフルエンザ濾胞
(influenza follicle buds)

写真はインフルエンザA発熱3時間後のもの
(内科宮本医院　宮本昭彦先生のご厚意による)
Ⅰ章14C ➡ p.202

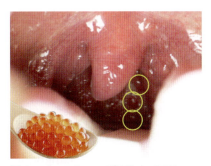

図4 インフルエンザ濾胞とイクラ

(国立国際医療研究センター病院　忽那賢志先生のご厚意による)
Ⅰ章14C ➡ p.202

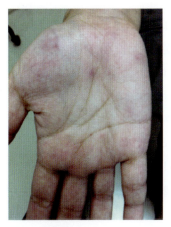

図1 右手掌
Ⅰ章18 ➡ p.267

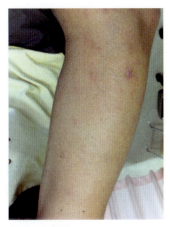

図2 左前腕
Ⅰ章18 ➡ p.267

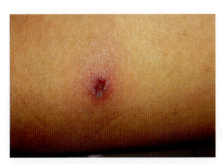

図3 左腓腹部の刺し口（痂皮）
Ⅰ章18 ➡ p.267

カラー口絵

第3版 序文

> Two men look out through the same bars:
> One sees the mud, and one the stars.
> （2人の男が鉄格子から窓の外を眺めていた。
> 1人は泥を見ていた。1人は星を見ていた。）
>
> Frederick Langbridge "A Cluster of Quiet Thoughts" より

　初版と同様，第2版あとがきにも To Be Continued…？　と書いて終わりましたが，読者の皆様のおかげで第3部の発刊にこぎつけることができました。

　第2版を出版してから間もなく，編著者（山本）も作業部会で作成に関わった「抗微生物薬適正使用の手引き　第1版」が厚生労働省から発行されました。この「手引き」となるべく齟齬がないようにと，少し早めに改訂させてもらいました。主な改訂点は「手引き」の内容を反映させたこと，現場からニーズの高い「高齢者のかぜ」と，誤診が訴訟につながりやすい「咽頭痛の地雷疾患：Killer sore throat」の項目を独立させたことです。

　また，初版から漢方に関する記述をお願いしていた守屋章成先生が臨床の第一線から退かれたため，この部分の記載を麻生飯塚病院の新進気鋭の漢方医の吉永亮先生に改訂をお願いしました。

　薬剤耐性菌への対策は，何かアクションをとればすぐに目に見える結果が出るわけではありません。1人ひとりが目の前の患者さんへの抗菌薬の適正使用を意識し，行動を繰り返して初めて，少しずつ成果が出てくるものです。

　人類が抗菌薬を開発してからまだ100年も経っていません。しかし，薬剤耐性菌の猛威は，新しい抗菌薬開発のスピードを上回り，拡大していっています。人類にとって限りある貴重な資源と言ってもいい抗菌薬が枯渇しつつあるのです。抗菌薬を使える薬として，我々の子どもや孫の世代に残すために，1人ひとりに何ができるかを考えて，行動する必要があります。誰か1人だけ頑張っても変わりません。

それは，気の遠くなるような作業かもしれません。しかし，どうせなら，下を向き，泥を見ているよりは，遠くの空に輝く星を見て，一歩でも1ミリでも前に進みたいと思います。

本書がかぜ診療に携わる人の傍らに置かれ，星を見て前に進もうとする人達の一助になることを願います。

最後に編著者の利益相反をお示しします（すべて講演料です）。

2018年	・協和発酵キリン	77,959円
	・ファイザー株式会社	114,552円
2017年	・Meiji Seikaファルマ株式会社	77,959円
2016年	・ファイザー株式会社	114,552円
2015年	・大日本住友製薬株式会社	55,685円
	・一般社団法人日本血液製剤機構	56,709円
2014年	・大正富山医薬品株式会社	155,918円
	・Meiji Seikaファルマ株式会社	55,685円
2013年	・Meiji Seikaファルマ株式会社	77,959円
2012年	・大塚製薬株式会社	44,444円
	・アステラス製薬会社	55,555円
	・サンド株式会社	88,888円
	・ファイザー株式会社	44,444円
2011年	・大日本住友製薬株式会社	33,333円

著者を代表して　2019年9月　山本舜悟

第2版　序 文

　　初版のあとがきに To Be Continued…？　と書いて終わりましたが，おかげさまで無事に第2部へと続けることができました。

　　改訂の動機としては，ACP（米国内科学会）の気道感染症ガイドラインの改訂が2016年初頭に出版されたことが大きいですが，初版で書き足りなかったことをどんどん足していったら143頁以上も増えてしまいました。「マニュアル」と呼ぶにはだいぶ分厚くなってしまったかもしれませんが，「時間がない人へのまとめ」だけコピーするなり，ちぎるなりして持ち歩くと省エネです。初版も読んでくださった人のために主な改訂点を冒頭にまとめています。やや高度な内容や議論のある内容については，アドバンストレクチャーとして別項目にしてあります（一部，初版のコラムから移行）。少し専門的予備知識が必要な項目については「超アドバンストレクチャー」と銘打っています。難しいと感じる場合はすぐに読み飛ばしてしまうのが賢明です。

　　本文中でも述べたように，世界的な耐性菌問題に立ち向かうためには，気道感染症に対する不要な抗菌薬使用をいかに削減するかが大きな鍵を握ります。本書がかぜ診療のそばにあり，読者の皆様のお役に立つことを願っています。

　　最後に編著者（山本舜悟）の利益相反をお示しします（すべて講演料です）。

平成28年度	・ファイザー株式会社	114,552円
平成27年度	・大日本住友製薬株式会社	55,685円
	・一般社団法人日本血液製剤機構	56,709円
平成26年度	・大正富山医薬品株式会社	155,918円
	・Meiji Seikaファルマ株式会社	55,685円
平成25年度	・Meiji Seikaファルマ株式会社	77,959円
平成24年度	・大塚製薬株式会社	44,444円
	・アステラス製薬会社	55,555円
	・サンド株式会社	88,888円
	・ファイザー株式会社	44,444円
平成23年度	・大日本住友製薬株式会社	33,333円

著者を代表して　2016年12月　山本舜悟

第1版 序文

> そうだな…
> わたしは 「結果」だけを 求めてはいない
> 「結果」だけを求めていると 人は近道をしたがるものだ…………
> 近道した時 真実を見失うかもしれない
> やる気もしだいに失せていく
> 大切なのは
> 『真実に向かおうとする意志』だと思っている
> 向かおうとする意志さえあれば
> たとえ今回は犯人が逃げたとしても
> いつかはたどり着くだろう？
> 向かっているわけだからな
> …………違うかい？
>
> 荒木飛呂彦「ジョジョの奇妙な冒険」59巻（集英社）より引用

　誰もが一度はひいたことがあるであろう“かぜ”。医者になったら誰でも診るであろう“かぜ”の患者。しかし，医学部の講義で“かぜ”の診療の仕方を教えているところはほとんどないのではないでしょうか。“かぜ”なんて適当に総合感冒薬と抗菌薬と解熱剤を出しておけばいいじゃないか，と思われる方もいらっしゃるかもしれません。

　しかし，かぜだと思っていたら思わぬ病気を見逃していた，という経験は長く医者をやっていれば多かれ少なかれあるでしょう。筆者も「ウイルス性の胸膜炎でしょうか。まあ，かぜのようなものですよ」と言って帰した人が後日，急性心筋梗塞で戻ってきて冷や汗をかいたことがあります。

　簡単なように見えて簡単ではない“かぜ”。しかも一般外来，救急当直では毎日多くの“かぜ”患者さんが訪れます。なんとか体系立ててアプローチする方法はないものか，と考えていたときに，故田坂佳千先生による『“かぜ”症候群の病型と鑑別疾患』（今月の治療. 2006;13(12):1217-21）に巡り合いました。それまで同じ顔に見えていた“かぜ”が違う顔に見えてきて，“かぜ”の診療が面白くなり，目がひらかれた思いでした。

その後，この田坂先生の論文をもとに研修医相手に講義をするように
なり，その講義を縁あって株式会社ケアネットからDVD（『"かぜ"と"か
ぜ"のように見える重症疾患』2011年）として発売する機会に恵まれまし
た。DVDでは主に診断について解説しましたが，今回の書籍化にあたり，
内容を洗練し，治療についてもまとめました。

　私は小児を診療する機会がほとんどないため，小児感染症が専門の上
山伸也医師に小児のかぜのみかたの解説をお願いしました。同様に，診療
する機会が少なく，なんとなく苦手意識を持っている妊婦・授乳婦につい
ては，産婦人科医の池田裕美枝医師に担当をお願いしました。

　また，漢方薬が使えるとかぜ診療の幅が広がるため，漢方診療に造詣
の深い家庭医の守屋章成医師（ケアネットよりDVD『直伝！Dr.守屋の素
人独学漢方』が絶賛発売中）に漢方薬によるかぜ治療をまとめて頂きまし
た。また，上山，池田，山本の3名は比較的大きな総合病院での勤務経験
が主であったため，守屋医師には診療所で働く先生の視点から内容を俯
瞰して頂き，「そんなことは総合病院だからできることで，診療所では現
実的ではない」という記載になってしまうことを避けるよう努めました。

　「結果」責任が求められる昨今の医療事情には大変厳しいものがありま
すが，「結果」だけを追い求めると「何かあったら困るのでとりあえず抗菌
薬を出しておく」という近道に走ってしまうかもしれません。でもそれは
大切なことから目をそらしているだけで，必ずしも問題解決になってい
るとは限りません。黙って抗菌薬を出すよりも30秒間の説明を「処方」す
るほうが効果的なことがあるのです。

　できる限り根拠に基づいた記載を心がけましたが，中には必ずしも良
質なエビデンスが存在しなかったり，論争の決着のついていなかったり
する問題があります。その辺りは筆者の好みで割り切って書いている部
分もあることは「真実に向かおうとする意志」を汲み取ってご理解頂ける
と幸いです。本書がかぜ診療のそばにあり，皆様のお役に立つことを願っ
てやみません。

著者を代表して　2013年11月　山本舜悟

第2版から第3版への主な改訂点のまとめ

➡全体としてアップデートされた文献がでていれば新しいものに差し替えました。

➡厚生労働省発行の「抗微生物薬適正使用の手引き 第1版」をふまえた内容に適宜修正しました。

➡総論に「高齢者のかぜ」，各論に「咽頭痛の地雷疾患：Killer sore throat」を独立させました。

➡「説明例」についての記載を見やすく改めました。

➡アドバンストレクチャーおよびコラムを項目ごとにまとめました。

➡参考文献にPubMed IDがあるものはPMIDとして追加しました。PubMedでこのIDを入力すると書誌情報へ飛ぶことができます。

はじめに

➡日本で経口抗菌薬の承認投与量が少なく設定されてきたことについて追記しました。

I章 成人の"かぜ"のみかた

➡**5**「抗微生物薬適正使用の手引き」と抗菌薬の「適正使用」について概説しました。

➡**6**記載を簡略化しました。

➡**7**一部記載を簡略化し，「忖度」の功罪と2017年に非医療従事者を対象に行われたインターネット調査についてまとめました。また，マイスターの待ち時間に関する法則を紹介しました。患者説明用のリーフレットについて解説しています。リーフレットをダウンロードできるサイトへのリンクをQRコードで参考文献に示しました。

➡**8**高齢者のかぜについてまとめました。

➡**9**「普通感冒の自然経過」を示したグラフを追加しました。柴胡桂枝湯について追加しました。アドバンストレクチャーで，亜鉛に関する記載を修正し，長期の亜鉛製剤内服による銅欠乏からの汎血球減少について記載しました。また，ビタミンDに関する記載を追加しました。「インフルエンザ診療における漢方薬の位置づけ」について追加しました。

➡**10**「成人の急性副鼻腔炎への抗菌薬とプラセボの効果の比較」の表を追加しました。漢方薬について，小青竜湯に関する記載を追加し，主に使用される4剤の使い分けをまとめました。

➡**11**「咽頭痛の地雷疾患」は**I章12**へ移動してまとめ直しました。溶連菌迅速検査の診断精度について追記し，迅速検査は陰性だけれど細菌性咽頭炎が疑わしい場合について述べました。

➡️**12** 命に関わる危険な咽頭痛についてまとめました。咽後膿瘍，Ludwigアンギナ，舌扁桃炎についての解説と「咽頭痛の頸部側面像のチェックポイント」を追加しました。

➡️**13** 百日咳の臨床症状の診断精度の表を修正しました。百日咳菌の抗体検査について追記しました。就学前の三種混合ワクチン追加について述べました。「急性の咳のある患者でのバイタルサインと肺炎の可能性」について，青信号，黄信号，赤信号として表にまとめました。滋陰降火湯と麻杏甘石湯を削除し，半夏厚朴湯を追加しました。アドバンストレクチャーで「COPD急性増悪とCRP」について追記しました。

➡️**14A** qSOFAの予測精度についての外部検証をメタ分析の結果に差し替えました。

➡️**14C** インフルエンザ患者における抗ウイルス薬の適応について追加しました。インフルエンザでの細菌感染症の合併について追記しました。患者への説明例の内容を修正しました。バロキサビル（ゾフルーザ®）についての記載を追加しました。オセルタミビル（タミフル®）の添付文書から「10歳以上の未成年の患者」への使用の「警告」が削除されたことを追加しました。アドバンストレクチャーに「かくれインフルエンザ」を追加しました。

➡️**15** 補中益気湯について追加しました。

➡️**16** ノロウイルスの検査のピットフォールについてまとめました。下痢症状のある患者への「無差別殺菌」的抗菌薬の弊害について追加しました。整腸剤の最近の知見を追加しました。黄芩湯について追加しました。

➡️**18** 麻疹，風疹，パルボウイルスB19感染症について追加しました。

◾ **II章** 小児の"かぜ"のみかた

➡️**1** 「上気道炎と尿路感染症」について追加しました。熱性痙攣と解熱剤についての記載をアップデートしました。

➡️**2** 細菌性鼻副鼻腔炎における抗菌薬選択について追加しました。小児の慢性咳嗽の原因としての持続性鼻副鼻腔炎について追加しました。

➡️**6** 「フォーカス不明の発熱」で見逃したくないものの記載をアップデートしました。

➡️**7** 小児の上気道炎症状によく用いる麻杏甘石湯について追記しました。

◾ **III章** 妊婦・授乳婦の"かぜ"のみかた

➡️**1** ウイルスによる催奇形性について，ジカウイルスについて追加しました。また，新生児感染のリスクについて，百日咳に対するワクチンに関する記載をアップデートしました。「咳と切迫早産」は削除しました。

➡️**3** 参蘇飲について追記しました。

目次

本書で取り扱う"かぜ"について	*i*
抗菌薬の投与量と保険適用量	*iii*
時間がない人へのまとめ	*vi*

I章　成人の"かぜ"のみかた　　　　　　　　　　　　*1*

1	"かぜ"の分類のしかた	*2*
2	"かぜ"診療における医師の役割	*5*
3	地雷を踏まないために	*7*
4	地雷を100%避けることは可能か?	*9*
5	薬剤耐性対策アクションプランと 「抗微生物薬適正使用の手引き」と真の「適正使用」とは?	*12*
6	Delayed Antibiotic Prescription(抗菌薬の延期処方)	*17*
7	患者満足度を上げる「説明の処方」のしかた	*19*
8	高齢者のかぜ	*26*
9	気道症状有り せき, はな, のど型(普通感冒)	*31*
Advanced Lecture	①"かぜ"に抗菌薬は本当に「効かない」のか?	*44*
Advanced Lecture	②上気道炎で抗菌薬処方はどこまで減らせるか?	*45*
Advanced Lecture	③抗菌薬を欲しがる患者さんへの対応	*46*
Advanced Lecture	④総合感冒薬の是非について	*48*
Advanced Lecture	⑤かぜの薬物以外の治療と予防	*49*
Column	漢方薬のevidence-based medicine(EBM)	*52*

10 気道症状有り
はな型（急性鼻・副鼻腔炎） 58

Advanced Lecture アモキシシリン／クラブラン酸製剤にアモキシシリンを足す理由 69

Column ①筆者のしくじり「副鼻腔炎だと思ったら……」 70

Column ②本当は怖い"かぜ"に対する「念のため」のマクロライド 71

Column ③本当は怖い"かぜ"に対する「念のため」の経口βラクタム剤 72

Column ④上気道感染症にフルオロキノロンを推奨しない理由 74

11 気道症状有り
のど型（急性咽頭・扁桃炎） 76

Advanced Lecture ①伝染性単核球症の怖い合併症，脾破裂 88

Advanced Lecture ②Aだけでいいのか? 88

Advanced Lecture ③ウイルス性咽頭炎診断のMistikスコア 94

Advanced Lecture ④よくならない咽頭炎 96

Advanced Lecture ⑤伝染性単核球症（IM）でのアミノペニシリンによる皮疹は
昔ほど多くない? 98

Advanced Lecture ⑥溶連菌咽頭炎の治療期間 99

Advanced Lecture ⑦sexual historyの聴き方 103

Advanced Lecture ⑧咽頭炎に対する裏技的ステロイド 105

Column 筆者の溶連菌咽頭炎体験 108

12 **咽頭痛の地雷疾患：Killer sore throat** 111

13 気道症状有り
せき型（急性気管支炎） 122

Advanced Lecture ①「のどからの咳」と「胸からの咳」 138

Advanced Lecture ②職人芸を「見える化」する肺炎診断のための予測ルール 140

Advanced Lecture ③誰も教えてくれなかったCRPの使い方：かぜ症候群の半数以上に
抗菌薬を処方している人だけ読んで下さい 141

Column ①咳止めとしてのハチミツ 145

Column ②筆者の咳喘息体験 147

14 気道症状無し 高熱のみ型 149

A 敗血症 149

Advanced Lecture ①血液培養はいつ採ったらいいの? 160

Advanced Lecture ②高熱のみ型のダークホース「細菌性腸炎」 162

Advanced Lecture ③重症だから血培をとる余裕なんてなかったけど
カルバペネムを投与した? 163

Super Advanced Lecture ①敗血症の定義改訂 (Sepsis-3) について 165

Super Advanced Lecture ②CRPは役に立つのか? 172

B 海外渡航関連の感染症 178

Advanced Lecture ①海外帰国後感染症の各論 184

Advanced Lecture ②海外渡航と多剤耐性菌保菌の問題 192

Advanced Lecture ③マラリアとデング熱の鑑別にCRPは使えるか? 193

C インフルエンザ 196

Advanced Lecture ①感度, 特異度, SnNout, SpPin, AUROCの落とし穴 209

Advanced Lecture ②インフルエンザの治療薬 215

Advanced Lecture ③インフルエンザの臨床診断に迅速検査は必須ではない 223

Advanced Lecture ④かくれインフルエンザ 224

15 気道症状無し 微熱, 倦怠感型 228

16 気道症状無し 下痢型 237

Advanced Lecture ①下痢+αで要注意なもの 248

Advanced Lecture ②嘔吐, 下痢の際の水分補給に
「経口補水塩 (oral rehydration salts：ORS) の作り方」 252

Advanced Lecture ③免疫抑制患者の慢性ノロウイルス感染症 254

Column 筆者のしくじり「"急性胃腸炎" は誤診の元」 256

17	気道症状無し 頭痛型	258

18	気道症状無し 発疹型	267

	Column	筆者のしくじり 「芳香族アミン構造を持つ抗てんかん薬の交差反応に注意！」	288

19	気道症状無し 関節痛型	289

20	いつもの"かぜ"と同じですか？	295

Ⅱ章　小児の"かぜ"のみかた　　297

1	せき，はな，のど型（普通感冒）	298

Advanced Lecture	上気道炎と尿路感染症	304

	Column	熱性痙攣があると解熱剤は使用してはいけない？	306

2	はな型（急性鼻・副鼻腔炎）	307

	Column	慢性咳嗽の原因は？	312

3	のど型（急性咽頭・扁桃炎）	314

	Column	急性連鎖球菌性咽頭炎でペニシリンを処方する４つの理由	320

4	せき型（急性気管支炎）	321

	Column	小児の反復性の気道感染に対して， 予防的にマクロライドを処方するべきか？	327

5	急性中耳炎	329

6	フォーカス不明の発熱	338

7	漢方の適応と治療	347

Ⅲ章　妊婦・授乳婦の"かぜ"のみかた　　351

1　妊婦が"かぜ"でやってきた　　352

Column　妊娠中の食べ物　　363

2　授乳婦が"かぜ"でやってきた　　366

Column　筆者の体験「乳腺炎と授乳」　　371

3　漢方の適応と治療　　372

索引　　375

あとがき　　378

著者紹介　　380

執筆担当項目一覧

山本舜悟

　はじめに

　I章 成人の "かぜ" のみかた（「漢方薬で対処するなら」の項目を除く）

吉永　亮

　I章 8〜18 の「漢方薬で対処するなら」

　I章 9「Column 漢方薬の evidence-based medicine（EBM）」

　II章 7 漢方の適応と治療

　III章 3 漢方の適応と治療

上山伸也

　II章 小児の "かぜ" のみかた 1〜6

池田裕美枝

　III章 妊婦・授乳婦の "かぜ" のみかた 1, 2

謹 告

本書に記載されている事項に関しては，発行時点における最新の情報に基づき，正確を期するよう，著者・出版社は最善の努力を払っております。しかし，医学・医療は日進月歩であり，記載された内容が正確かつ完全であると保証するものではありません。したがって，実際，診断・治療等を行うにあたっては，読者ご自身で細心の注意を払われるようお願いいたします。

本書に記載されている事項が，その後の医学・医療の進歩により本書発行後に変更された場合，その診断法・治療法・医薬品・検査法・疾患への適応等による不測の事故に対して，著者ならびに出版社は，その責を負いかねますのでご了承下さい。

はじめに

本書で取り扱う"かぜ"について

"かぜ"なんて誰にでも診られる？

「かぜをひいた」と言って一般外来に来院する患者について，何も考えずにかぜと診断してしまっても，おそらくほとんどの場合問題ないでしょう。それはこうした症状で受診する人のほとんどが，実際に治療介入を要さないかぜの患者だからです。ところが，一定の割合（おそらく数パーセント）でかぜではない患者が紛れ込んできます。それは肺炎だったり，髄膜炎だったり，時には敗血症だったりします。

"かぜ"なんて誰にでも診られると思われがちですが，"かぜ"を診られるということは，すなわちかぜ以外の疾患を見きわめられることにほかなりません。

"かぜ"とは何か？

「かぜ：common cold」の定義は書物や文献によって微妙に異なります。試しにUpToDate®を参照してみますと，かぜ症候群の定義は「様々なウイルスによって起こる疾患群で，良性の自然軽快する症候群」とあります。実際にウイルスによるものかどうかについても議論のあるところですが，「結果的に」自然軽快したのであれば，ゴミ箱診断的になるものの，ウイルスによるものと考えてしまっても問題は少ないでしょう。しかし，実地臨床において目の前の患者の症状が自然軽快するかどうかは予言者でない限りわかりません。

そこで，本書で取り扱う"かぜ"は患者さんが「かぜをひいた」と言って外来を受診する病態を示すことにします。

"かぜ"診療の大きな問題点の1つは「かぜをひいた」と言って受診してくる人の中に思わぬ重症疾患が隠れていることです。「かぜは万病の元」と言い

ますが，実際にかぜをこじらせて合併症を起こすという意味合いのほか，いろいろな重症疾患の初期症状がかぜと紛らわしいという事実も含んだ言葉だと思います。

　目の前の"かぜ"患者さんを放っておいてもよいのか，実はかぜではない重い病気なのか，この見きわめが"かぜ"診療における医師の最大の存在意義であるという考えの下，本書をまとめていきます。

Point ➡本書で取り扱う"かぜ"＝患者が「かぜをひいた」と言って受診する病態

はじめに

抗菌薬の投与量と保険適用量

本書で推奨する抗菌薬の投与量と保険適用量

　国内の抗菌薬の添付文書に記載されている投与量は，海外で一般に用いられているより低く設定されていることが多くあります。様々な医薬品について米国とオランダ，日本の承認投与量を調べた報告によると，この傾向は抗菌薬に限ったことではなく，心血管系薬剤，中枢神経系薬剤でも同様に日本の承認投与量は少ないそうです[1]。

　この投与量の違いについて体重差が原因としてよく挙げられますが，薬物動態モデルの基準になる体重は日本では60kg，西洋諸国では70kgと設定されており，双方の承認投与量の差を説明できるものではありません。この報告では「適切でない承認投与量のために，日本の患者は不利益を被ることを強いられる可能性がある。これは特に抗菌薬において顕著であり，承認投与量では満足な治療効果を達成できないものがある」と述べられています[1]。

　また，国内の感受性試験はCLSIという米国の基準に基づいて行われていることが多いため，「感性：susceptible」と判定されても，それは米国での標準投与量で使用した場合において担保されるもので，それよりはるかに少ない投与量で使用した場合の有効性を保証するものではありません。

　わが国で経口抗菌薬の承認投与量が少なく設定されてきたことについて，感染症関連の8学会合同抗微生物薬適正使用推進検討委員会委員長が，厚生労働省の会議で以下のように述べています[2]。

❝　日本の投与量は欧米に比べてきわめて少ないわけですね。一部ペニシリンのことが触れてありますけれども，セファロスポリンにしろマクロライドにしろ，キノロンは最近同じ量を投与するようになりましたけれども，欧米に比べると非常に少ない量を使っているわけです。特にセファロスポリンはいまだにそのままやっているわけです。こういう使い方を

抗菌薬の投与量と保険適用量　　iii

本書の推奨投与量	保険適用量	添付文書の「適宜増減」の記載
ペニシリンG		
1回1gを1日3～4回内服	1回40万単位（1g）を1日2～4回内服	年齢，症状により適宜増減する
アモキシシリン		
1回500mgを1日3回内服（咽頭炎に対しては1日2回でも可）	1回250mgを1日3～4回内服	年齢，症状により適宜増減する
アモキシシリン／クラブラン酸		
アモキシシリン錠と組み合わせて使用	配合錠250RSの場合：1回1錠を1日3～4回内服	年齢，症状により適宜増減する
セファレキシン		
1回500mgを1日4回内服（咽頭炎に対しては1日2回でも可）	通常，1回250mgを6時間ごと，重症の場合は1回500mgを6時間ごと内服	年齢，体重，症状により適宜増減する
ドキシサイクリン		
1回100mgを1日2回内服	初日は1日量200mgを1回または2回に分けて，2日目以降は1日量100mgを1回内服	感染症の種類および症状により適宜増減する
レボフロキサシン		
1回500mgを1日1回内服	1回500mgを1日1回内服（先発品）	疾患・症状に応じて適宜減量する
クリンダマイシン		
1回300mgを1日3回内服	通常1回150mgを6時間ごと，重症感染症には1回300mgを8時間ごとに内服	成人では記載なし
アジスロマイシン		
1回500mgを1日1回内服	250mg錠の場合：500mgを1日1回，3日間内服	記載なし

（成人に対して）

したからこそ日本では外来の耐性菌が増えたと。これは量を多めに使っておけば，こういうこともなかったのかなという気もしないではないです。（中略）なぜ，こういうことになったかというと，経口抗菌薬というのは，過去は半分は予防投与だったわけです。感染症を治しにいく薬ではないのです。さっきの，それこそ，風邪だから出しておくという薬だったので，効果よりも安全性という時代が過去何年も続いたわけです。そこの反省から，今はだんだんと投与量も増えてきているし，いろいろなことが変わってきているだろうと思いますけれども，日本の投与量はいまだに部分的には非常に少ないです。**99**

　一方で，よく見ると添付文書にも「適宜増減」が可能になっているものが少なくありません。医師の裁量権として，きちんとした根拠に基づけば必要に応じて増量することは保険診療上も否定されているわけではないのです。ただ，「適宜増減」といっても無制限に増量可能ということではなく，一般には「保険実務的には2倍程度まで」と理解されているようです[3]。

　何でも欧米の通りにするべきだと言うつもりはありませんが（そもそも欧と米はかなり違いますし），保険適用にこだわりすぎて患者の転帰が悪かった場合，添付文書が医師を守ってくれるとは限りません。本書では，添付文書の投与量範囲で有効性があると考えられる場合はその範囲内で記載しましたが，一部保険適用量を超えた記載のものがあります。以上をご理解の上，参考にして頂ければと思います。

文献

1) Arnold FL, et al：Exploring differences in drug doses between Japan and Western countries. Clin Pharmacol Ther. 2010；87(6)：714-20.[PMID：20410879]
2) 厚生労働省：2017年3月6日 第2回厚生科学審議会感染症部会薬剤耐性（AMR）に関する小委員会 議事録.[https://www.mhlw.go.jp/stf/shingi2/0000168929.html]
3) 竹中郁夫：薬剤使用量の適宜増減(Q&A). 医事新報. 2012；(4609)：62-4.

時間がない人へのまとめ

上・下気道症状を有するもの

せき，はな，のど型（普通感冒）Ⅰ章⑨	
診断	▶せき，はな，のどの3症状が**同時に，同程度**存在する病態で，重症感は乏しく，患者は「いつもの風邪と同じ」と訴える ▶基本的に感冒のみでバイタルサインが不安定になることはない 　→バイタルサインが不安定なら別の病態を考える
地雷疾患	なし
抗菌薬の適応	発熱の有無にかかわらず抗菌薬不要

はな型（急性鼻・副鼻腔炎）Ⅰ章⑩	
診断	▶細菌性副鼻腔炎の典型は "double sickening"，すなわち7〜10日後の再増悪！ ▶膿性鼻汁，鼻閉，顔面痛／圧迫感が細菌性副鼻腔炎の主要3徴候 ▶後鼻漏による咳を「喉からの咳」と訴えることあり
地雷疾患	ほとんどなし
抗菌薬の適応	▶症状が10日間を超える場合や重症例（39℃を超える発熱がある場合，膿性鼻汁や顔面痛が3日間以上続く場合） ▶典型的なウイルス性疾患で症状が5日間以上続き，いったん軽快してから悪化した場合(double sickening)
抗菌薬処方例 （細菌性副鼻腔炎）	▶アモキシシリン（サワシリン®，パセトシン®など）1回500mgを1日3回内服，5〜7日間 ▶アモキシシリン／クラブラン酸（オーグメンチン®配合錠250RS）1錠（375mg）＋アモキシシリン1錠（250mg）を1日3回内服，5〜7日間

のど型（急性咽頭・扁桃炎）Ⅰ章⑪	
診断	▶ウイルス性咽頭炎は「のど」以外の症状（くしゃみ，咳，鼻汁，結膜炎，嗄声，下痢，歯肉炎，口腔咽頭病変，手足・臀部の皮疹など）があれば可能性が高くなる ▶伝染性単核球症（EBV，CMV，HIV）様症候群では，後頸部やその他全身リンパ節腫脹，脾腫を伴いやすく，白血球分画はリンパ球優位になりやすい ▶細菌性咽頭炎はCentor（McIsaac）の基準：咳なし，発熱，前頸部リンパ節腫脹，白苔を伴う扁桃炎のほか，猩紅熱様の皮疹，好中球優位の白血球数上昇などで疑う

地雷疾患	扁桃周囲膿瘍		唾を飲み込めないほど痛い，人生最悪の痛み，開口障害
	急性喉頭蓋炎		咽頭所見が軽い割に強い嚥下痛，嗄声・喘鳴・呼吸困難，喉頭の上方の圧痛
	急性心筋梗塞		タートルネックで隠れる場所の痛みは要注意
	くも膜下出血		突然発症，嘔吐
	頸動脈解離，椎骨動脈解離		突然発症
抗菌薬の適応	Centorの基準で	0〜2点	溶連菌迅速検査，抗菌薬ともに不要
		3点以上	溶連菌迅速検査で陽性の場合に抗菌薬投与
		注：最近の溶連菌咽頭炎への曝露があれば2点以下でも迅速検査を考慮してよい	
	▶症状からは細菌性を疑うが，溶連菌迅速検査が陰性の場合は，A群以外の溶連菌または*Fusobacterium*属による細菌性咽頭炎を考え，ペニシリン系抗菌薬を投与してもよい（筆者の私見）。その際は保険適用の問題はあるが，咽頭培養を提出しておきたい		
抗菌薬処方例（溶連菌咽頭炎）	▶ペニシリンG（バイシリン®G）1回1gを1日3〜4回内服（空腹時に），10日間 ▶アモキシシリン（サワシリン®，パセトシン®）1回500mgを1日2〜3回内服，10日間（保険適用は1日1,000mgまで）		

せき型（急性気管支炎）Ⅰ章⑬

診断	肺炎との鑑別：Diehrのルール（Ⅰ章⑬➡p.128，表6参照） バイタルサインの異常（体温38℃以上，脈拍100回/分以上，呼吸数24回/分以上）と胸部聴診所見の異常がなければ，通常胸部X線は不要		
地雷疾患	急性		心不全，肺塞栓→低酸素血症，呼吸困難，頻呼吸を伴っていたら要注意
	亜急性〜慢性		肺癌，結核→長引く咳で抗菌薬を処方したくなったら喀痰抗酸菌検査を提出
抗菌薬の適応	基本的には抗菌薬不要		
抗菌薬処方例	どうしても処方する場合は， ▶膿性痰あり：アモキシシリン（サワシリン®，パセトシン®）1回500mgを1日3回内服，3日間 ▶乾性咳嗽：ドキシサイクリン（ビブラマイシン®）1回100mgを1日2回内服，3日間 どちらかを処方して，3日後再診		

時間がない人へのまとめ　vii

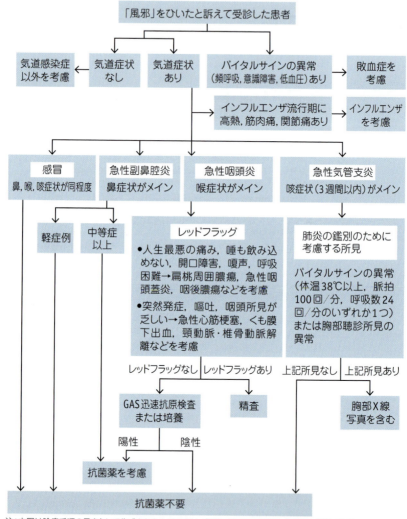

図　急性気道感染症の診断および治療の手順

(厚生労働省健康局結核感染症課：抗微生物薬適正使用の手引き. 第一版. 2017.[https://www.mhlw.go.jp/file/06-Seisakujouhou-10900000-Kenkoukyoku/0000166612.pdf]より引用)

高熱のみ型 I 章14	
	「悪心, 嘔吐」があっても消化器疾患と決めつけない
地雷疾患だらけ	▶敗血症:女性の腎盂腎炎, 男性の前立腺炎, 腹部症状の乏しい急性胆管炎・肝膿瘍, 熱以外の症状が乏しい亜急性感染性心内膜炎, 呼吸器症状が乏しい高齢者の肺炎 ▶マラリア, リケッチアなどの渡航関連, 動物関連感染症:曝露歴の聴取が命 ▶ウイルス感染症:インフルエンザやその他, 名もなきウイルス→地雷ではないが除外診断
抗菌薬処方例	**熱源を特定しないまま抗菌薬を処方しない!** ▶熱源不明だが, 敗血症らしいときは血液培養2セット採取後に, セフトリアキソン (ロセフィン®) 1回1〜2gを1日1回点滴

微熱, 倦怠感型 I 章15		
診断		微熱の向こう側にあるものは何か? ▶不眠, 呼吸困難, 脱力 (筋力低下) ではないかを確認 ▶医療面接のバイタルサイン (食欲, 便通, 睡眠, 体重減少) が障害されていないか? ▶熱以外のバイタルサインはどうか?:血圧, 脈拍, 呼吸数, SpO_2, 意識状態
地雷疾患	急性	血液検査, 尿検査, 心電図で異常がなければ一安心? ▶妊娠:女性をみたら疑う ▶急性肝炎:黄疸がないか ▶心筋炎:胸痛があればわかりやすいが, ない場合もある ▶高血糖緊急症〔糖尿病性アシドーシス (DKA), 高浸透圧性高血糖症候群〕:劇症型1型糖尿病の約7割に感冒様症状, 腹部症状 ▶伝染性単核球症様症候群 (EBV, CMV, HIV) ▶亜急性感染性心内膜炎:微熱のみのこともあり, 原因不明の炎症反応上昇では抗菌薬投与前にどこかのタイミングで血液培養複数セット採取を! ▶甲状腺機能異常 ▶薬剤性:不要な投薬は診断を混乱させる
	慢性	まず炎症反応の評価から ▶CRP, 血沈が陰性:心身症, うつ病, 神経症, 慢性疲労症候群といった病態, 更年期障害, 貧血 (男性, 閉経後の女性では消化管の悪性腫瘍検索), 結核 ▶CRP, 血沈が陽性:結核, 感染性心内膜炎, 亜急性甲状腺炎, 慢性Q熱, 膠原病, 悪性腫瘍
抗菌薬の適応		未診断の状態で抗菌薬が適応になることはない

時間がない人へのまとめ ix

下痢型 I 章16	
診断	**吐き気，嘔吐，頻回の水様下痢**の３つがそろって初めてウイルス性腸炎と呼べる
地雷疾患	誤診の宝庫。様々な疾患で嘔吐する。嘔吐，下痢をみたら，一度はお腹の外に原因がないかを考える
抗菌薬の適応	▶基本的には対症療法 ▶強い腹痛，血便や粘血便，高熱（＞38.5℃），テネスムス（しぶり腹）など重症の大腸型下痢では抗菌薬投与を検討
抗菌薬処方例	サルモネラ腸炎を疑う場合：重症化の危険因子がある場合 ▶レボフロキサシン（クラビット®）１回500mgを１日１回，7〜10日間 ▶セフトリアキソン（ロセフィン®）１回2gを１日１回点滴，7〜10日間 カンピロバクター腸炎を疑う場合 ▶アジスロマイシン（ジスロマック®）１回500mgを１日１回，3日間内服

頭痛型 I 章17	
診断	**突発，増悪，最悪**の３つの質問でスクリーニング
地雷疾患	くも膜下出血，細菌性髄膜炎
抗菌薬処方例	細菌性髄膜炎疑い ▶50歳未満の成人：デキサメタゾン10mg静注＋セフトリアキソン2g静注＋バンコマイシン*1g静注 ▶50歳以上の成人（免疫不全のある患者も）：デキサメタゾン10mg静注＋セフトリアキソン2g静注＋アンピシリン2g静注＋バンコマイシン*1g静注 *バンコマイシンは１時間かけて緩徐に点滴静注

発疹型 I 章18	
診断	発疹の自覚がなく，**(e) 高熱のみ型**として受診することもある 麻疹，風疹，パルボウイルスB19にも注意
地雷疾患	"SMARTTT" Killer ▶Sepsis：敗血症 ▶Meningococcemia：髄膜炎菌菌血症 ▶Acute endocarditis：急性心内膜炎（特に黄色ブドウ球菌） ▶Rickettsiosis：リケッチア感染症（つつが虫病，日本紅斑熱） 　→鼠径部，陰部，腋窩，膝窩で刺し口を探す ▶Toxic shock syndrome：トキシックショック症候群 　→びまん性紅斑と低血圧，下痢を伴う ▶TEN：中毒性表皮壊死症，その他の重症薬疹 　→全身紅斑で熱傷様，眼・口唇・陰部など粘膜病変があればすぐに皮膚科コンサルト，薬疹かな？　と思ったら麻疹，風疹も同時に考える ▶Travel related infection：ウイルス性出血熱（エボラ，ラッサ，クリミアコンゴなど）

関節痛型 I 章⑲	
診断	関節痛か, 関節炎か? 痛いのは関節か (皮膚, 腱, 靱帯, 滑液包, 筋肉, 骨ではないか)? 病変のある関節の数は (単, 少, 多)? 対称性か, 非対称性か?
地雷疾患	▶ 急性単関節炎は化膿性関節炎 (血行性, 周囲組織からの直接波及) から考える ▶「非特異的」な関節痛は「人食い的」な感染症の可能性を思い浮かべる ▶ 20〜40代で多関節痛を訴え, 関節リウマチやSLEの初期かも? と思ったらパルボウイルス B 19 感染症を考え, 「リンゴ病」患者や子どもとの接触歴を確認する

1分間診察法 (◎は必須, ○は準必須)

◎結膜→結膜炎, 黄疸

◎両前額部, 頬部の圧痛の有無→副鼻腔炎

◎口腔・咽頭・頬粘膜・軟口蓋・扁桃 (発赤, 滲出液, 発疹, 後鼻漏, 腫大)

> ▶ 咽頭後壁リンパ濾胞→インフルエンザ, アデノウイルスなど
> ▶ 上顎の痛み→歯・歯肉の視診と歯牙の打診→歯性上顎洞炎
> ▶ 耳痛→耳鏡で中耳炎有無。2歳以下では発熱・不機嫌時に必須
> ▶ 頭痛→頭皮 (水痘, 帯状疱疹)
> ▶ jolt accentuation: 患者に頭を水平に1秒間に2〜3回振るよう指示, **頭痛が増強したら陽性**

◎頸部リンパ節の腫脹・圧痛: 後頸部リンパ節腫脹→全身性疾患, ウイルス性疾患

◎甲状腺の圧痛→亜急性甲状腺炎

○呼吸音→小児, 高齢者では必須。成人で咽頭痛等の上気道症状のみなら省略可。空咳の指示, 強制呼気での聴診が有用

> ▶ 心雑音: 変化に注意, 発熱のみのケースでは毎回丁寧に
> ▶ 腹部の視・聴・打・触診: 腹部症状があるとき

○両季肋部・腰部の打診:「発熱のみ」時には必須→急性胆管炎, 肝膿瘍, 腎盂腎炎

○発疹の有無→患者が気づかないことが多い!

◎触診・打診: 自発痛のある部位

> ▶ 直腸診→前立腺炎,「発熱のみ」時に検討

(田坂佳千: 治療. 2003; 85 (12): 3107−13より改変)

時間がない人へのまとめ　xi

成人の"かぜ"の対症療法 (それぞれの使い分けは本文を参照)

発熱, 疼痛に対して

- ▶アセトアミノフェン (カロナール®など) 1回400～500mg (頓服:1日4回まで)
- ▶咽頭痛:イブプロフェン (ブルフェン®など) 1回200mg内服, 1日3回まで
- 注:NSAIDsが感冒の治癒を遷延させたという報告あり

鼻汁, 鼻閉に対して

- ▶ロラタジン (クラリチン®) 1回10mg, 1日1回内服 (もともとアレルギー性鼻炎がある場合)
- ▶モメタゾン (ナゾネックス®点鼻液) 各鼻腔に2噴霧ずつ1日1回

咳に対して

- ▶デキストロメトルファン (メジコン®) 1回15～30mgを1日3～4回内服
- ▶リン酸コデイン　1回10～20mg, 1日3回内服
- 注:コデインは急性上気道炎の咳には効果が乏しい

去痰薬

- ▶カルボシステイン (ムコダイン®) 1回500mg, 1日3回内服

I 章

成人の
"かぜ"のみかた

I章 成人の"かぜ"のみかた

1 "かぜ"の分類のしかた

本書では"かぜ"症候群を**表1**のように分類します。この分類は，田坂佳千先生による「"かぜ"症候群の病型」をもとにしています[1]。

表1 "かぜ"症候群の分類

上・下気道症状を有するもの	(a) せき，はな，のど型（普通感冒）
	(b) はな型（急性鼻・副鼻腔炎）
	(c) のど型（急性咽頭・扁桃炎）
	(d) せき型（急性気管支炎）
上・下気道症状の目立たないもの	(e) 高熱のみ型
	(f) 微熱・倦怠感型（急性，慢性）
	(g) 下痢型
	(h) 頭痛型（髄膜炎）
	(i) 発疹型
	(j) 関節痛型

(a) ～ (d) は米国内科学会による気道感染症の分類がもとになっており，「かぜ＝上・下気道炎」という狭義のかぜに近いものです。これに対して，(e) ～ (j) は気道症状が「乏しい」もので，医学的にはかぜのイメージとは大幅に異なります。

しかし，(e) ～ (j) の患者さんも「かぜをひいた」と訴えて来院することがあります。医師も，忙しいとうっかり「かぜですね」と言ってそのまま対症療法のみで帰宅させてしまい，後でまったく違う疾患だった，ということになりかねません。

研修医の救急外来でのカルテ記載を見ていると，「気道症状がない発熱患者」の診断を「上気道炎」としているのにしばしば遭遇します。冷静になって考えると，「気道症状がない」にもかかわらず「上気道炎」などというのはまったく理にかなっていないわけですが，1日何十人もかぜの患者さんをみていたり，当直明けの睡眠不足の頭で考えていたりすると，だんだん注意力

2 **I章** 成人の"かぜ"のみかた

が落ちていき，「まあ，上気道炎っていうことにしておこう」ということになりかねません。実際，疲れてくると急性気道感染症に不適切な抗菌薬を処方しがちになるようです[2]。

　そういうときに限って思わぬ「地雷」が隠れています。かぜだと思ったら思わぬ重症疾患だったという経験は誰にでもあるのではないでしょうか（表2）。筆者もたくさん見逃してきました。

　そんな見逃ししたことがないよ，という人は本当にスーパードクターか，単に見逃していることに気づいていないかのどちらかでしょう。

　「気道症状がない」にもかかわらず安易に「上気道炎」としてしまわないことが，"かぜ"診療のレベルアップの第一歩です。

表2　かぜだと思ったら思わぬ重症疾患だった！（筆者自身と筆者周辺での経験）

かぜだと思ったら急性腎盂腎炎：若い女性にありがちです
かぜだと思ったら肺炎：X線を撮っても見逃すことあり
かぜだと思ったら成人水痘：受診時に本人が皮疹に気づいていないことも
かぜだと思ったら蜂窩織炎：痛みが軽いと意外と本人も気づいていません
かぜだと思ったら急性B型肝炎：とても身体がだるいと訴えます
かぜだと思ったら急性HIV感染症：伝染性単核球症様の症状です
かぜだと思ったら急性喉頭蓋炎：筆者が研修医の頃，昼間別の診療所を受診してかぜと言われた人が，夜になって気道閉塞を起こして心肺停止で運ばれてきたのをみたことがあります
かぜだと思ったら髄膜炎：長引く頭痛でウイルス性髄膜炎だったというものから，急激に悪化する細菌性髄膜炎までいろいろあります
かぜだと思ったら肝膿瘍：初期には腹部所見がはっきりせず発熱だけで受診します
かぜだと思ったら感染性心内膜炎：局所所見のない発熱で受診します
かぜだと思ったら心筋炎：かぜっぽいんだけど胸も少し痛い，身体がだるいというときは要注意
かぜだと思ったら熱帯熱マラリア：海外渡航歴を聴かないと想起不能です
かぜだと思ったら狂犬病：ビックリしました[3]

1 "かぜ"の分類のしかた　　**3**

Point ➡ "かぜ" を気道症状の「ある」「なし」で分類する
➡ 気道症状のないものを安易に「上気道炎」と呼ばない！

文献

1) 田坂佳千："かぜ" 症候群の病型と鑑別疾患. 今月の治療. 2006；13(12)：1217-21.

2) Linder JA, et al：Time of day and the decision to prescribe antibiotics. JAMA intern med. 2014；174(12)：2029-31.[PMID:25286067]

3) Yamamoto S, et al：The first imported case of rabies into Japan in 36 years：a forgotten life-threatening disease. J Travel Med. 2008；15(5)：372-4.[PMID:19006516]

I章 成人の"かぜ"のみかた

2 "かぜ"診療における医師の役割

図1の白い図形は何に見えるでしょうか？ 実はこれ，かぜを表しています。

図2のように肺炎でもなく，髄膜炎でもなく，敗血症でもなく，喉頭蓋炎でもない。その結果「cold＝かぜ」が浮かび上がってくる。それが狭義の，自然軽快する症候群としてのかぜのイメージです。実のところ，自然軽快するものは無理に診断をつけなくても自然によくなってしまうので，積極的に診断する意義に乏しいものです。むしろ医療機関を受診するより，自宅でゆっくり寝ていたほうが治りは早いかもしれません。

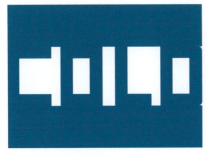

図1　白い図形は何？　　　　図2　他のものを除外して浮かび上がる「かぜ」

こうした除外診断的な考え方を持っておくと，「気道症状がないのに上気道炎」などというミスはしにくくなるでしょう。

冒頭で，本書で扱う"かぜ"は，患者さんが「かぜをひいた」と言って受診する病態であると述べました（「はじめに」参照）。こうした患者自己申告の"かぜ"には当然かぜではないものも含まれてきます（表1）。

筆者は，これらを見きわめるのが医師の仕事だと思っています。"かぜ"診療における医師の最大の役割は，「かぜのような顔をしてやってくる『かぜではない地雷疾患』を見逃さないこと」なのです。"かぜ"の患者さんにかぜ薬を出したり，抗菌薬を出したりするだけでは対処できない問題です。

表1　患者自己申告の"かぜ"の原因

●ウイルス感染症
●抗菌薬を必要としない細菌感染症
●抗菌薬を必要とする細菌感染症
●ちょっと変わった感染症：リケッチア感染症，真菌症，原虫感染症など
●感染症ではない疾患

Point
➡「『かぜではないもの』ではないもの→かぜ」という除外診断的考え方を身につける

➡患者自己申告の"かぜ"に潜む，放っておいてはいけない「地雷疾患」を見逃さない

I章 成人の"かぜ"のみかた

3 地雷を踏まないために

　地雷を踏まないためには,「そこに地雷があることを認識すること」が第一歩になります。お行儀のよい教科書には, 誤診をしないために「詳細な病歴と身体診察から見逃してはいけない鑑別診断を挙げ, 必要があれば適宜検査で除外, 確定診断を行う」などということが書いてあるかもしれません。ですが, 1日何十人もの患者さんを診なければならない日本の外来診療の中で, すべての人にたっぷりと時間をかけて診療するというのは, どだい無理な話です。しかも, プライマリ・ケアの場では発症から受診までの時間が短く典型的な症状が出そろっていないため, よりいっそう難易度が高いと言えます。

　また, ありふれた症状の中から頻度が低いものを拾い上げるのは至難の業です。発熱・頭痛を訴えて受診する患者が, 図1のような疾患頻度だったとしてみましょう。この中から髄膜炎の患者を適切に拾い上げるのは, なかなか難しそうです。

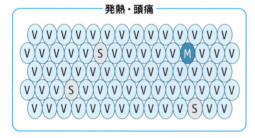

図1　発熱・頭痛を訴えて受診する患者
〔麻生飯塚病院（当時）　茂木恒俊先生のT&Aコーススライドを改変〕

　では仮に, 図2のような集団があったとしたらどうでしょうか？ 片っぱしから腰椎穿刺をすればよいわけで, 髄膜炎を見逃すことはまずありません。というよりは髄膜炎を見逃すほうが難しいでしょう。

　しかし現実には図2のような集団はありえないわけですから, どうしたらよいでしょうか？ 図3のように,「髄膜炎の可能性が高そうな集団」に的を

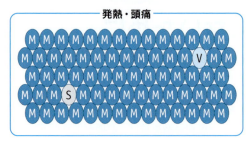

図2　もしもこんな発熱・頭痛の集団がいたら

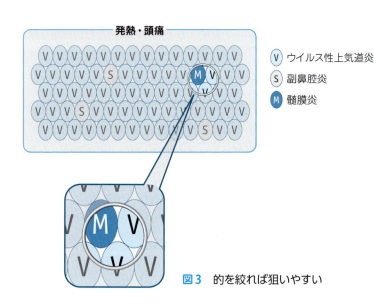

図3　的を絞れば狙いやすい

絞れば少し狙いやすくなります．すなわち「地雷疾患である可能性が高い人をグルーピング」できれば戦いやすくなるのです．前述（→p.2，表1）した「"かぜ"症候群の分類」の中で，（e）～（j）の気道症状が「乏しい」"かぜ"は，単なる上気道炎である可能性は低く，地雷疾患が多く含まれています．「気道症状がない」のに安易に「上気道炎」としてしまわないことの重要性は強調してもしきれないほどです．

Point　➡地雷疾患である可能性が高い人をグルーピングしよう

I章 成人の"かぜ"のみかた

4 地雷を100%避けることは可能か?

　ここまで,見逃したくない「地雷」疾患について述べてきましたが,「地雷」を100%避けることは可能なのでしょうか?

　表1のように疾患の頻度と発症様式が典型的か非典型的かで分けて考えてみたいと思います。

表1　疾患の頻度と発症様式

	典型例	非典型例
よくある病気	診断は容易	ピットフォール的なものを知っておけば,ある程度対応可能
稀な病気	Google先生にコンサルト	診断できるかどうかは時の運

　よくある病気の典型例が最も診断しやすいことには異論がないでしょう。

　よくある病気の非典型例は,どれだけ非典型的かによりますが,たとえば「胸痛を伴わずに吐き気,嘔吐だけで来る心筋梗塞がある」ということを知っていれば「嘔吐」の鑑別診断として心筋梗塞を思い浮かべることはできるかもしれません。こうしたピットフォール的なものを同僚や先輩医師から聞いたり,教科書で勉強したりすればある程度は対応可能になるでしょう。

　稀な病気の典型例は,その病気を知っているかどうかが鍵になります。博覧強記の鑑別診断の達人が重宝されますが,今はインターネットで検索することによって,見たことも聞いたこともない疾患でもある程度鑑別に挙げることは可能になっています。たとえば,New England Journal of MedicineのCase Recordシリーズにはかなりマニアックな疾患が提示されますが,Googleを使うことにより鑑別診断上位3つ以内に正しい診断を58%の割合で挙げることができたという報告があるくらいです[1]。ただし,適切な検索用語を選択するために,意味のある所見を拾い上げなければならないことが,実際の臨床では難点です。

　最後に,稀な病気の非典型例を診断できるかどうかは時の運です。

　初診の段階でどんな検査を駆使したとしても100%正しい診断をつける

4 地雷を100%避けることは可能か?　**9**

ことは無理な話です。残念ながら1回で診断することを諦めなければなりません。そこで，時間軸をうまく使って時間が解決してくれることに期待します。そのためには，一両日中に悪化しかねない疾患については，何らかの根拠をもって「可能性は低い」と判断しておくことが求められます。

そして，何割かが外れるということを前提にすると，最初の診断が外れていたときのフォロー，予防線を張っておく必要が出てきます。そこで大切になるのが，患者さんに帰宅してもらうときの説明なのです。説明が不十分なまま抗菌薬を処方しても，それが免罪符になるとは限りません。

本書では，各病型における説明例を紹介するようにしました。"かぜ"の患者さんに対する説明のしかたなんて，きちんと習ったことがある人は少ないでしょうし，筆者自身も日々の診療でこうやって説明してなんとかやっているという程度のもので，これが正解かどうかもわかりません。ご自身のキャラクターに合った説明のしかたもあるでしょうから，これを叩き台にして，自分なりの説明を洗練していかれるとよいと思います。

文献

1) Tang H, et al：Googling for a diagnosis–use of Google as a diagnostic aid：internet based study. BMJ. 2006；333(7579)：1143-5.[PMID:17098763]

Column 念のための抗菌薬が免罪符になるとは限らない

症例：50歳代女性

【主訴】発熱，左肋骨痛

【現病歴】

X−2日から発熱があり，X−1日から左肋骨の辺りも痛むようになってきたため，他院（A病院）を受診して検査を受けた。X日にA病院を再診，検査結果を聞いたところ，肋骨には異常ないと言われた。セフカペン/ピボキシル（フロモックス®），ロキソプロフェン（ロキソニン®），胃薬を処方された。症状が改善しないので，X日夜に当院救急外来を受診した。来院時，咳は少し出るが痰はなし。鼻汁，咽頭痛なし。深吸気で左季肋部の違和感がある程度で痛みはなし。

【来院時身体所見】
体温39.5℃，血圧91/67mmHg，脈拍100回/分，呼吸数12回/分，SpO2 95%（room air），聴診ではラ音を聴取せず，肋骨の圧痛なし。

　ある週末，救急外来で当直していてこのような患者さんを診療しました。呼吸器症状は乏しく，ラ音も聴取できませんでしたが，高熱だし，脈拍は高めだし，肺炎かなぁと思って胸部X線を撮影すると左舌区に肺炎像がみられました。側面像も撮影したので，気づくことは容易でしたが，正面像のみだったら一見すると見逃してしまいそうな陰影でした。

　「肺炎でした」と患者さんに説明したところ，「A病院では肺炎ではないと言われたのに，なぜ肺炎なんですか？」と尋ねられました。

　「いや，それは前医で見逃されたから」とは言えるはずもなく，

- 今日のX線でも陰影は非常に微妙だったが，横からのX線（側面像）も撮ったので，気づくことができた。普通，側面像も撮る病院は少なく，正面像だけだと肺炎像を見つけることが難しいことがある
- まして，前日のX線であれば，もっと所見は微妙だったはずだろうから，仮に自分が前日に見ていたとしたら，見逃していたと思う

と説明し，その場はおさまったかのように思えました。

　ところが週明けに，当時勤務していた病院の院長から，「A病院の院長から電話がかかってきて，君の患者さんがA病院を訴えると言ってるそうだけど，どうなってるの？」という電話がありました。

　なぜそんな話になっているのかと慌てて患者さんのところへ行き，「これは最初に誰がみていても診断するのはちょっと厳しかったと思いますよ」ということを再度説明しました。その後，A病院の方も直に説明にみえ，なんとか訴訟沙汰にはならずにすんだようでした。

　A病院で肺炎はないと言われたものの抗菌薬は処方されていたわけで，A病院としては結局落ち度はなかったと突っぱねることもできたかもしれませんが，やはりこの件を通じて思ったのは，「念のための抗菌薬」が免罪符になるとは限らない，ということと，「明日は我が身」なので患者さんの前で前医の批判をしてはならないということでした。

4 地雷を100％避けることは可能か？　11

I章 成人の"かぜ"のみかた

5 薬剤耐性対策アクションプランと「抗微生物薬適正使用の手引き」と真の「適正使用」とは?

薬剤耐性 (AMR) 対策アクションプラン

2016年4月に薬剤耐性 (AMR) 対策アクションプランが閣議決定されました。これによるとヒトの抗微生物薬の使用量の約3分の1を削減し，微生物の薬剤耐性率も大幅な低下を目標にしています (表1，2) [1]。

この背景として，薬剤耐性菌が深刻な国際的問題になっていることが挙げられます。「適切なアクションがとられなければ，薬剤耐性菌による死亡は2050年までに世界で年間1,000万人にものぼり，癌による年間死亡者数を超えるだろう」と推定されています [2]。

表1 ヒトの抗微生物薬の使用量 (人口千人当たりの1日抗菌薬使用量) の削減目標

指標	2020年 (対2013年比)
全体	33%減
経口セファロスポリン，フルオロキノロン，マクロライド系薬	50%減
静注抗菌薬	20%減

(文献1より作成)

表2 主な微生物の薬剤耐性率 (医療分野) の低下目標

指標	2014年	2020年 (目標値)
肺炎球菌のペニシリン耐性率	48%	15%以下
黄色ブドウ球菌のメチシリン耐性率	51%	20%以下
大腸菌のフルオロキノロン耐性率	45%	25%以下
緑膿菌のカルバペネム耐性率	17%	10%以下
大腸菌・肺炎桿菌のカルバペネム耐性率	0.1〜0.2%	同水準

(文献1より作成)

抗菌薬使用動向調査システム（JACS）によるサーベイランスデータによると、国内で処方される抗菌薬の90％以上が経口薬だったそうです[3]。おそらく外来での抗菌薬処方量が圧倒的に多いのでしょう。病院内での抗菌薬適正使用も大切ですが、外来での抗菌薬使用を削減しないと焼け石に水になりかねません。

　やや古いデータですが、2005年の企業健保のレセプトデータを用いた研究によると上気道感染症による受診の60％に抗菌薬が処方されていました[4]。医療機関別の抗菌薬の処方割合は、病院では40％を中心に、診療所では90％を中心に分布していました（図1）[4]。処方された抗菌薬の種類の内訳は、第3世代セファロスポリン46％、マクロライド27％、キノロン16％、ペニシリンは4％でした[4]。前述のJACSによる2013年の調査でも経口セファロスポリン、フルオロキノロン、マクロライドの使用が多く、ペニシリンの使用が少ないのが特徴でした[3]。

　一般的に、病院のほうが診療所よりも重症度が高い患者が訪れる頻度が高く、抗菌薬が適応になる場合も多いはずです。しかし、図1によると、診療所のほうが上気道感染症に対して抗菌薬が出される頻度が高くなる逆転現象がみられ、診療所での抗菌薬の過剰使用が目立ちます。一方で、診療所の中には抗菌薬をほとんど処方していないところがあることもわかります。

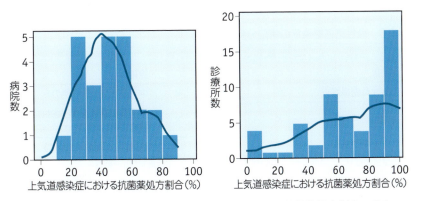

図1　病院、診療所別の上気道感染症での受診における抗菌薬処方割合の分布

（文献4より作成）

上気道感染症の9割に抗菌薬を処方している医師がせめて半分に減らして
くれれば，抗菌薬の処方量を全体で3分の2に減らすことも実現不可能な目
標ではないと考えます。薬剤耐性（AMR）対策アクションプランの目標を達
成するには，外来での，特に急性気道感染症における抗菌薬使用量と広域抗
菌薬使用の削減が鍵になるはずです。

抗微生物薬適正使用の手引き

　外来での不要な抗菌薬使用をいかに減らすか？　という文脈の中で，急性
気道感染症と急性下痢症について「抗微生物薬適正使用の手引き　第1版」が
2017年6月に厚生労働省から発行されました[5]。この「手引き」は「基礎疾患
のない，成人及び学童期以上の小児」を対象にしています。

　「手引き」では，急性気道感染症を鼻症状（鼻汁，鼻閉），咽頭症状（咽頭
痛），下気道症状（咳，痰）の3系統の症状によって感冒（非特異的上気道炎，
普通感冒），急性鼻副鼻腔炎，急性咽頭炎，急性気管支炎の4つの病型に分類
し，抗菌薬の適応を示しています（表3）[5]。

　この分類のもとになった米国内科学会の分類に準拠し，国内のプライマ
リ・ケアセッティングで行われた，成人の急性気道感染症患者が対象の研究
では，抗菌薬が処方されたのは5～7%でした[6]。

表3　急性気道感染症の病型分類

病型	鼻汁・鼻閉	咽頭痛	咳・痰	抗菌薬の必要性
感冒	△	△	△	原則なし
急性鼻副鼻腔炎	◎	×	×	中等症または重症例のみ
急性咽頭炎	×	◎	×	A群連鎖球菌が検出された場合のみ
急性気管支炎	×	×	◎	原則なし（百日咳を除く）

◎は主要症状，△は際立っていない程度で他症状と併存，×は症状なし～軽度

（文献5より作成）

抗菌薬の適正使用とは？

「抗菌薬の適正使用」というと，とにかく抗菌薬の使用量を減らすことが目標とイメージする人も少なくないかもしれません。実際には，不適切，不必要な抗菌薬使用を減らすとともに，必要な場合には十分量の抗菌薬を投与することも「適正使用」の大切な一面です。

これまでは，気道感染症や下痢症状で外来を受診する患者のうち誰が細菌感染症なのかが判別できないということや，抗菌薬は副作用があまりないのでとりあえず出しておくなどという考え方がもしかすると主流だったかもしれません。また，「かぜに対して抗菌薬を使うことは本当はメリットがあるにもかかわらず，使わないように言われており，患者さんに我慢を強いる」と誤解している医師の方もいます。

しかし，普通感冒や急性鼻炎に対して抗菌薬を処方しても治癒が早くなるわけではなく，成人では有害事象がプラセボよりも2.62倍（95％信頼区間1.32～5.18）起こりやすくなると報告されています[7]。よかれと思って処方した抗菌薬がまったくいいことをせずに，むしろ副作用で苦しむ人を余計に生み出すことになってしまいます。これからは「必要な人に必要なだけ処方する」考え方にシフトしていく必要があります。

Point	➡外来での気道感染症に対する不要な抗菌薬使用の削減が薬剤耐性アクションプランの目標達成の鍵を握る
	➡かぜに対する抗菌薬は，症状軽快を早めることはなく，かえって副作用で苦しむ人を余計に生み出してしまう
	➡抗菌薬の使用量を減らすことが「適正使用」の本質ではなく，「必要な人に必要なだけ処方する」のが本当の「適正使用」

5 薬剤耐性対策アクションプランと「抗微生物薬適正使用の手引き」と真の「適正使用」とは？

文献

1) 国際的に脅威となる感染症対策関係閣僚会議:薬剤耐性(AMR)対策アクションプラン2016-2020.〔https://www.mhlw.go.jp/file/06-Seisakujouhou-10900000-Kenkoukyoku/0000120769.pdf〕

2) The Review on Antimicrobial Resistance, chaired by Jim O' Neill:Antimicrobial Resistance:Tackling a crisis for the health and wealth of nations.2014.〔https://amr-review.org/sites/default/files/AMR%20Review%20Paper%20-%20Tackling%20a%20crisis%20for%20the%20health%20and%20wealth%20of%20nations_1.pdf〕

3) Muraki Y, et al:Japanese antimicrobial consumption surveillance:first report on oral and parenteral antimicrobial consumption in Japan(2009-2013). J Glob Antimicrob Resist. 2016;7:19-23.〔PMID:27973324〕

4) Higashi T, et al:Antibiotic prescriptions for upper respiratory tract infection in Japan. Intern med. 2009;48(16):1369-75.〔PMID:19687581〕

5) 厚生労働省健康局結核感染症課:抗微生物薬適正使用の手引き. 第1版. 2017.〔https://www.mhlw.go.jp/file/06-Seisakujouhou-10900000-Kenkoukyoku/0000166612.pdf〕

「抗微生物薬適正使用の手引き 第1版」およびそのダイジェスト版は以下のQRコードからダウンロード可能です。

6) Tomii K, et al:Minimal use of antibiotics for acute respiratory tract infections:validity and patient satisfaction. Intern Med. 2007;46(6):267-72.〔PMID:17379992〕

7) Kenealy T, et al:Antibiotics for the common cold and acute purulent rhinitis. Cochrane database of syst Rev. 2013;(6):CD000247.〔PMID:23733381〕

I章 成人の"かぜ"のみかた

6 Delayed Antibiotic Prescription（抗菌薬の延期処方）

Delayed Antibiotic Prescription（抗菌薬の延期処方）とは

　抗菌薬を出さずに肺炎になったらどうするのか？　という心配をされる方もいらっしゃるかもしれません。近年，急性気道感染症における抗菌薬使用削減のための戦略としてDelayed Antibiotic Prescription（DAP）に関するデータが集まってきています。簡単に言えば，「少し様子をみてよくならなかったら抗菌薬を使いましょう」というアプローチです。

　急性気道感染症で「抗菌薬の明らかな適応がないと医師が判断した人」を対象に多くの研究がなされています[1-3]。ざっくり言えば，

①すぐに抗菌薬を処方する群

②経過が思わしくなければ数日後に抗菌薬を開始する群

③抗菌薬を処方しない群

を比較して，②は①に合併症や副作用，予期しない再受診，1カ月後の健康状態について遜色ない成績になっています（②は，国によっては処方せんだけ渡しておき，経過により患者さん自身の判断で抗菌薬を開始することもありますが，日本の医療アクセスを考えると再診してもらったほうがよいでしょう）。当然，②は①よりも抗菌薬の処方は少なくなります。

　このDAP戦略は「抗菌薬の延期処方」（訳語を考えた張本人が言うのもなんですが，あまりいい訳語ではないですね。すみません）として「抗微生物薬適正使用の手引き」でも紹介されています。

Point ➡ 経過をみてから抗菌薬の適応を判断するDelayed Antibiotic Prescriptionも有効な戦略である

6 Delayed Antibiotic Prescription（抗菌薬の延期処方）　**17**

文 献

1) Little P, et al：Antibiotic prescription strategies for acute sore throat：a prospective observational cohort study. Lancet Infect Dis. 2014；14(3)：213-9.[PMID：24440616]

2) Little P, et al：Antibiotic prescription strategies and adverse outcome for uncomplicated lower respiratory tract infections：prospective cough complication cohort (3C) study. BMJ. 2017：357：j2148.[PMID：28533265]

3) Spurling GK, et al：Delayed antibiotic prescriptions for respiratory infections. Cochrane Database Syst Rev. 2017：9：CD004417.[PMID：28881007]

I章 成人の"かぜ"のみかた

7 患者満足度を上げる 「説明の処方」のしかた

満足した患者は治るのも早い？

I章6のDAPは20年以上前から研究されてきました。たとえば，英国の家庭医を受診した4歳以上の咽頭痛患者を対象に，①抗菌薬をすぐに処方する群，②処方なし群，③DAP群に分けて比較したRCTでは，発熱を除いて有症状期間に有意差はなく，満足度についても有意差はありませんでした[1]。ところが，次に咽頭痛があった場合，また受診しようと思う人，抗菌薬が有効だと思う人は，「①抗菌薬をすぐに処方する群」で多かったという結果でした。このように「使った，治った，効いた」という単なる前後関係を，因果関係と思ってしまうことを「三た論法」と言い，学会のエラい先生方もときどき（頻繁に？）誤解しています。因果関係を考えるには，抗菌薬を使わなかった人はどうなったか？　という比較対象が必要です。このRCTでは，抗菌薬を使わなかった人もほぼ同様に軽快していたので，抗菌薬が効いたとは言えません。

この研究で興味深いのは，症状改善までの中央値は「とても満足した人」が4日間，「まあまあ満足した人」が5日間，「あんまり満足しなかった人」が5.5日間，「全然満足しなかった人」が6.5日間（Kruskal-Wallis $\chi^2 = 15.4$, $P = 0.002$）と，満足した患者は症状改善が早かったという点です[1]。満足度と心配事に触れることの一致は高かったそうです。もちろん，軽症患者のほうがより満足しやすかった可能性は残りますが，不要なトラブルを避けるためにも満足してもらうに越したことはなさそうです。

7 患者満足度を上げる「説明の処方」のしかた **19**

患者満足度とコミュニケーション不全

　気道感染症の診療において診察に対して不満を持つのは，患者（小児が患者の場合その親）と医師のコミュニケーションがうまくいっていないためということが，いくつかの研究（質的研究を含む）から示唆されます[2-5]。

　たとえば，医師はかぜに抗菌薬は効果がないことを知っているが，医師患者関係を悪化させたくないので，あえて患者教育をしようとは思わない。患者さんは，「かぜに抗菌薬は意味があるのだろうか？」と疑問を持っても，そんなことを医師に伝えたら気分を害されるかもしれないと思いがちだそうです[2]。

　「忖度：人の心を推し量ること」という言葉が流行りました。うまく忖度できれば素晴らしいことですが，そこに行き違いがあれば，よかれと思っているのにもかかわらずお互いが不幸になりかねません。

　2017年に非医療従事者を対象に行われたインターネット調査によると，「次の世代にも抗生物質の効果が続くよう，誰もが抗生物質の乱用に気をつけるべきだ」との設問に「同意する」「どちらかと言えば同意する」を合わせると約8割の人が同意していました。また，同じ調査での「不必要に抗生物質を使用していると，その抗生物質はいつか効かなくなってしまう」という設問に「正しい」と答えた人は約3分の2でした[6]。忖度ではなく，時には口に出して互いの気持ちを確かめることも大切だと思います。

　患者側の期待は「早くよくなってほしい」というものなのですが，希望なり不満なりを医師に伝えると「ああ，この人は抗菌薬を欲しがっているのだな」と医師が受け取ってしまいがちのようです。それを誤解したまま安易に抗菌薬を処方してしまうと，今度は「抗菌薬を飲んだから治った」という患者を作り出し，悪循環になるという構図です。親や患者の満足度は抗菌薬処方の有無と必ずしも関連はなく，多くは安心や詳しい情報，苦痛の軽減を求めているだけにもかかわらずです[2]。「説明が面倒くさいからとりあえず抗菌薬出しておこう」では問題解決にはなりませんし，患者を抗菌薬の副作用や耐性菌のリスクにさらすだけで有害ですらあります。

I章 成人の"かぜ"のみかた

ムンテラの効能：「説明」を「処方」しよう

　Mundtherapie（ムントテラピー，略してムンテラ）という言葉があります。ドイツ語のMund（口）とTherapie（治療）を組み合わせた言葉ですが，ドイツ語にはこのような言葉はないそうで和製独語と呼ぶべきかもしれません。筆者が研修医の頃は，「言葉巧みに患者を騙す」といったニュアンスがあるから使わないほうがよいと教わりました。しかし，今になって考えれば，言葉で患者さんを安心させたり，満足させたりすることができるのであれば，決して悪いことではないはずです。

　とはいえ，患者さんへの説明のしかたを体系立てて学ぶ機会は医学部や卒後教育ではあまりないかもしれません。そこで，「手引き」では，気道感染症診療での患者への説明で重要な要素として**表1**のようにまとめています[7-10]。毎回の診察でこの表の通りに行う必要はないと思いますが，「この患者さん，ちょっと難しいな」と感じたときには，こうした要素について整理していくとよいと思います。

　これらの要素をふまえたコミュニケーションに関する訓練を受けた医師は，受けなかった医師と比べて，有害事象を増やすことなく，抗菌薬の処方を30～50％減らすことができました[8, 9]。1つの研究では，この効果は3年半後のフォローアップ時も続いていたようです[11]。

表1　急性気道感染症診療における患者とのコミュニケーションで重要な要素

1) 情報の収集	●患者の心配事や期待することを引き出す ●抗菌薬についての意見を積極的に尋ねる
2) 適切な情報の提供	●重要な情報を提供する 　－急性気管支炎の場合，咳は4週間程度続くことがある 　－急性気道感染症の大部分は自然軽快する 　－身体が病原体に対して戦うが，良くなるまでには時間がかかる ●抗菌薬に関する正しい情報を提供する ●十分な栄養，水分をとり，ゆっくり休むことが大切である
3) まとめ	●これまでのやりとりをまとめて，情報の理解を確認する ●注意するべき症状や，どのような時に再受診するべきかについて具体的な指示を行う

（文献7より作成）

7 患者満足度を上げる「説明の処方」のしかた　**21**

情報の収集

かぜ診療に限りませんが，以下の「ICE」を確認することは新規処方薬の少なさと関連したとされます[12]。

・Ideas：解釈

・Concerns：気になっていること

・Expectations：医療機関への期待

患者さんから「抗菌薬が欲しい」と言われたときに，その裏に隠された期待にアプローチしなければ的外れな対応になりかねません。

適切な情報の提供

前述した非医療従事者へのアンケートでは，「抗生物質はウイルスをやっつける」と思っている人が半数近くでした。しかし，同時に「正しい知識を得たことで何らかの思考・行動変容につながった」と答えた人は58.9％と半数を超えました[6]。適切な情報を提供していくことを諦めてしまうのはもったいないことだと思います。

ところで，自分が患者の立場だった場合，「抗菌薬なしでも自然によくなります」と言われたら「いったいどれくらいでよくなるの？」と聞きたくはならないでしょうか？　行列に並んだときのことを思い出してみて下さい。待ち時間がわからないと時間が長く感じることはないでしょうか？

経営コンサルタントのマイスターは待ち時間に関する8つの法則を挙げています（表2）[13]。おそらく経験則のようなものだと思いますが，特に③，④，⑤はいろいろな病状説明に応用できそうです。

表2　待ち時間に関するマイスターの8つの法則

> ① 何もしていない時間は長く感じる
> ② 人はとにかく何かに取りかかりたい
> ③ 不安があると，待ち時間は長く感じる
> ④ 待ち時間がわからないと長く感じる
> ⑤ 理由もなく待ちたくない
> ⑥ 不平等な待ち時間は長く感じる
> ⑦ 価値あるものに対する待ち時間には寛容になれる
> ⑧ 独りの待ち時間は長く感じる

（文献13より作成）

③不安があると，待ち時間は長く感じる⇨患者さんが不安に思う症状があれば，たとえば「よくある症状で，それほどめずらしいものではないですよ」などと不安の解消に努める。

④待ち時間がわからないと，長く感じる⇨どれくらいの経過で治っていくかがわからないと長く感じるので，たとえば「一般的には，最初の2，3日が症状のピークでその後7～10日間かけてゆっくりよくなっていきます。咳は長引くことが多く，3～4週間続くこともあります」と今後の見通しを伝える。

⑤理由もなく待ちたくない⇨発熱は患者さんにとって不安な症状ですが，たとえば「熱が続くと心配でしょうけれど，熱は身体がウイルスと戦う一種の防御反応なので，熱が出ること自体は心配しなくても大丈夫ですよ」と理由を説明する。

まとめ

一連のやり取りをまとめて情報の理解を確認し，注意するべき症状や，どのようなときに再受診するべきかについて具体的な指示を行います。

再診指示は具体的に

特に再診についての指示は重要です。「悪くなったらまた来て下さい」というセイフティ・ネットのアドバイスがあいまいだと混乱を招きます。「心配だったら」「悪くなったら」また来て下さい，というアドバイスは「どのくらい心配した場合なのか」「どのくらい悪化した場合なのか」が伝わらず，また，あいまいで相反するようなアドバイスをしてしまうと，親はどうしてよいのかわからなくなってしまいます(特に1人目の子どもの場合は顕著です)[5]。

ネガティブな説明とポジティブな説明

同じことを言っていても，言葉の使い方によって伝わりやすかったり伝わりにくかったりすることがあります。たとえば，「ウイルス感染症です。特に

7 患者満足度を上げる「説明の処方」のしかた　**23**

有効な治療はありません」「抗菌薬は必要ありません」というようなネガティブな説明は不満を抱かれやすく，抗菌薬以外の支持療法が受け入れられにくいとされます[4, 5]。

これに対して，たとえば「寝る前に咳が治まるまでティースプーンでハチミツをあげるといいですよ」というようなポジティブな推奨は受け入れられやすいようです[14]。

ポジティブな推奨のみ行った場合とネガティブな推奨のみの場合，そして両方を行った場合を比較すると，両方の推奨を行ったほうが抗菌薬の処方は少なく，患者の点数づけも高かったと報告されています[14]。ネガティブな推奨・説明だけでなく，なるべくポジティブな推奨・説明も行うことが満足度を損なわずに抗菌薬処方を減らすコツのようです。

患者説明用のリーフレット

英国のプライマリ・ケアで，小児が気道感染症で受診した際に説明用のリーフレットを使うと抗菌薬処方が減り，満足度を損なうことなく再受診も減らしたという研究があります[15]。このリーフレットを作成した英国カーディフ大学の許可を得て翻訳したものが，AMR臨床リファレンスセンターのホームページに公開されています[16]。英国の医療事情をもとに作成されたものなのでその辺を勘案する必要はありますが，気道感染症の自然経過の説明に役立つものになっています。活用してみてはいかがでしょうか。

Point
- ➡ 「説明が面倒なのでとりあえず抗菌薬を出しておこう」は問題解決にならない
- ➡ 「説明」を「処方」しよう
- ➡ 再診に関する指示は具体的に
- ➡ ネガティブなメッセージによる説明だけでなく，ポジティブなメッセージによる説明も

24 I章 成人の"かぜ"のみかた

文献

1) Little P, et al:Open randomised trial of prescribing strategies in managing sore throat. BMJ. 1997;314(7082):722-7.[PMID:9116551]
2) Butler CC, et al:Understanding the culture of prescribing:qualitative study of general practitioners' and patients' perceptions of antibiotics for sore throats. BMJ. 1998;317(7159):637-42.[PMID:9727992]
3) Mangione-Smith R, et al:Parent expectations for antibiotics, physician-parent communication, and satisfaction. Arch Pediatr Adolesc Med. 2001;155(7):800-6.[PMID:11434847]
4) Mangione-Smith R, et al:Ruling out the need for antibiotics:are we sending the right message?. Arch Pediatr Adolesc Med. 2006;160(9):945-52.[PMID:16953018]
5) Cabral C, et al:"They just say everything's a virus"-parent's judgment of the credibility of clinician communication in primary care consultations for respiratory tract infections in children:a qualitative study. Patient Educ Couns. 2014;95(2):248-53.[PMID:24569180]
6) 大曲貴夫:医療機関等における薬剤耐性菌の感染制御に関する研究 5.国民の薬剤耐性に関する意識についての研究。平成28年度総括研究報告書. 2016.[http://mhlw-grants.niph.go.jp/niph/search/NIDD00.do?resrchNum=201617008A]
7) 厚生労働省健康局結核感染症課:抗微生物薬適正使用の手引き. 第1版. 2017.[https://www.mhlw.go.jp/file/06-Seisakujouhou-10900000-Kenkoukyoku/0000166612.pdf]
8) Cals JWL, et al:Effect of point of care testing for C reactive protein and training in communication skills on antibiotic use in lower respiratory tract infections:cluster randomised trial. BMJ. 2009;338:b1374.[PMID:19416992]
9) Little P, et al:Effects of internet-based training on antibiotic prescribing rates for acute respiratory-tract infections:a multinational, cluster, randomised, factorial, controlled trial. Lancet. 2013;382(9899):1175-82.[PMID:23915885]
10) Cals JW, et al:Improving management of patients with acute cough by C-reactive protein point of care testing and communication training (IMPAC3T):study protocol of a cluster randomised controlled trial. BMC Fam Pract. 2007;8:15.[PMID:17394651]
11) Cals JW, et al:Enhanced communication skills and C-reactive protein point-of-care testing for respiratory tract infection:3.5-year follow-up of a cluster randomized trial. Ann Fam Med. 2013;11(2):157-64.[PMID:23508603]
12) Matthys J, et al:Patients' ideas, concerns, and expectations (ICE) in general practice:impact on prescribing. Br J Gen Pract. 2009;59(558):29-36.[PMID:19105913]
13) Maister D:The Psychology of Waiting Lines. 1985 [https://davidmaister.com/articles/the-psychology-of-waiting-lines/]
14) Mangione-Smith R, et al:Communication practices and antibiotic use for acute respiratory tract infections in children. Ann Fam Med. 2015;13(3):221-7.[PMID:25964399]
15) Francis NA, et al:Effect of using an interactive booklet about childhood respiratory tract infections in primary care consultations on reconsulting and antibiotic prescribing:a cluster randomised controlled trial. BMJ. 2009;339:b2885.[PMID:19640941]
16) 国立国際医療研究センター病院AMR臨床リファレンスセンター:どんなときに心配したらいいの?―咳、かぜ、耳やのどの痛みについてのガイド. [http://amr.ncgm.go.jp/materials/]

患者説明用のブックレット「どんな時に心配したらいいの?」のAMR臨床レファランスセンターのホームページ上のPDFファイルは以下のQRコードからダウンロード可能です。

I章 成人の"かぜ"のみかた

8 高齢者のかぜ

高齢者はかぜをひきにくい？

　高齢者は若年者と比べて急性上気道炎にかかる頻度が低いです。古い報告ですが，1960年代の米国ミシガン州における調査によると，気道感染症年間平均罹患回数は小児では6～8回，年齢とともにかかる頻度は低下し，20～39歳では2～4回，40歳を超えると1～2回になり，60歳以上では約1回でした（図1）[1]。最近のオーストラリアの全国調査でも気道感染症罹患の予測確率は年齢とほぼ線形の関連があり，年齢が高くなればなるほど，罹患する確率が低いことが示されています[2]。

　なぜ高齢者はかぜをひきにくいのか？　いくつかの仮説はありますが，決定的なものはありません。高齢者はウイルス性気道感染症にかかっている小児との接触が相対的に少なく，感染の機会が少ないことや[2]，高齢者のほうが呼吸器ウイルスに対する免疫を有している可能性などが挙げられています[3]。

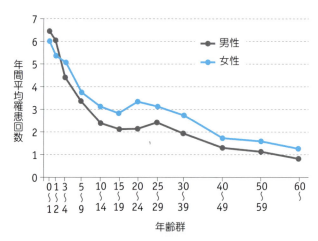

図1　気道感染症の年齢別年間平均罹患回数

（文献1より作成）

在宅患者もかぜをひきにいくい？

　東京の5つのクリニックから往診を受けている65歳以上，419人を1年間追跡した国内の前向きコホート研究によると，発熱（37.5℃以上）の発生率は2.5回／1,000人日（95％信頼区間2.2～2.8）で，1/3の患者が1年間に少なくとも1回は発熱していました。発熱の原因は229エピソード中，肺炎・気管支炎が103回，皮膚・軟部組織感染症が26回，尿路感染症が22回であり，普通感冒はわずか13回（5.7％）でした[4]。

高齢者が「かぜをひいた」と言って受診したら

　様々な体調不良，たとえば急性の発熱や倦怠感などが「かぜ」と表現されることはめずらしくありません。高齢者が「かぜをひいた」と言って外来を受診した際には，それは本当に「かぜ＝急性上気道炎」なのか？　という目で疑ってみることが，重篤な疾患を見逃さないための第一歩です。「かぜ」をテーマにした講演をすると，「基礎疾患のある高齢者でも本当に抗菌薬は必要ないのか？」という質問を頂きますが，高齢者では抗菌薬が適応になる病気であることが相対的に多いので，その見きわめがよりいっそう重要になります。

　逆に，高齢者は肺炎を起こしても気道症状が前面に出にくいことがあります。たとえば，転倒や食欲不振，意識障害といった主訴で実は肺炎だったということもありえます。

高齢者の気道感染症

　高齢者がかぜをひくことは少ないものの，実際にひいてしまった場合は重症化しやすいので注意が必要です。ウイルス性上気道炎の代表的な原因微生物のライノウイルスやコロナウイルスは，若年で特に基礎疾患のない者がかかった場合，重症化はきわめて低い確率です。しかし，慢性心疾患や慢性肺

8 高齢者のかぜ　　**27**

疾患がある高齢者では，これらのウイルスによる感染症でも呼吸困難を伴いやすく，入院が必要になることもあります[5, 6]。若年者に比べると回復に時間もかかり，3〜4週間が経過しても元の状態まで改善していないこともあります[7]。

　また，インフルエンザウイルス感染症についても，高齢は重症化の危険因子の1つであることはよく知られており，毎シーズン予防接種を行うことも重要です。肺炎球菌ワクチンとあわせて打っておきたいものです[8]。

知っておきたい老人性鼻漏

　高齢者の中で，他の症状がなく，水様性鼻汁だけを訴える人がいます。海外ではold man's drip（老人性鼻漏）と呼ばれてきました[9]。60歳以上で，特に起床直後に鼻水が出て，くしゃみや鼻閉，発熱を伴わないのが特徴です。

　加齢に伴う鼻粘膜組織の萎縮により，呼気中の水分を吸収しきれず，鼻汁になって出る現象が老人性鼻漏です[10]。ラーメンなど熱いものを食べるときに鼻粘膜が高温多湿になり，一過性に老人性鼻漏と同じような状態になります。くしゃみや鼻閉を伴わない点がアレルギー性鼻炎と異なり，鼻閉がなく粘膜の腫脹がみられない点が血管運動性鼻炎とも異なります[11]。

　加齢に伴う生理現象で，これといった治療はないようです。「かぜが治らない」と訴える高齢者は，よく話を聴けば老人性鼻漏かもしれません。抗ヒスタミン薬や点鼻ステロイドは効果がないため，漫然と投与しないように気をつけたいものです。

高齢者のかぜに対する処方の注意点

　高齢者のかぜに対して処方を行う場合，併存疾患と併用薬について注意する必要があります。特に薬物相互作用がないかどうかはその都度調べるように癖をつけたほうがよいでしょう。

　高齢者に中止を考慮すべき（新たに処方を開始しない）薬剤（potentially

inappropriate medications：PIMs)のスクリーニングツールとして，Beers
の基準[12] とSTOPP (Screening Tool of Older person's Potentially
inappropriate Prescriptions) 基準[13]が提唱されています。国内では日本
老年医学会が『高齢者の安全な薬物療法ガイドライン2015』を作成していま
す[14]。上気道感染症に対して処方される可能性がある薬剤で，これらのリス
トに共通して高齢者に使用を避けるべきとされている薬剤は非ステロイド
性抗炎症薬 (NSAIDs) と抗ヒスタミン薬 (特に鎮静作用を伴う第1世代) で
す[12-14]。

NSAIDsは腎機能低下のリスクがあり，eGFRが50mL/min/1.73m^2
を下回る場合は使用を避けます[13]。上部消化管出血のリスクにもなるため，
消化性潰瘍や消化管出血の既往がある場合は使用を避け，どうしても使用
する場合はプロトンポンプ阻害薬かH$_2$受容体拮抗薬との併用を考慮します
(しかし，高齢者のかぜ診療でどうしてもNSAIDsを使用しなければならな
い状況はほとんどないと思います)[13]。高血圧や心不全増悪のリスクもある
ため，高血圧，心不全のある患者では使用を避けるべきです[13]。

抗ヒスタミン薬は高齢者で認知機能低下，せん妄のリスク，口渇，便秘の
リスクになるため，可能な限り使用を避けるべきだとされます[13,14]。リスト
には挙げられていませんが，前立腺肥大症のある高齢男性では尿閉を起こす
ことがあるため，筆者は高齢男性には使用しません。

Point
- ➡ 高齢者はかぜをひく頻度が低い。高齢者が「かぜをひいた」と言って来院したら「それは本当にかぜなのか?」という目で見る
- ➡ 高齢者がウイルス性気道感染症にかかると若年者に比べて重症になりやすく，回復も遅れやすい
- ➡ 高齢者には基本的にNSAIDsと抗ヒスタミン薬を処方しないようにする

文献

1) Monto AS, et al：Acute respiratory illness in an American community. The Tecumseh study. JAMA. 1974；227(2)：164-9.[PMID:4357298]
2) Chen Y, et al：Risk factors for acute respiratory infection in the Australian community. PLoS ONE. 2014；9(7)；e101440.[PMID:25032810]

8 高齢者のかぜ **29**

3) Dolin R：223：Common Viral Respiratory Infections. Harrison's Principles of Internal Medicine. 19th ed. Kasper DL, et al, ed. McGraw-Hill Professional, 2015, p1202-9.

4) Yokobayashi K, et al：Prospective cohort study of fever incidence and risk in elderly persons living at home. BMJ Open. 2014；4(7)：e004998.[PMID：25009132]

5) Falsey AR, et al：Rhinovirus and coronavirus infection-associated hospitalizations among older adults. J Infect Dis. 2002；185(9)：1338-41.[PMID：12001053]

6) Graat JM, et al：A prospective, community-based study on virologic assessment among elderly people with and without symptoms of acute respiratory infection. J Clin Epidemiol. 2003；56(12)：1218-23.[PMID：14680673]

7) Gorse GJ, et al：Coronavirus and Other Respiratory Illnesses Comparing Older with Young Adults. Am J Med. 2015；128(11)：1251.e11-20.[PMID：26087047]

8) Kawakami K, et al：Effectiveness of pneumococcal polysaccharide vaccine against pneumonia and cost analysis for the elderly who receive seasonal influenza vaccine in Japan. Vaccine. 2010；28(43)：7063-9.[PMID：20723631]

9) Mackay IS, et al：ABC of allergies. Perennial rhinitis. BMJ. 1998；316(7135)：917-20. [PMID：9552846]

10) 市村恵一：【高齢化社会と耳鼻咽喉科】老人性疾患の予防と対策　老人性鼻漏. JOHNS. 2012；28(9)：1352-6.

11) 市村恵一, 他：高齢者における水性鼻漏アンケート調査結果. 日鼻科会誌. 2002；41：149-55.

12) American Geriatrics Society 2015 Beers Criteria Update Expert Panel：American Geriatrics Society 2015 Updated Beers Criteria for Potentially Inappropriate Medication Use in Older Adults. J Am Geriatr Soc. 2015；63(11)：2227-46.[PMID：26446832]

13) O'Mahony D, et al：STOPP/START criteria for potentially inappropriate prescribing in older people：version 2. Age Ageing. 2015；44(2)：213-8.[PMID：25324330]

14) 日本老年医学会, 他：高齢者の安全な薬物療法ガイドライン2015. メジカルビュー社, 2015.

I章 成人の"かぜ"のみかた

9 気道症状 有り せき, はな, のど型（普通感冒）

症例：25歳男性

前日から喉の奥がイガイガしていたと思ったら，ゾクゾクとする寒気あり。身体がだるく，熱を測ってみると37.5℃あった。今日になって鼻汁と咳が出てきたので，内科外来を受診した。診察では咽頭の軽度発赤を認めるが，その他は異常なし。
【診断】普通感冒（非特異的上気道炎）
【処方例】
▶アセトアミノフェン（カロナール®など）1回400～500mg（頓服：1日4回まで）
▶デキストロメトルファン（メジコン®）1回15～30mgを1日3～4回内服

病型の説明と診断のポイント

せき，はな，のどの3症状が「同時に」「同程度」存在する病態です（図1）。狭義のかぜのことであり，普通感冒と呼ばれたり，非特異的上気道炎と呼ばれたりします。多くはウイルス感染症で，中でもライノウイルスによるものが最多とされます[1]。「『かぜではないもの』ではないもの」をかぜとみなす除外診断的な考え方は，重症疾患を見逃さない上では大切なものですが，すべての患者にこれを行うことは非効率的です。

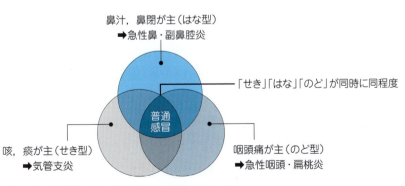

図1 気道症状のある"かぜ"の分類のイメージ

この普通感冒型は，重篤な疾患が隠れている可能性が低いもので，「自然軽快するかぜでしょう」と安心して言える病態です。というのも，同一患者で細菌性の肺炎，副鼻腔炎，扁桃炎の三者を同時に経験することは通常なく，せき，はな，のどの3症状が「同時に」「同程度」存在しているこの場合はウイルス性疾患と考えられるからです。

細菌が複数の臓器にまたがって同時に症状を起こすことはほとんどなく，「僕はここにいるよ！」と1箇所で自己主張することが多いのです（例外は感染性心内膜炎のような，血液中に菌がいてあちこちに飛んでいく場合）。

また，I章⓭「せき型」で出てくるDiehrの肺炎予測ルール（➡p.128）によると，咳のある患者で鼻汁，咽頭痛が存在することは，肺炎の可能性を下げる所見であり，このことも今回の症例が細菌感染症ではないことを示しています。

普通感冒の自然経過

図2に普通感冒の原因で最も多いライノウイルス感染症の自然経過のイメージを示します[2]。発症から2，3日目に症状のピークがあり，7～10日目くらいでだんだんよくなっていきます。咳は3週間ほど続くこともあり[3]，いろいろなウイルスによって起こるため実際にはバリエーションはありますが，診察している症状がどのフェーズにあるかを意識すると今後の見通しが立てやすく，患者さんへの説明にも役に立ちます。

せき，はな，のどの3つの症状が「同時に」「同程度」と書きましたが，病初期であればのどの症状だけだったり，のどとはなの症状だけだったりします。そのような場合もこの経過を思い浮かべれば普通感冒と言ってしまって大丈夫です。大人であれば誰でも一度はかぜをひいたことがあると思いますので，「いつものかぜと同じ症状」という訴えがあればこのタイプの可能性が高いです。

この自然経過から外れて，「どんどん悪化する」または「いったんよくなりかけたのに再び悪化してきた（二峰性の悪化）」場合には，普通ではないことが起きている状態，すなわち細菌感染の合併を考えます（図3）。

I章 成人の"かぜ"のみかた

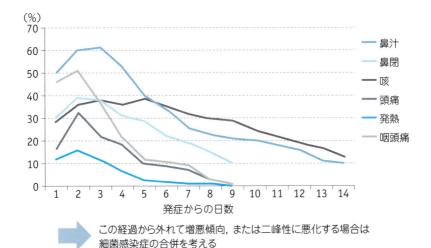

図2　普通感冒の自然経過

（文献2より作成）

この経過から外れて増悪傾向，または二峰性に悪化する場合は細菌感染症の合併を考える

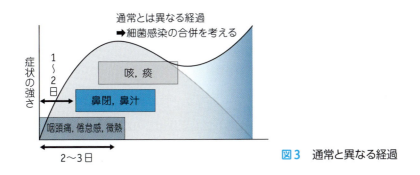

図3　通常と異なる経過

> **Point**
> ➡普通感冒（非特異的上気道炎）＝せき，はな，のどの3症状が「同時に」「同程度」存在
> ➡患者さんが「いつものかぜと同じような感じ」と言えば，きっとこのタイプ
> ➡自信をもって抗菌薬不要と言える
> ➡自然経過から外れて「増悪傾向」または「二峰性の悪化」の場合に細菌感染の合併を考える

見逃したくないもの

このタイプと分類できれば基本的に自然軽快するものだと判断できます。

治療の考え方：抗菌薬を使うべき病態，使わなくてもよい病態

> **抗微生物薬適正使用の手引き 第1版より[4]**
> ➡感冒に対しては，抗菌薬投与を行わないことを推奨する

抗菌薬について

　このタイプだと判断できれば，発熱の有無にかかわらず自信をもって抗菌薬は不要と言えます。対症療法が中心になります。

　コクランレビューによると，普通感冒に抗菌薬を処方しても治癒が早くなるわけでなく，成人では抗菌薬による副作用がプラセボと比べて2.62倍（95%信頼区間1.32～5.18）も起こりやすくなると報告されています[5]。よかれと思って抗菌薬を出したくなるかもしれませんが，得られる利益はプラセボと変わりなく，副作用でかえって患者さんを苦しめることになりかねませんので，普通感冒に対する抗菌薬処方は是非やめましょう。

対症療法について

　対症療法についても残念ながら西洋薬で普通感冒にぴったりくる薬はありません。ある程度症状は抑えられても副作用とのバランスを考えると微妙なものがほとんどです。

　コクランレビューでは様々な漢方薬の臨床研究がまとめられていますが，一定した結論には至っていません[6]。しかし，抗菌薬とは異なり耐性菌の問題はありませんし，副作用もアレルギーを除けば短期間の使用で西洋薬ほど多くはなさそうですので，こうした症状に応じた治療は漢方薬のほうが得意分野かもしれません。

　本当は，自宅で栄養をとってゆっくり休んでもらうのが一番ですが，診療所や病院に「薬をもらうために」受診しきた患者に薬を出さないことを説明して納得してもらうのもなかなか骨の折れることです。筆者の場合は，本人が感じるつらい症状に応じて最小限の薬を出すようにしています。

34 **I章** 成人の"かぜ"のみかた

具体的な処方例

発熱，痛みに対して

▶アセトアミノフェン（カロナール®など）1回400～500mg（頓服：1日4回まで）

注意

　NSAIDsは消化性潰瘍，腎障害，体液貯留などのリスクがあるため解熱目的での使用は控えるべきです。特に高齢者ではできる限り避けたほうが無難です（Ⅰ章8参照➡p.29）。NSAIDsの坐薬を使って血圧まで下がってしまう高齢者も少なくありません。

　コクランレビューでは鎮痛効果については有効性を認めていますが，その他の症状については改善効果が乏しかったという結果です[7]。また，上気道炎の治療にロキソプロフェンを使うとプラセボと比べて症状が遷延する傾向があり，副作用も多かったという国内のランダム化比較試験があります[8]。

　アセトアミノフェンは鎮痛効果が弱いイメージを持っている人がいますが，体重当たり10mg/kg使用すれば十分な鎮痛作用があるとされます。

咳に対して

▶デキストロメトルファン（メジコン®）1回15～30mgを1日3～4回内服

　コデイン製剤は，鎮咳作用は強いものの上気道炎の咳には効きにくいようです[9]。

鼻汁，鼻閉に対して

▶d-クロルフェニラミンマレイン酸塩（ネオマルルミンTR®）1回6mgを1日2回内服，2日間（ただし，高齢者では避ける）

　または

▶ロラタジン（クラリチン®）1回10mgを1日1回内服（もともとアレルギー性鼻炎がある場合）

　鼻汁に対して多少有効だというエビデンスがあるのは第1世代の抗ヒスタミン薬（眠気の副作用が強い薬：ポララミン®など）のみです[10]。これは抗ヒ

9 気道症状有り せき，はな，のど型（普通感冒）　**35**

スタミン作用というより抗コリン作用が効いているのだと言われています。短期的（初期2日間）な症状軽減には役立つようですが，中長期的（3日目以降）にはプラセボと変わらなくなってしまうので，処方するとしても2日間にとどめるのがよさそうです[10]。高齢者では基本的に避けたほうが無難です（Ⅰ章8「高齢者のかぜ」参照➡p.29）。

フェキソフェナジンやロラタジンのような第2世代の抗ヒスタミン薬は感冒時の鼻汁に対しては正直あまり効果がありませんが，もともとアレルギー性鼻炎のある人の急性副鼻腔炎ではロラタジンが症状改善に多少有効な可能性があります[11]。

患者に漢方薬への抵抗がなければ漢方薬を使用することが多いです。

説明を「処方」する

筆者の場合，相手を見ながら，以下のように説明しています（Ⅰ章7「患者満足度を上げる『説明の処方』のしかた」で述べた重要な要素を付記しました）。現時点での評価と今後の見通し，どういう状態になったら再受診してもらいたいかを具体的に説明します。単に「悪くなったらまた来て下さい」だと，どれくらいまで様子を見たらよいかがわからず，昼間の外来に受診した人が同じ日の夜間救急外来を「熱が下がらない」という訴えで受診してしまったり，逆に様子を見すぎて悪化してしまったりということが起きかねません。

話し言葉だけで伝わりにくいようでしたら，紙に書いて手渡してもよいと思います。1日に何十人もかぜの人ばかり診ていると，いちいち説明をするのが面倒になってきますが，きちんとした説明はフォローアップの上でも大切です。以下の説明は慣れれば30秒ほどで済みますし，説明を「処方」するくらいの気持ちで行うのがよいと思います。その30秒を惜しむかどうかが，患者さんが夜中の救急外来に「熱が下がらない」と言って戻ってきてしまうかを決めるかもしれません。

症例への説明例[4, 12]
あなたの「かぜ」は，診断した結果ウイルスによる「感冒」だと思います。つま

36 Ⅰ章 成人の"かぜ"のみかた

り，今のところ，

　　ネガティブな説明：抗生物質（抗菌薬）が効かない「感冒」だと思います。

　　ポジティブな推奨：症状を和らげるような薬をお出ししておきます。こう
　　いう場合はゆっくり休むのが一番の薬です。

適切な情報提供：普通，最初の2，3日が症状のピークで，あとは1週間をか
けてだんだんよくなっていくと思います。ただし，いろいろな病気の最初の
症状が一見「かぜ」のように見えることがあります。また数百人に1人の割合
で「かぜ」のあとに肺炎や副鼻腔炎などバイ菌による感染が出てくることが
あります。

再診についての具体的な指示：3日以上たっても症状がよくならない，あるい
はだんだん悪くなってくるような場合や，食事や水分がとれなくなった場合
は，血液検査やX線を撮る必要が出てきますので，もう一度受診するように
して下さい。

| Point | ➡ 説明を「処方」するつもりで，具体的なフォローアップの説明を |

漢方薬で対処するなら

　ここからは，"かぜ"を漢方薬でどう治療するかお話しします。プライマ
リ・ケアの現場で「明日すぐに使える」ことをめざす本書の漢方治療のパー
トとして，さらに漢方へのやさしい入り口を提示したいという前任の守屋先
生の想いを引き継ぎ，**詳細な漢方理論や漢方薬の鑑別は最低限に抑えました**。
そうは言っても，本書でかぜの漢方を学ぶことで漢方の基本的な考え方を身
につけられる内容だと思いますので，さらなる漢方の勉強へとつなげてもら
えたら幸いです。

　かぜの漢方治療では，症候群としての"かぜ"のバリエーションに応じた漢方
薬を選択します。適切な漢方薬を投与することでかぜの症状が西洋薬よりも
早く和らぐことをよく経験します。また，**漢方を上手に活用すると不要な抗菌
薬の使用の削減にもつながり，薬剤耐性対策の一助になりうる**と考えます。漢
方薬をあまり処方したことがなくても，本書を参考にかぜの漢方治療にトラ
イしてみて下さい。患者さんに喜んで頂ければ自信につながり，漢方治療の

9 気道症状有り せき，はな，のど型（普通感冒）　**37**

腕前が上がっていきますよ。

さて,「せき・はな・のど型」のかぜにどのような漢方薬が効くのか？ かぜの漢方治療では,かぜの成因を図4のように考え,"即効性"と"根治"を目指します。

では実際に,患者さんの症状をどのようにとらえるのか？ 西洋医学のように「体がだるくて咳があって……」のように"分解"せず,患者さんの状態・傾向を以下のように"全体として"とらえるのが漢方的なみかたです。

①闘病反応が血気盛んか,弱々しいか
②発病の最初期（第1〜2病日）にあるか,中期以降（第2〜3病日以降）にあるか

これを「せき・はな・のど型」のかぜにおいて分類すると表1のようになります。漢方ではかぜをこのように細かく分類します。「何じゃそりゃ」とお思いかもしれませんが,難しく考えず直感的に受け止めて下さい。

たとえば,ご自分が最近ひいたかぜのことを思い出して下さい。「あ,かぜをひいたかな」と最初に思ったタイミングでは,程度の差はあれ悪寒がある,表1の左列・第1〜2病日のいずれかの状態にありませんでしたか？ そして,2〜3日経つと右列の状態に移行しませんでしたか？ 言われてみればそんな感じがしますよね。漢方治療は,約2千年前の急性熱性疾患に対する治療原則をまとめた教科書が起源であり,現代医学からみれば病気のとらえ方が直感的です。見たまま・感じたままにとらえる,とも言えるでしょう。

まずはこうした漢方の直感的な考え方に慣れましょう。

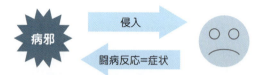

図4　漢方的なかぜのとらえ方
①「病邪（びょうじゃ）」が外部から生体内に侵入して急性疾患をひき起こす
②病邪に対する闘いの反応（闘病反応）が症状として現れている
③闘病反応の様子によって適切な漢方薬を投与すれば,闘病反応を早く終わらせて根治が得られる＝症状が早く和らぐ

表1の補足ですが，発病初期に闘病反応が血気盛んか，弱々しいかのいずれであっても，2〜3日が経過すると悪寒は目立たなくなり，微熱，咳嗽，食欲不振などの症状が主体となって同じような闘病反応を呈するようになります。表1の分類に対し，表2のように5剤の漢方薬を選択します。治療方法も，発病初期の左列第1〜2病日では発汗を促す治療，右列の2〜3日以降では炎症を鎮める治療に変わります。特にかぜの漢方治療の即効性が期待できるのは，発汗により病邪を体外へ追い出す時期ですので，いかに**発病の最初期に適切な漢方治療を行うかというのも重要なポイント**です。

表1 漢方からみたかぜにおける「病邪」との闘いの分類

	最初期：第1〜2病日	中期以降：第2〜3病日以降
闘病反応が"血気盛ん"	●強い悪寒→続発する発熱 ●発汗なく，サラッと乾いた肌 ●強めの筋肉痛，関節痛，項背部（後頸部〜僧帽筋縁）痛	●解熱している，または微熱のみ残存 ●悪寒は消失→体熱感（体に熱がこもった不快さ）に移行 ●咳嗽 ●食欲不振
闘病反応が"弱々しい"	●発熱なし，または微熱 ●じっとりした発汗 ●軽い悪寒 ●弱めの筋肉痛・関節痛	

表2 「病邪」との闘いに応じた漢方薬の選択

	最初期：第1〜2病日	中期以降：第2〜3病日以降
闘病反応が"血気盛ん"	全身の筋肉痛，関節痛：**麻黄湯**	小柴胡湯 咽頭痛あり：**小柴胡湯加桔梗石膏**
	項背部痛：**葛根湯**	
闘病反応が"弱々しい"	**桂枝湯**	最初期と中期以降が混在：**柴胡桂枝湯**

麻黄湯（まおうとう）

麻黄湯は，かぜの発病最初期に，闘病反応が血気盛んで，悪寒がして全身の筋肉痛・関節痛が目立つとき，良い適応となります。想像が付くかと思いますが，インフルエンザ発症初期にぴったりの薬なのです。

麻黄湯でキモになるのは「発汗がなく乾いた肌」という点です。聴診するときなどに患者さんの肌を実際に指で触って確かめて下さい。高熱を発して

触ると熱いのに，意外なほどにサラッと乾いた肌になっています。

汗がないとはどういうことか？　漢方では「**悪寒がして鳥肌が立つような汗がない状態を，病邪と生体が大きな反応を示している血気盛んな闘病反応**」ととらえます。インフルエンザや広くインフルエンザ様疾患（influenza-like illnesses：ILI）の初期で，かつ10歳代半ば〜40歳代ぐらいまでの健康な思春期・成人の方が，しばしばこうした病像を呈することが多いです。

この状態で麻黄湯を投与すると，1〜2回服用するだけで急激に発汗するようになります。「血気盛んな闘病反応に対して，発汗を強力に推し進めて，闘いの早期終結を図る」，そんなイメージの薬です。発汗が得られると直ちに解熱して諸症状も和らぎます。劇的に症状改善することもあります。

▶麻黄湯　常用量（メーカーにより異なる）1日3回毎食間または毎食前，1〜3日間

葛根湯（かっこんとう）

葛根湯は，麻黄湯の適応と同じく悪寒がして汗がない状態に用いますが，麻黄湯のように全身の筋肉痛・関節痛は目立たず，**痛みやこわばりが項背部（後頸部〜僧帽筋縁）に目立つとき**に適応となります。ILIであっても，項背部痛のみが目立つ場合には麻黄湯よりも葛根湯を選択します。麻黄湯と同じく，1〜2回服用すると急に発汗して解熱，項背部痛も含めた諸症状が和らぎます。

▶葛根湯　常用量（メーカーにより異なる）1日3回毎食間または毎食前，1〜3日間

桂枝湯（けいしとう）

桂枝湯は，かぜの発病最初期で闘病反応が弱々しいときに良い適応となります。麻黄湯や葛根湯と異なり，**かぜの最初期でも発熱がないか微熱程度で，じっとり発汗し，ジワジワと軽い悪寒が持続する状態**です。これは漢方的には「悪寒があるにもかかわらず，皮膚のしまりがなく発汗してしまう，闘病反応が弱々しい状態」と解釈します。

実際には，かぜのひきはじめではっきりとした咽頭痛や咳は目立たず，少し寒気がして熱っぽいくらいの症状が軽いかぜに用います。また，麻黄湯や

葛根湯で一度発汗したあとに治療の仕上げとして桂枝湯を投与することもあります。こうした状態に桂枝湯を投与すると、1～2日服用するうちに体が温まり、不快な悪寒が消失して諸症状が和らぎます。「強い発汗作用はなく、ほどよく闘病反応を支援して、既にある発汗を調整しながら闘いを終わらせる」、そんなマイルドな漢方薬です。

▶桂枝湯　常用量（メーカーにより異なる）1日3回毎食間または毎食前、1～3日間

養生と効果的な服用方法

　漢方エキス製剤は、煎じ薬を乾燥させて顆粒状に加工したものです。インスタントコーヒーの粉をそのまま飲まないのと同じで、漢方エキス製剤はお湯に溶いて内服することが原則です。内服困難な場合はそのまま飲んでもらうこともありますが、**かぜの発病最初期の治療では、温かいお湯に溶いての内服をきちんと指導することが大切です**。温かい飲み物を飲むことは、常温の飲料と比べてより数多くの悪寒や咽頭痛などの主観的症状を軽減させたという報告があります[13]。このように温かい飲み物でもかぜ症状の緩和につながるようです。それならば、温かい漢方薬を飲めばなおよいのに……と思ってしまいます。さらに麻黄湯、葛根湯、桂枝湯に共通して含まれる生薬の桂皮（シナモン）はその匂いの成分であるシンナムアルデヒドが、遺伝子転写後の蛋白合成を阻害することにより、抗インフルエンザウイルス作用を示すことが明らかになっており[14]、お湯に溶いた際の漢方薬の匂いも治療の一環になっている可能性があります。

　また、**体を温めて安静に保ち、きちんと養生することも大切です**。しっかり布団をかぶって寝る、食事もお粥やうどんなどの温かく消化しやすいものをとるように指導します。

小柴胡湯（しょうさいことう）

　上記3剤が適応になるような最初期を過ぎて2～3日目以降になると、**悪寒が消えてむしろ体熱感（体に熱がこもったような感じ、熱っぽい感じ）が出現**します。実際に37℃台の微熱が残っていることもあれば、平熱に解熱したに

もかかわらず体熱感だけ残ることもあります。

　小柴胡湯はこの状態に用いる代表的な漢方薬です。上記3剤（麻黄湯，葛根湯，桂枝湯）がいずれも温熱産生を援助して発汗させて闘病反応を早期終結させるのに対し，この薬は中盤に差しかかった闘病反応に対して炎症を鎮めて，諸症状を和らげます。

　図2（→p.33）のように普通感冒の自然経過では，症状のピークは発症2〜3日で，この時期前後に医療機関を受診することが多くなります。上記3剤が適応になるような悪寒のある発病最初期に受診される患者さんは，実は多くありません。インフルエンザシーズンに麻黄湯適応の方が集中的に受診する以外は，外来で出会うことは滅多にないでしょう。インフルエンザやILIではないかぜの患者さんは，1〜2日間は自宅で様子をみて，それでも症状が消えないから，と受診されることがほとんどなためです。したがって，「せき・はな・のど型」のかぜの漢方治療を考える場合，実際の臨床ではこの炎症を鎮める治療が多くなります。逆に言えば，インフルエンザやILIであっても発症2〜3日目以降の微熱＋体熱感の時期に移行していれば，上記3剤よりも小柴胡湯や，次に解説する柴胡桂枝湯が適応になります。さらに，咽頭痛が残存している場合には小柴胡湯に咽頭痛を軽減する作用を持つ桔梗と石膏の2つの生薬が加わった小柴胡湯加桔梗石膏（しょうさいことう・か・ききょうせっこう）を用います。筆者の経験では，かぜをひいて2〜3日後に受診される方の大半で咽頭痛が残存しています。おそらく咽頭痛の残存は強い受診動機になるのでしょう。そのため筆者の診療では，小柴胡湯より小柴胡湯加桔梗石膏を用いることが多いです。

▶小柴胡湯または小柴胡湯加桔梗石膏　常用量（メーカーにより異なる）1日3回毎食間または毎食前，3〜5日間

柴胡桂枝湯（さいこ・けいしとう）

　かぜの発病最初期に用いる，桂枝湯と小柴胡湯を混ぜたような漢方薬です。左列第1〜2病日と右列2〜3日以降の状態が混在しているような場合に適応になります。加えて，かぜの治り際にも用いることができる，適応範囲

が広く使いやすい漢方薬です。

　発病最初期を過ぎたかぜの漢方治療を取り入れるとすれば、まずこの柴胡桂枝湯か、前述の小柴胡湯加桔梗石膏を採用するとよいでしょう。これらは発症して5～6日が経過して、症状が残存・遷延している場合にも適応になりますので、double sickening ではないものの「かぜが治りません」と受診するケースにも良い適応になります。このようなかぜの経過に応じた治療は現代医学的治療にはないので治療の幅が広がります。

▶柴胡桂枝湯　常用量（メーカーにより異なる）1日3回毎食間または毎食前、2～5日間

　実際の臨床では、かぜの最初期に受診される患者さんは多くないと書きました。しかし、この最初期での治療（麻黄湯・葛根湯・桂枝湯の適応）を経験できる良い機会があります。それはずばり、**自分自身やご家族のかぜの最初期**です。悪寒がして「かぜをひいたかな」と感じたら、速やかにご自分やご家族の状態を分析して下さい。そして麻黄湯、葛根湯、桂枝湯の3剤のうち最もよく当てはまるものをすぐに服用開始して下さい。「今までのかぜよりも早く改善した」と実感できることもあり、"漢方マジック"と表現したくなります。

　"漢方マジック"をご自身やご家族で経験して頂き、漢方への親しみをより強く持って頂ければ幸いです。

文　献

1) Mäkelä MJ, et al：Viruses and bacteria in the etiology of the common cold. J Clin Microbiol. 1998；36(2)：539–42.[PMID：9466772]

2) Gwaltney JM Jr, et al：Rhinovirus infections in an industrial population. II. Characteristics of illness and antibody response. JAMA. 1967；202(6)：494–500.[PMID：4293015]

3) Heikkinen T, et al：The common cold. Lancet. 2003；361(9351)：51–9.[PMID：12517470]

4) 厚生労働省健康局結核感染症課：抗微生物薬適正使用の手引き. 第1版. 2017.[https://www.mhlw. go.jp/file/06–Seisakujouhou–10900000–Kenkoukyoku/0000166612.pdf]

5) Kenealy T, et al：Antibiotics for the common cold and acute purulent rhinitis. Cochrane Database Syst Rev. 2013；(6)：CD000247.[PMID：23733381]

6) Wu T, et al：Chinese medicinal herbs for the common cold. Cochrane Database Syst Rev. 2007；(1)：CD004782.[PMID：17253524]

7) Kim SY, et al：Non–steroidal anti–inflammatory drugs for the common cold. Cochrane Database Syst Rev. 2015；(9)：CD006362.[PMID：26387658]

8) Goto M, et al：Influence of loxoprofen use on recovery from naturally acquired upper respiratory tract infections：a randomized controlled trial. Intern Med. 2007；46(15)：1179–86.[PMID：17675766]

9) Freestone C, et al：Assessment of the antitussive efficacy of codeine in cough associated with common cold. J Pharm Pharmacol. 1997；49(10)：1045-9.[PMID:9364418]

10) De Sutter AI, et al：Antihistamines for the common cold. Cochrane Database Syst Rev. 2015；(11)：CD009345.[PMID:26615034]

11) Braun JJ, et al：Adjunct effect of loratadine in the treatment of acute sinusitis in patients with allergic rhinitis. Allergy. 1997；52(6)：650-5.[PMID:9226059]

12) 山本舜悟：かぜ診療ブラッシュアップコース テキスト第1.1版. 2018.

13) Sanu A, et al：The effect of hot drink on nasal airflow and symptoms of common cold and flu. Rhinology. 2008；46(4)：271-5.[PMID:19145994]

14) Hayashi K, et al：Inhibitory effect of cinnamaldehyde, derived from Cinnamomi cortex, on the growth of influenza A/PR/8 virus in vitro and in vivo. Antiviral Res. 2007；74(1)：1-8.[PMID:17303260]

Advanced Lecture ① "かぜ" に抗菌薬は本当に「効かない」のか？

本文中に "かぜ" の中でも普通感冒には抗菌薬は効果がないと書きました。実は，"かぜ" に対して抗菌薬が「効く」か「効かないか」を考えると，「効く」という言い方もできます。「なんだ本文と矛盾しているじゃないか」と言われてしまうかもしれませんが，次のような研究結果があります。

2007年のBMJに掲載された研究では「上気道炎後の肺炎」「咽頭炎後の咽頭膿瘍」「中耳炎後の乳突蜂巣炎」に対して抗菌薬は予防効果があったという結果でした。

ただ，薬が「効く」ということを考える際には「どれくらい」効くのかということも同時に考える必要があります。この研究ではそれぞれの合併症予防のNNT (number needed to treat) は4,000を超えるというものでした[1]。

つまり，1人の合併症を予防するためにそれぞれ4,000人以上抗菌薬を投与する必要があるという意味です。上気道炎なら1人の肺炎を予防するのに3,999人に無駄な抗菌薬を処方する計算になります。

一方，たとえばセファロスポリンの副作用の頻度は，教科書には以下のように記載されています[2]。これを4,000人に投与したときのことを考えてみましょう。

●アナフィラキシー	0.01%	→0.4人
●皮疹	1～3%	→40～120人
●下痢	1～19%	→40～760人

1人の肺炎を予防するのに4,000人に抗菌薬を投与してこれでは割に合わないと思いませんか？　それなら抗菌薬をルーチンには投与せずに，肺炎になりそうな人を注意深くフォローアップして，肺炎の徴候が出てきたら素早くとらえて治療を行うほうが合理的です。

別の報告でも，非特異的な気道感染症に対して抗菌薬は肺炎による入院を有意に減らしたという結果が出ていますが，そのNNTは12,255，すなわち12,255人に抗菌薬を投与して初めて1人の肺炎による入院を減らすという意味です[3]。

ある治療が「効く」という話があった場合に「どれくらい」効くのかを考えるのは抗菌薬だけでなく，すべての治療について大切なことなのです。

Advanced Lecture **②上気道炎で抗菌薬処方はどこまで減らせるか？**

急性上気道炎患者さんにルーチンに抗菌薬を処方するのはやめましょうと述べました。しかし，実際には抗菌薬を投与するメリットが大きい患者さんも中には紛れ込んできます。「上気道炎患者にルーチンに抗菌薬を処方しないこと」と「抗菌薬を出さないことが目的になってしまうこと」は異なります。

当たり前すぎることを書くと嫌われるかもしれませんが，「必要な人には必要なだけ処方し，不要な人には処方しない」のが基本です。患者自己申告の"かぜ"には細菌感染症も含まれます。「抗菌薬を出さないこと」に固執すると，本当は出したほうがいい患者さんに不利益をもたらしてしまうことになりかねません。

では，上気道症状を有する患者さんに対して，どれくらいまで安全に抗菌薬投与を減らせるものでしょうか？

筆者の研修医時代の指導医だった麻生飯塚病院総合診療科の清田雅智先生は「概算1,500回／年の上気道炎の患者に年間5回も抗菌薬を処方しない」と述べておられました[4]。1,500回で5回ですから0.3％と驚異的です。素人がいきなりこのような達人レベルを真似すると怪我をしますから，もう少し

9 気道症状有り せき，はな，のど型（普通感冒）　　**45**

現実的なところを探っていきましょう。

内科専門医でもあるプライマリケア医の先生方による研究では，15歳から64歳の上気道炎患者さんに対する抗菌薬処方割合は初診時約5%，再診時約2%という数字でした[5]。

そうは言っても患者さんから抗菌薬が欲しいと言われるんだけれども……という意見もあるかもしれません。ところが，この研究では7日以内に大部分の方の症状は改善し，満足度も90%以上ありました。同意を得られて研究に参加した患者群とはいえ，上気道炎で抗菌薬を処方しなかったとしても満足度は比較的高いようです。

ろくに説明もせずに，「患者は抗菌薬を欲しがっているはずだ」と決めつけて抗菌薬を処方してしまうのは怠慢かもしれません。

上気道症状を有する患者さんへの抗菌薬処方割合は，内科専門医レベルでは5〜7%というのが患者満足度も損なわず，安全なラインのようです。自分は内科専門医ほどトレーニングを受けていないよという方は，まず10〜20%くらいを目標にしてみてはいかがでしょうか？

もし，「かぜには抗菌薬を全例投与している」というような方がいらっしゃれば，まずはそれを大丈夫そうな人から半分に減らしてみてはどうでしょう？

Advanced Lecture ③抗菌薬を欲しがる患者さんへの対応

ときどき，「かぜに抗菌薬を出さないと患者さんから文句が出る」とか，「患者さんからどうしても出して欲しいと言われて断れない場合にはどうしたらいいか」という質問を受けます。筆者自身は，それほど抗菌薬に執着されるかぜの患者さんに頻繁には出会ってこなかったので，あまり困っていませんでした。

「今の症状から考えると，抗生物質が効くタイプのかぜではなさそうですね」と説明すると，大抵の場合，「ああ，そうですか」と納得して下さいます。

比較的大きな病院で診療することが多かったからかもしれません。また，小児科では親御さんからのプレッシャーがもっときついだろうと想像はで

46 I章 成人の"かぜ"のみかた

きます（筆者自身も子どもを持つようになって，子どもが熱を出したり咳をしたりしていると，「これは抗菌薬を使ったほうがいいんじゃないか？」と悩むことがあります）。

　ただ，ろくに説明もせずに「患者は抗菌薬を欲しがっているに違いない」と決めつけるのもどうかと思います。説明すればわかってくれる人はそれなりにいるはずです。実際，「AL ② 上気道炎で抗菌薬処方はどこまで減らせるか？」（➡ p.45）で紹介した日本のプライマリ・ケア医の先生方による研究では，説明して同意を得られた患者さんについては不要な抗菌薬投与をせずに満足度もおおむね高かったという結果でした。

　一方，急性の咳に対して抗菌薬を欲しがる患者さんは，以前の咳のエピソードのときに抗菌薬を処方されていた人が多い（オッズ比2.2；95％信頼区間1.34〜3.55）という報告もあります[6]。医師自ら，抗菌薬を欲しがる患者さんを作り出している面もあるのだと思います。

　さて，そうは言っても筆者自身，年に1〜2人くらいはどうみても単なるかぜ（普通感冒）だと思う患者さんから抗菌薬を出してくれと言われることがありました。その場合，どのように対応しているかと言いますと，まずは「今回の症状は抗生物質が効くタイプのかぜではないと思いますよ」と通常通り説明します。それでも抗菌薬を欲しいと言う人には，

　「なぜ欲しいと思うのですか？」

と尋ねるようにします。たとえば，ある70歳くらいの患者さんは

　「前にも同じような症状で抗生物質を飲まなかったら肺炎になってしまったんだ。だから今飲んでおかないとダメなんだ」

と答えました。私は

　「そうですか。そんなことがあったんですね。ただ，抗生物質自体に肺炎を予防する効果はほとんどないですから，肺炎になるときはなるし，ならないときはならないんですよ。今，抗生物質を飲んでしまうと，実際に肺炎を起こしたときには，耐性菌といって抗生物質が効きにくい菌が悪さをしてきますから治療もそれだけ難しくなりますし，医者の立場としてはあまりお勧めできないですね」

9 気道症状有り せき，はな，のど型（普通感冒）　47

と返しました。しかし，患者さんは譲りませんでした。これ以上お話ししてもなかなか難しそうな雰囲気を感じ，アモキシシリンを3日分だけ処方して，3日後に再診させてもらうことにしました。

「もし肺炎がご心配でしたら，肺炎球菌のワクチンというものがありますよ。肺炎そのものを予防するまでの力はないものの，重症のタイプの肺炎を予防してくれるので，まだ受けていないならお勧めします」

と付け加えて。患者さんは再診時に肺炎球菌のワクチンを受けてくれました。

考えてみれば，「かぜをひいたら抗菌薬」という長年の信念ができ上がっているところに，5分やそこらでそれを変えさせるのは至難の業です。そこで押し問答を繰り返して説得できたと思っても，その足で別の医療機関を受診して抗菌薬をもらいに行ってしまうことでしょう。

ということで，このような患者さんには説明すべきことは説明して，それでも無理強いすることはせず，関係性を絶たないようにして，何度かこのようなことを繰り返して「先生がそう言うんだったら，今回は抗生物質を飲まずに様子をみてみますよ」というところに持っていくのがよいのだろうと思います。

筆者は所詮大きな病院の専門家ですが，より患者さんの近くにいらっしゃるプライマリ・ケアの先生方には，簡単ではないにしろもっとやりやすいことなのではないかと思うのです。どうか「患者は抗菌薬を欲しがっている」などと決めつけないで，患者さんがどう考えているのかを聴いてみて下さい。

Advanced Lecture ④総合感冒薬の是非について

PL配合顆粒®などの総合感冒薬はかぜに対してよく処方されます。皆さんはこの配合薬に何が入っているかご存知でしょうか？　PL配合顆粒®1gには

▶サリチルアミド270mg

▶アセトアミノフェン150mg

▶無水カフェイン60mg

▶プロメタジンメチレンジサリチル酸塩13.5mg（抗ヒスタミン薬）

48 I章 成人の"かぜ"のみかた

が配合されています。解熱，鎮痛目的のサリチルアミド，アセトアミノフェンは中途半端な量ですし，プロメタジンは抗コリン作用のある抗ヒスタミン薬ですから，前述の通り高齢者には避けるべき薬剤です。カフェインはプロメタジンの眠気に拮抗するためかもしれませんが，ゆっくり眠って身体を休めることの妨げになるかもしれません。

内容を見ると，自分がかぜをひいたときにあまり飲みたいと思える薬ではありませんし，患者さんにもお勧めできません。

Advanced Lecture ⑤かぜの薬物以外の治療と予防

かぜの薬物以外の治療と予防についていろいろなものが研究されていますが，有力視されているものに，亜鉛，ニンニク，ビタミンC，水うがいがあります。

亜鉛

亜鉛は普通感冒の最も多い原因ウイルスであるライノウイルスの試験管内での増殖を抑制するということで，感冒の治療や予防に使えないかという研究が以前からなされています。

患者個人データを用いたメタ分析によると，80～92mg/日の亜鉛を飲んだ普通感冒患者は，プラセボを飲んだ患者と比べて症状改善が約3倍速かったという結果でした[7]。5日目に症状が改善していた割合は，亜鉛内服患者で70％，プラセボ内服患者で27％でした（NNTは2.3）。発症から24時間以内に飲むとよいようです。味が悪いことや吐き気などが主な副作用ですが，重篤な副作用は報告されていません[8]。

日本国内では処方薬としての亜鉛製剤の販売がないので，内服するなら市販のサプリメントを摂取することになります。米国National Institutes of Health（NIH）によると亜鉛の1日摂取量が150～450mgになると，体内の銅動態の低下や鉄機能の変化，免疫能の低下，HDLの低下といった慢性的な影響に関与するとされ，成人では1日の亜鉛摂取量40mgまでを許容量としています[9]。短期間なら問題ないのかもしれませんが，摂取のしすぎは

9 気道症状有り せき，はな，のど型（普通感冒）　**49**

逆に身体によくない可能性があるようです。亜鉛製剤（ポラプレジンク：プロマック®）による銅欠乏症から重篤な汎血球減少を起こすことがあるので，長期使用には注意するべきです。

味や吐き気の副作用が許容範囲内であれば，かぜのひきはじめに短期間飲む分にはそれほど影響はないだろうと思いますので，試してみてもよいかもしれません。筆者は子どもが鼻かぜをひいたらライノウイルスかもしれないと思って，内服を開始するようにしています。

ニンニク

ニンニクの成分であるアリシンのサプリメント（1カプセル180mg）を毎日内服すると，12週間でプラセボ群と比較してかぜの罹患回数が有意に低かった（1群73人ずつ，90日間で24回 vs 65回，$P < 0.001$）というランダム化比較試験があります[10]。

亜鉛ほど十分なデータによって支持されているわけではありませんが，予防効果がありそうだという結果です[10]。一方で，かぜをひいてから飲みはじめるのは効果が乏しいようです。

ビタミンC

ビタミンCは発見されてから70年以上にわたり，かぜに効果があるのではないかと期待されてきました。数多くの研究がなされていますが，かぜにかかる頻度を減らす効果は乏しいようです。ただし，1日200mg以上を毎日摂取していると，かぜに罹患した際に有症状期間がわずかに（10%前後）短くなるとされています[11]。

また，マラソンランナーやスキー選手などが寒い地域で短期間，激しい身体ストレスがかかる際にビタミンCを摂取すると，かぜにかかる割合が半分程度になると報告されています[11]。

一般人口でのかぜの予防効果は微妙なものですが，大きな副作用があるわけではないので，1日200mg程度を摂取するのは悪くないと思います。なお，米国NIHによると成人の1日摂取量の上限は2,000mgとされています[12]。

ビタミンD

2017年のメタ分析によると，ビタミンD_3サプリメント（連日または週1

回）は，急性気道感染症の罹患リスク軽減効果がありそうでした［補正後の
オッズ比0.88；95％信頼区間（CI）0.81〜0.96］。研究参加時の血清25-
ヒドロキシビタミンD値25nmol/L（10ng/mL）以上群でオッズ比0.75
（95％CI 0.60〜0.95），25nmol/L（10ng/mL）未満群ではオッズ比0.30
（95％CI 0.17〜0.53）と，ビタミンD欠乏のある人でより効果が大きかっ
たです[13]。

水うがい

　日本ではうがいがかぜ予防に役立つと昔から信じられてきました。国内で
かぜの予防効果を検証するランダム化比較試験が行われ，結果は，水うがい群
は対照群よりも30日間のかぜの発症率を36％減らしたというものでした[14]。
意外にもヨードうがい群のかぜの発症率は対照群と変わりありませんでし
た。この研究のうがいの介入方法は「1回当たり20mLの水で15秒間3回続
けて行い，これを1日3セット以上」というものですので，実行するにはなか
なかハードかもしれませんが，水うがいの副作用はほぼないと考えてよいで
しょうし，筆者は毎日うがいをしています。

文献

1) Petersen I, et al：Protective effect of antibiotics against serious complications of common respiratory tract infections：retrospective cohort study with the UK General Practice Research Database. BMJ. 2007；335(7627)：982.[PMID：17947744]

2) Bennet JE, et al：Mandell, Douglas, and Bennett's Principles and Practice of Infectious Diseases. 8th ed. Churchill Livingstone, 2014.

3) Meropol SB, et al：Risks and benefits associated with antibiotic use for acute respiratory infections： a cohort study. Ann Fam Med. 2013； 11(2)：165-72.[PMID：23508604]

4) 清田雅智：プライマリケア・マスターコース・症状別診療ガイド：「不明を解明！ 不明熱のココを診る」(1)不明熱を語る前に－そもそも体温の異常と正常の区別はできていますか？. 医事新報. 2012；(4618)：38-41.

5) Tomii K, et al：Minimal use of antibiotics for acute respiratory tract infections：validity and patient satisfaction. Intern Med. 2007；46(6)：267-72.[PMID：17379992]

6) Ebell MH, et al：How long does a cough last? Comparing patients' expectations with data from a systematic review of the literature. Ann Fam Med. 2013；11(1)：5-13.[PMID：23319500]

7) Hemilä H, et al：Zinc Acetate Lozenges May Improve the Recovery Rate of Common Cold Patients：An Individual Patient Data Meta-Analysis. Open Forum Infect Dis. 2017；4(2)：ofx059.[PMID：28480298]

8) Singh M, et al：Zinc for the common cold. Cochrane Database Syst Rev. 2013；(6)：CD001364.[PMID：23775705]

9) Office of Dietary Supplements NIoH：Dietary Supplement Fact Sheet：Zinc. [http://ods.

9 気道症状有り せき，はな，のど型（普通感冒）

od.nih.gov/factsheets/Zinc-HealthProfessional/]

10) Josling P : Preventing the common cold with a garlic supplement : a double-blind, placebo-controlled survey. Adv Ther. 2001 ; 18(4) : 189-93.[PMID : 11697022]

11) Hemilä H, et al : Vitamin C for preventing and treating the common cold. Cochrane Database Syst Rev. 2013 ; (1) : CD000980.[PMID : 23440782]

12) Office of Dietary Supplements NIoH : Dietary Supplement Fact Sheet : Vitamin C. [http://ods.od.nih.gov/factsheets/VitaminC-HealthProfessional/]

13) Martineau AR, et al : Vitamin D supplementation to prevent acute respiratory tract infections : systematic review and meta-analysis of individual participant data. BMJ. 2017 ; 356 : i6583.[PMID : 28202713]

14) Satomura K, et al : Prevention of upper respiratory tract infections by gargling : a randomized trial. Am J Prev Med. 2005 ; 29(4) : 302-7.[PMID : 16242593]

Column 漢方薬のevidence-based medicine (EBM)

　筆者はかぜ診療のかなりの割合で漢方薬を処方します。かぜの症状を和らげるには，西洋薬よりも漢方薬のほうが，あるいは西洋薬に漢方薬を併用すると効果が高いことがあると経験的に実感しているからです。

　"経験的に実感"という表現に抵抗を感じる読者もおられることでしょう。また，西洋医薬に比べると漢方薬の良質なエビデンス，とりわけ良くデザインされたランダム化比較試験（RCT）は非常に数が少ないのは事実です。

　このコラムでは，漢方のエビデンスとその使用について考察します。

漢方のエビデンスの現状は？

　漢方の臨床研究自体はRCTも含めて日本でも種々行われています。日本東洋医学会のウェブサイトには，同学会が確認した臨床研究の構造化抄録が随時公開されています[1]。しかし各々の抄録編集コメントを見る限りでは，いずれの研究の質も高いとは言い難いです。筆者も，それらの研究結果を直接臨床に適用できるものは乏しいと考えます。

　漢方医学発祥の地である中国では，日本よりもはるかに多数の漢方RCTが実施されています。しかし，中国発の漢方RCT 7,000件以上を検討したあるレビューによると，大半の質が低かったと結論づけられています[2]。「漢方薬に（良質な）エビデンスは乏しい」という批判を耳にすることがありますが，ごもっともと言わざるをえません。

52 I章 成人の"かぜ"のみかた

かぜに対する漢方薬に限定しても，良質なエビデンスは非常に少ないです。コクランレビュー[3]ではかぜと漢方薬についての17のRCTを収集し，うち15で強いバイアスが働いた恐れがあると評価しています。全体的な結論としても「エビデンスが不十分なために，かぜにいかなる漢方薬も推奨することはできない」と辛辣です。

漢方の良質なエビデンスはなぜ生まれにくい？

では，なぜ漢方薬の良質なエビデンスは乏しいのでしょうか？　文献に多少の私見も交えてその理由を整理すると以下のようにまとめられます[4-6]。

理由① 標準化の遅れ

漢方医学は数千年の歴史の中で，理論，診断体系，治療体系がアジア各地で多様に発達・発展してきたため，現代的な標準化が遅れている（特に日本において）。臨床研究においては症例組み入れ・除外基準や，治療効果判定基準の厳密な設定が必要であるが，漢方の研究ではそれらの基準もあいまいに設定されがちである。すなわち，その結果の妥当性・信頼性も低くなる。

理由② 診断体系・疾患概念における西洋医学との違い

西洋医学的な分類での疾患・病態を研究対象にする場合に，漢方医学とのズレが生じ，結果的に漢方薬の良い適応とはいえない西洋医学病態も研究に組み入れられる可能性がある。

理由③ プラセボ作成の困難さ

本来の剤形は生薬とその加工品であり，昨今はエキス製剤も普及しているが，いずれもプラセボ作成が困難である（一部エキス剤でのみプラセボが開発されている）。

理由④ 臨床研究と相容れない

漢方医学では診断・治療ともに個別化・細分化に重きを置いている。一方，西洋医学の臨床研究は，平均化による群間の差異の検出に重きを置く。そのため漢方医学は臨床研究と本質的に相容れない面がある。

これら4つの要素が，良質な漢方のエビデンスが生まれにくい素地となってきました。なお，①については，中国では共産党政権下で標準化が進められ，"中医学"と称される体系に集約されています[7]。この中医学に則って多

9 気道症状有り せき，はな，のど型（普通感冒）　**53**

量の臨床研究が実施されていますが，その質については先述の通りです[2]。

昨今ではこれらを克服しつつ良質なRCTを行うための手法も提言されており，今後に期待したいところです[4]。

葛根湯のランダム化比較試験

さて，ここに1編の臨床研究があります。日本で行われた「かぜの初期に葛根湯を服用すると，市販の総合感冒薬を服用した場合に比べてかぜ症状は早期に軽快するか？」というOkabayashiらによるRCTです（全文がJ-STAGEで無料公開）[8]。

この研究では，主として大学の健康管理センターなどが実施施設となり，事前に研究実施を広く呼びかけてかぜ症状を感じたらすぐに来院・来所するよう被験者に促しました。その上で，「のどの症状＋発汗を伴わない悪寒＋体温37.5℃未満の状態で，発症から48時間以内」の男女410名（18〜65歳：平均28歳，男性56%）を，市販の葛根湯エキス投与群（$n = 209$）と市販の総合感冒薬投与群（$n = 198$）にランダム割り付けしました。両群とも市販薬の添付文書に従った常用量を1日3回，最長で4日間服用しています。その上で，せき・はな・のどの各症状の程度を4段階で自己記入する症状日誌を連日作成してもらいました。これを後日回収・集計し，「観察開始からの5日間で各症状が2日連続で悪化した被験者の割合」を主要評価項目（プライマリ・エンドポイント）として評価しています。

結果は，2日連続で悪化した被験者の割合は葛根湯22.6% vs 総合感冒薬25.0%（$P = 0.66$）で，両群に有意差は検出されませんでした。初診時の項背部痛の有無および発症24時間以内の受診でそれぞれ層別化解析しても，やはり有意差は検出されず，両群ともに重大な有害事象は生じませんでした。

この研究の詳細な批判的吟味は本コラムの目的を超えるので割愛しますが，限界を承知しつつおおむね丁寧になされた研究だと筆者は理解しています。

しかし，漢方の視点からは，上述の理由②が有意差のでなかった最も大きな要因ではないかと考えます。すなわち，「葛根湯が良い適応にならず，桂枝湯やその他の漢方が良い適応になるような被験者が一定数含まれていたのでは？」という疑問です。同様のことを研究者たちも論文内で考察しています。

さらに，当科におけるかぜの漢方治療で，葛根湯は使用頻度の高い漢方薬ではなかったというデータを紹介します。発熱・かぜ症状で当科を臨時受診して漢方医の診察を受けた当院職員計70名の調査（1年間）では，葛根湯はわずか6例（8.6％）と多くなく，Ⅰ章⑩で紹介する小青竜湯や麻黄附子細辛湯のほうがより頻用されていました[9]。さらに，葛根湯などの急性期の漢方薬は，症状軽快が得られるまで2～3時間おきに頻回投与し，結果的に添付文書の常用量の2倍以上を使用するのがより本格的な投与法です（本書の本文では安全性を考慮し，このような投与法は紹介していません。しかし筆者の外来では，副作用のリスクの高い高齢者以外には必ず間隔をつめた漢方薬の服用を指導しています。慣れてきたらご自身の裁量で行ってみて下さい）。

この研究ではおそらく倫理的に，そうした投与法は実施できなかったのでしょうが，その点も漢方研究の限界と言えるでしょう。

なお，この研究で対照群がプラセボではなく市販総合感冒薬だった点は，上述の理由③の通りと考察で述べられています。そして，これは筆者の個人的想像の域を出ませんが，上述の理由④も研究結果に影響したかもしれません。

臨床研究では検出しにくい漢方の魅力

理由④でも述べた，漢方における「個別化・細分化」と臨床研究における「平均化」の対比。漢方には，平均化を前提とする臨床研究では検出しにくい"魅力"があります。それは，**「効くときには劇的に効く」という臨床的な実感**です。

かぜに限定しても，咽頭炎における桔梗湯，副鼻腔炎における葛根湯加川芎辛夷，インフルエンザやILIにおける麻黄湯など，1～2日間程度の服用で劇的な奏効感が実感できます。服用したその瞬間に症状軽減を自覚する場合すらあります。

筆者の経験では，漢方を処方した患者さんが後日，わざわざ診療所を訪ねてこられ，「先日の漢方薬がとても良く効いたのでお礼を言いに来ました」「あんなに劇的に効いたのは初めてなんですが，どういう薬だったのですか？」などと言われたことが何度もあります。処方した筆者のほうが驚くほどでした。

万人に常に効くわけではないが，時に確かな手応えでの奏効感がある。そ

⑨ 気道症状有り せき，はな，のど型（普通感冒）　55

れが漢方の魅力と言えるでしょう。野球にたとえれば，「打率は平凡だが，こ
こぞという場面で見事なホームランを放つ魅力的な打者」といったところで
しょうか。

　漢方の臨床研究も，そうした「劇的な奏効」を検出するような研究デザイ
ンで実施すればブレイクスルーが得られるかもしれません。今後に期待しま
しょう。

良質なエビデンスが乏しい中で臨床使用するのもEBM

　「漢方はエビデンスが乏しいから使わない」という意見を耳にすることが
あります。漢方に良質なエビデンスが乏しいというのは確かな事実ですが，
EBMは「エビデンスがない薬は使うべきではない」とは主張していません。

　EBMの生みの親とされる故・David L. Sackett先生も，「EBMの実践と
は，臨床医個人の臨床技能を，入手可能な最良のエビデンスと統合すること
である。ここでいう臨床技能とは，個々の臨床医が臨床経験と臨床実践を通
じて得た熟練さと判断力のことである」（原文：The practice of evidence
based medicine means integrating individual clinical expertise
with the best available external clinical evidence from systematic
research. By individual clinical expertise we mean the proficiency
and judgment that individual clinicians acquire through clinical
experience and clinical practice.）と明言しています[10]。

　漢方のエビデンスは良質なものが乏しいとはいえ，それが現状の"最良"
ということになります。そこに「漢方は上手に選べば劇的に効くことがある」
という経験に基づく臨床技能を統合し，適切な判断のもとに漢方薬を処方す
ることは，歴としたEBMの実践なのです。

インフルエンザ診療における漢方薬の位置づけ

　岩田は，現在のインフルエンザ診療の問題点として，迅速検査の感度の低
さ（陰性の場合，真の陰性か偽陰性なのか区別できない），抗インフルエンザ
薬のデメリット（副作用，耐性ウイルスの増加，医療コストの増加など）を挙
げ，以前は「症候学的診断」（現象）であったインフルエンザが「検査診断」（実
体）として認識されるようになったことを指摘しています。またインフルエ

56　I章 成人の"かぜ"のみかた

ンザ診療における漢方薬のメリットとして，漢方薬が「現象」たるインフル
エンザ様症状に対して処方が可能であること，抗インフルエンザウイルス薬
の乱用防止につながることなどを述べています。そして，ハイリスクでない
患者が漢方治療を希望する場合や迅速検査が陰性の場合に，漢方薬を治療選
択に取り入れたインフルエンザ診療における意思決定モデルを報告してい
ます[11]（全文がJ-STAGEで無料公開）。このモデルも参考にして，インフル
エンザ診療にも漢方薬を組み込んでもらえたらと思います。

　読者のみなさんが**漢方の"魅力"を体験し，少しずつでも漢方を応用してか
ぜ診療の幅を広げられること**を願っています。

文　献

1) 日本東洋医学会EBM委員会エビデンスレポート/診療ガイドライン・タスクフォース（ER/CPG-TF）：漢方治療エビデンスレポート2013-402のRCT-（EKAT 2013）．日本東洋医学会, 2013(updated 2015. 10.5；cited 2016.5.17)[http://www.jsom.or.jp/medical/ebm/er/index.html]

2) Wang G, et al：The quality of reporting of randomized controlled trials of traditional chinese medicine：a survey of 13 randomly selected journals from mainland China. Clin Ther. 2007；29(7)：1456-67.[PMID:17825697]

3) Wu T, et al：Chinese medicinal herbs for the common cold. Cochrane Database Syst Rev. 2007；(1)：CD004782.[PMID:17253524]

4) Flower A, et al：Guidelines for randomised controlled trials investigating Chinese herbal medicine. J Ethnopharmacol. 2012；140(3)：550-4.[PMID:22210103]

5) Xue CC, et al：Traditional chinese medicine：an update on clinical evidence. J Altern Complement Med. 2010；16(3)：301-12.[PMID:20192915]

6) 渡辺賢治：漢方医学をめぐる最近の動向．医のあゆみ．2012；240(12)：988-90.

7) 東郷俊宏, 他：漢方・韓医学・中医学 その歴史と世界戦略．分子呼吸器病．2013；17(1)：79-82.

8) Okabayashi S, et al：Non-superiority of Kakkonto, a Japanese herbal medicine, to a representative multiple cold medicine with respect to anti-aggravation effects on the common cold：a randomized controlled trial. Intern Med. 2014；53(9)：949-56. [https://www.jstage.jst.go.jp/article/internalmedicine/53/9/53_53.1783/_article]

9) 前田ひろみ, 他：飯塚病院職員の発熱・風邪症状における漢方医学的症候について．日東洋医会誌．2013；64suppl：282.

10) Sackett DL, et al：Evidence based medicine：what it is and what it isn't. BMJ. 1996；312(7023)：71-2.[PMID:8555924]

11) 岩田健太郎, 他：インフルエンザ診療における意思決定モデルの開発現象と治療に立脚した診断方針の試案．日東洋医誌．2013；64(5)：289-302.[https://www.jstage.jst.go.jp/article/kampomed/64/5/64_289/_article/-char/ja]

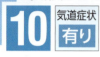 はな型（急性鼻・副鼻腔炎）

症例①：40歳女性

2日前から鼻汁，鼻閉あり。咽頭痛は少しあるが，咳はあまりなく，熱もない。頭が少し重い感じがする。診察では特に異常なし。もともとアレルギー性鼻炎あり。
【診断】急性鼻炎（ウイルス性疑い）
【処方例】

▶ロラタジン（クラリチン®）1回10mgを1日1回内服

症例②：35歳男性

1週間ほど前からかぜをひいている。咳や咽頭痛はよくなったが，鼻閉，鼻汁の症状が増悪してきた。発熱，頭痛なし。副鼻腔に圧痛なし。
【診断】急性副鼻腔炎（ウイルス性，細菌性どちらかはっきりしない）
【処方例】

▶モメタゾン（ナゾネックス®点鼻液）各鼻腔に2噴霧ずつ1日1回

症例③：29歳女性

1週間ほど前からかぜをひいている。いったん症状は少し軽快したと思ったが，受診3日前の夜から倦怠感を覚え，熱を測ると38.5℃あった。翌朝39.2℃まで上昇したので，近医を受診した。インフルエンザ迅速検査陰性で，セフカペン/ピボキシル100mg×3，咳止め，抗アレルギー薬，解熱剤を処方された。解熱剤を飲むと一時的に熱は下がるが，数時間するとまた熱が上がることを繰り返したので，内科外来を受診した。
受診時体温38℃で前頭部の痛みがあり，うつむくと頭痛が増悪する。鼻汁がある。寒気あり。咳，咽頭痛はなし。診察では右前額部に圧痛あり。
【診断】急性副鼻腔炎（細菌性疑い）
【処方例】

▶アモキシシリン（サワシリン®，パセトシン®など）1回500mgを1日3回内服，5～7日間

▶モメタゾン（ナゾネックス®点鼻液）各鼻腔に2噴霧ずつ1日1回

▶ アセトアミノフェン（カロナール®など）1回400～500mg（頓服：1日4回まで）
3日以内に軽快しなければ再受診を指示

病型の説明と診断のポイント

　くしゃみ，鼻水，鼻閉が主症状のタイプです。発熱の有無は問いません。副鼻腔炎はほとんどの場合，鼻腔内の炎症も伴っていること，鼻炎症状が先行することから最近では副鼻腔炎（sinusitis）の代わりに鼻副鼻腔炎（rhinosinusitis）と呼ばれることが多いようです[1]。副鼻腔炎のほうが人口に膾炙しているので，本書では主に「副鼻腔炎」と記載しています。

　鼻水が黄色ければ細菌性だろうとよく誤解されていますが，ウイルス性でも黄色い鼻水になります。図1は筆者がかぜをひいたときの黄色い鼻水をグラム染色したものです（鼻水の肉眼的写真も撮りましたが掲載するのは自粛しました）。好中球はたくさんいますが，細菌は全然見えません。

　細菌性副鼻腔炎の診断のキーワードは"double sickening"，つまり症状が二峰性に悪化することです。すなわち，上気道炎にかかっていったん少しよくなって7～10日後に再び悪化してくるというパターンで，症例②や③のような経過です。大雑把に言うと，ウイルス感染で粘膜が腫れて鼻汁の流れが悪くなり，細菌が繁殖するようなイメージです。また，細菌性副鼻腔炎の診断ツールとして表1[2]のようなものもあります。

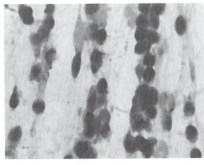

図1　筆者の黄色い鼻水をグラム染色したもの
　　➡カラー口絵

表1　細菌性副鼻腔炎の診断ツール

片側優位の膿性鼻汁	1点
片側優位の局所的な痛み	1点
両側の膿性鼻汁	1点
鼻腔内に膿が貯留	1点

点数	LR（95%CI）
3点以上	7.0（3.9～12.8）
2点	1.3（0.6～2.9）
1点	0.1（0.03～0.4）
0点	0.03（0.004～0.2）

LR（尤度比）は筆者が計算
（Bergルール，文献2より作成）

| Point | 細菌性副鼻腔炎：
➡急性鼻炎症状が7～10日間以上続く
➡上気道感染症後に症状がいったん軽快してから悪化する（二峰性の悪化）
➡膿性鼻汁，鼻閉，顔面痛／圧迫感→主要三徴候

次に副鼻腔炎の診断について画像検査はどうでしょうか？

メタ分析の結果では，副鼻腔の穿刺をゴールドスタンダードとして，副鼻腔X線での透過性の完全な低下所見，またはair-fluid levelの存在は感度73％，特異度80％だったということで，症状による診断（表1）よりも優れているとは言えません[3]。CTやMRIは副鼻腔内の液貯留を検出する感度が高いと言われますが，症状がなくてもこうした変化はみられるため，特異度は低くなります。また，CTやMRIで液貯留があっても細菌が見えるわけではないので，それがウイルス性か細菌性かの区別は画像検査ではできません。つまり，画像検査は非特異的になりがちですから，普通の副鼻腔炎の診断には不要なことがほとんどです。

例外的に副鼻腔炎で画像検査を考えるべきなのは，以下の2つの場合です。

➡免疫不全で特殊な原因微生物（緑膿菌や真菌）を考えるとき
➡副鼻腔外への進展を疑うとき

見逃したくないもの

このタイプも「せき，はな，のど型（普通感冒）」と同様に，見逃してはいけない病態が隠れていることはほとんどありません。普通感冒もそうですが，鼻汁がダラダラと出ている状態であればちょっと安心という感じです。

副鼻腔の圧痛があって，副鼻腔炎は間違いなさそうなのだけれど，鼻炎症状を伴わない場合は，歯性上顎洞炎を考えます。これを疑った場合には，う蝕の有無を確認して，歯科受診を勧めます。

治療の考え方：抗菌薬を使うべき病態，使わなくてもよい病態

抗微生物薬適正使用の手引き 第1版より[4]

➡ 成人では，軽症*の急性鼻副鼻腔炎に対しては，抗菌薬投与を行わないことを推奨する

➡ 成人では，中等症または重症*の急性鼻副鼻腔炎に対してのみ，以下の抗菌薬投与を検討することを推奨する

*重症度については**表2**[5, 6)]を参照

表2　急性鼻副鼻腔炎の重症度分類

		なし	軽度・少量	中等以上
臨床症状	鼻漏	0	1	2
	顔面痛・前頭部痛	0	1	2
鼻腔所見	鼻汁・後鼻漏	0（漿液性）	2（粘膿性／少量）	4（粘液性／中等量以上）

軽症：1〜3点，中等症：4〜6点，重症：7〜8点　　　　　　　　　　（文献5，6より作成）

　このタイプも軽症例では原則的に抗菌薬は不要な病態です。こんなことを書くと耳鼻科の先生のお怒りを買うかもしれませんが，急性副鼻腔炎のほとんどは抗菌薬なしで治ります。

　急性副鼻腔炎の議論はかみ合わないことが少なくありません。研修医に「副鼻腔炎には基本的に抗菌薬は不要ですよ」と教えていると「なんてことを教えるんだ！　抗菌薬を投与せず難治性になったらどうするんだ！」というお叱りを耳鼻科の先生から受けたこともあります。

　これはどちらかが間違いというよりは診ている患者さんの層の違いによるのではないかと思います。前提として，急性上気道感染症のうち，急性細菌性鼻副鼻腔炎を合併するのは2％未満と報告されています[7, 8)]。そして細菌性のものでも抗菌薬なしで治ってしまうものがありますが，その中でこじれて難治性になるものがわずかながらあります。当然，このこじれた患者さんは耳鼻科の専門医のところへ行かれるわけで，相対的に耳鼻科の先生のところへは治りにくい，症状の重い患者さんが集まります。ちょうど**図2**のような関係にあって，耳鼻科の先生方はピラミッドの上のほうの患者さんを診る機会が多く，筆者のような一般医はピラミッドの下のほうの患者さんを診

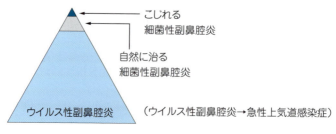

図2 副鼻腔炎の頻度のイメージ

る機会が多いので前述のような乖離を生じます。

細菌性副鼻腔炎がこじれると厄介ですが，だからと言って細菌性を疑わない軽症例の患者さんすべてに抗菌薬を投与することが妥当とは言えません。コクランレビューでは鼻炎症状が10日未満の鼻炎では，鼻汁が膿性であるか否かを問わず抗菌薬の効果はプラセボよりも優れているとは言えず，副作用の発生は1.46倍になるという結果でした[9]。抗菌薬を投与しても合併症を予防できるわけではないので，ルーチンに抗菌薬を投与していると合併症を起こした際に，先に投与していた抗菌薬に対する耐性菌が悪さをしてきて，治療がしにくくなるかもしれません。

実際，日本鼻科学会のガイドラインでも軽症の急性副鼻腔炎に対しては「抗菌薬非投与のうえ，自然経過を観察することが推奨される」としています[5]。症例①のような場合にはまず抗菌薬は不要です。

細菌性でも抗菌薬なしで治るものがあると書きました。実は症例②は筆者が感冒後に副鼻腔炎になったときのものです。このときは図1のときよりも膿性の鼻汁が出てきたので，グラム染色をしてみました（図3）。好中球がたくさん見え，おそらく肺炎球菌と思われるグラム陽性球菌が散見されます。しっかりと鼻をかんで

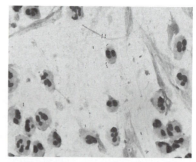

図3 膿性鼻汁のグラム染色
➡カラー口絵

いたら抗菌薬なしで翌日には症状は軽快していました。副鼻腔は本来無菌ではないので，ドレナージがよければ自然によくなることもあるのです。コクランレビューによれば，細菌性が疑わしい場合は，抗菌薬を投与したほうが投与しないよりも早く治癒しますが，その効果は限定的なので，抗菌薬の副作用と天秤にかけて判断すべきです（表3）。中等症以上で，画像で確認された副鼻腔炎がある患者に対する抗菌薬は恩恵がありそうですが，少なくとも軽症の急性副鼻腔炎では正味の利益はほとんどないでしょう[10]。症例③のように，内科を受診する急性副鼻腔炎の患者さんの多くは鼻汁や鼻閉ではなく，発熱や頭痛を主訴に来院されます。鼻の症状に関する訴えが乏しいので，発熱と強い頭痛をみるとまるで髄膜炎のように思えることがありますが，前額洞や上顎洞に圧痛があったり，下を向くと痛みが増強したりするのは副鼻腔炎の特徴です。最近かぜをひいていたという"double sickening"の病歴がとれればまず間違いないと言えます。

表3　成人の急性副鼻腔炎への抗菌薬とプラセボの効果の比較

アウトカム	リスクの比較（95%信頼区間）		相対リスク（95%信頼区間）	NNTBまたはNNTH
	プラセボ	抗菌薬		
臨床的に診断された急性副鼻腔炎の治癒	100人中55人	100人中60人（55～65）	オッズ比1.25（1.02～1.54）	NNTB 19（10～205）
X線で診断された急性副鼻腔炎の治癒	100人中51人	100人中62人（52～72）	オッズ比1.57（1.03～2.39）	NNTB 10（5～136）
CTで診断された急性副鼻腔炎の治癒	100人中11人	100人中39人（18～64）	オッズ比4.89（1.75～13.72）	NNTB 4（2～15）
副反応（主に消化器症状）	100人中15人	100人中28人（24～33）	オッズ比2.21（1.74～2.82）	NNTH 8（6～12）

NNTB：number needed to treat for an additional beneficial outcome, NNTH：number needed to treat for an additional harmful outcome

（文献10より作成）

具体的な処方例

抗菌薬

▶アモキシシリン（サワシリン®，パセトシン®など）1回500mgを1日3回内服，5〜7日間

または

▶アモキシシリン/クラブラン酸（オーグメンチン®配合錠250RS）1錠（375mg）＋アモキシシリン1錠（250mg）を1日3回内服，5〜7日間

βラクタム系抗菌薬にアレルギーがある場合は，

▶レボフロキサシン（クラビット®）1回500mgを1日1回内服，5〜7日間

症例③は急性細菌性副鼻腔炎にしては症状の持続期間は短めですが，片側性の痛みが強く，抗菌薬の適応になります（表1）。この場合の第一選択薬はアモキシシリンまたはアモキシシリン/クラブラン酸です[4, 5]。経口第3世代セファロスポリンは腸管からの吸収が悪く，筆者は勧めません（「 Column 本当は怖い"かぜ"に対する『念のため』の経口βラクタム剤」➡p.72）。

アモキシシリンとアモキシシリン/クラブラン酸を比べると後者のほうが有効性は少し高く，米国のガイドラインでは後者が第一選択薬として推奨されています[11]。筆者は副鼻腔炎のようにすぐに命に関わるような疾患ではない場合，まずスペクトラムの狭い抗菌薬で治療を開始して反応が悪ければ広げるというアプローチを好むので，よほど重症でなければアモキシシリンで治療を開始します。この場合3日ほどたってから再受診してもらい，改善がなければ抗菌薬の変更を検討します。

治療期間は以前のガイドラインでは10〜14日間が推奨されていましたが，最近のガイドラインでは5〜7日間と短期間でも有効性に差はないということで，成人では短期間の治療が勧められています（小児では10〜14日間が推奨されています）[11, 12]。ただし，難治例ではもっと長期間の治療が必要になることがあります。

I章 成人の"かぜ"のみかた

発熱，痛みに対して

▶ アセトアミノフェン（カロナール®など）1回400〜500mg（頓服：1日4回まで）

鼻汁，鼻閉に対して

▶ ロラタジン（クラリチン®）1回10mgを1日1回内服（もともとアレルギー性鼻炎がある場合）

▶ モメタゾン（ナゾネックス®点鼻液）各鼻腔に2噴霧ずつ1日1回（ただし，保険適用は「アレルギー性鼻炎」のみ）

　急性副鼻腔炎の治療および症状のコントロールで大切なのは，いかに粘膜の腫れをとるかです。粘膜の腫れがとれて鼻汁のドレナージが良好になればそれだけでも治りやすくなり，自覚症状も軽減します。

　症例③でセフカペン／ピボキシルを投与されながらも軽快しなかったのは，抗菌薬の吸収がよくなかったことと粘膜腫脹の改善の治療がなかったためだと考えられます。急性副鼻腔炎の際にはステロイドの点鼻薬が推奨されています[11, 13]。特にアレルギー性鼻炎の素因のある人にはよい適応です。

　経口抗ヒスタミン薬はルーチンの使用は勧められません[14]。鼻粘膜を乾燥させて鼻閉を悪化させる懸念もあります。しかし，もともとアレルギー性鼻炎のある人の急性副鼻腔炎ではロラタジンが症状改善に多少有効な可能性があります[15]。

　うっ血除去薬の点鼻薬は一時的に鼻閉を軽減させる効果はあるようですが，副鼻腔へは薬剤が到達せず副鼻腔粘膜の腫脹改善には効果がないようです。逆にリバウンド反応により症状や炎症を悪化させる懸念があるため，急性副鼻腔炎の治療には使わないほうがよさそうです。どうしても使用する場合は3日以内の使用にとどめましょう[5, 11]。

説明を「処方」する

説明例[4, 16]

あなたの「かぜ」は鼻の症状が強い「急性副鼻腔炎」のようですが，今のところ

ネガティブな説明：抗生物質（抗菌薬）が必要な状態ではなさそうです。抗生物質により吐き気や下痢，アレルギーなどの副作用が起こることもあり，**ポジティブな推奨**：抗生物質使用の利点が少なく，利点よりも副作用のリスクが上回ることから，今の状態だと使わないほうがよいと思います。症状を和らげるようなお薬をお出ししておきます。

適切な情報提供：一般的には最初の2〜3日が症状のピークで，あとは7〜10日かけてだんだんと良くなっていくと思います。

再診についての具体的な指示：今後，目の下やおでこ辺りの痛みが強くなってきたり，高熱が出てきたり，いったん治まりかけた症状が再度悪化するような場合は，抗生物質の必要性を考えないといけないので，そのときはまた受診して下さい。

漢方薬で対処するなら

　はな型のかぜには，漢方は葛根湯加川芎辛夷，辛夷清肺湯，小青竜湯，麻黄附子細辛湯の4剤が頻用されます。西洋薬よりも細かい使い分けがあり，より"痒いところに手が届く"感じです（**表4**）。

表4　はな型のかぜの漢方

	鼻症状	その他
葛根湯加川芎辛夷	鼻閉感	前頭部の重苦感 項背部のこわばり
辛夷清肺湯	鼻閉・膿性鼻汁	副鼻腔の圧痛
小青竜湯	水様鼻汁	咳嗽・水様喀痰
麻黄附子細辛湯	水様鼻汁	冷え・倦怠感

葛根湯加川芎辛夷（かっこんとう・か・せんきゅう・しんい）

　副鼻腔炎型の急性期で第一選択となります。**鼻閉感が強く（鼻汁は水様・膿性のいずれでも可），顔面や前頭部の重苦感を伴う場合**に良い適応です。同時に発熱があっても構いません。鼻症状に加え，後頸部から僧帽筋縁にかけての痛みや凝り（項背部痛）を伴う場合も良い適応です。項背部痛はこちらから問診して初めて「ああ，そう言えばあります」と言われるケースが多いで

66　**I章** 成人の"かぜ"のみかた

す。名前の通り葛根湯と，主に鼻症状を狙った川芎と辛夷という生薬が加わっています。そのため葛根湯の適応時と同じく，項背部痛があることが良い参考になるのです。

こうした症状に葛根湯加川芎辛夷を処方すると1～数日で軽快感が得られます。西洋医学での対症療法よりも早期に症状緩和することがしばしばあり，患者さんに喜ばれるでしょう。

▶葛根湯加川芎辛夷　常用量（メーカーにより異なる）1日3回毎食間または毎食前，数日間

辛夷清肺湯（しんい・せいはいとう）

強い鼻閉があり，膿性粘稠の鼻汁が主体の場合に良い適応となります。**一般に，鼻副鼻腔炎型で数日以上遷延すると鼻閉，膿性鼻汁の状態に移行します。**粘調度の高い鼻汁で副鼻腔の圧痛もあるような炎症が強い場合に良い適応です。このときに辛夷清肺湯を服用すると，鼻閉が改善され膿性鼻汁も排出されやすくなる（鼻をかみやすくなる）印象です。適応があるならステロイド点鼻も併用すればより効果は実感されやすいでしょう。

もちろんdouble sickeningで細菌感染が疑われる場合は，抗菌薬の適応をよく検討して下さい。抗菌薬と漢方薬の相互作用は臨床研究としては十分調べられていないのが実情ですが，経験上は併用が原因での明らかな有害事象はみられないようです。筆者は必要があれば抗菌薬と漢方薬の併用を行っています。

▶辛夷清肺湯　常用量（メーカーにより異なる）1日3回毎食間または毎食前，数日間

小青竜湯（しょうせいりゅうとう）

アレルギー性鼻炎の漢方薬として有名ですが，**透明水様鼻汁がたらたら垂れるかぜ（急性鼻炎）**にも良い適応となります。「水っ洟がたらたら垂れて寒気があるが，熱はない」という訴えのかぜは比較的よく遭遇します。**漢方では水様鼻汁を，体の内部が冷えて溜まった水分が溢れ出している状態と考えます。**そのため小青竜湯は，麻黄湯や葛根湯などと同じ発汗作用に加え，身体を温

める作用や鎮咳去痰作用があり，悪寒，水様鼻汁・喀痰，咳嗽に対応できる
バランスの良い配合になっています。「今朝から鼻水が出はじめました」とい
うような発症直後のかぜから，水様鼻汁が数日間持続している場合にも適応
になります。色白で普段から浮腫みやすい人がかぜをひいた場合，小青竜湯
の適応になることが多いです。

▶小青竜湯　常用量（メーカーにより異なる）1日3回毎食間または毎食前，数日間

麻黄附子細辛湯（まおう・ぶし・さいしんとう）

　小青竜湯と同じく，水様鼻汁があるかぜに対して選択されます。麻黄湯，
葛根湯，桂枝湯には，悪寒と同時かそのあとに顔面紅潮，体熱感などを伴い
ますが，小青竜湯や麻黄附子細辛湯にはそれらの症状は目立ちません。小青
竜湯は体の内部の冷えによる水様鼻汁が特徴でしたが，麻黄附子細辛湯では
さらに冷えの程度が強くなります。**悪寒というより体や手足の冷えを自覚し，
横になりたいほどの倦怠感があること**が特徴です。発熱はあっても微熱程度
で，咽頭痛もチクチクとするくらいです。また，四肢を触ると冷感があること
が多いです。漢方ではこれらを，闘病反応が乏しく「負け戦」のようになり，
治癒に必要な温熱産生ができない「冷え」がある状態として，体を強力に温
める作用のある麻黄附子細辛湯の適応と考えます。高齢者に限らず，基礎疾
患がある人，もともと冷え性の人，疲労が蓄積している人などがかぜをひい
た場合に発症しやすいようです。こうした方に麻黄附子細辛湯を処方すると
「体が温まって楽になった」「水っ洟が止まった」と喜ばれることが多いです。

　なお，喜ぶとともに「もっとたくさん処方してほしい，ちょっとかぜをひ
いたらすぐ飲みたい」と希望される方をよく経験します。しかし，麻黄附子
細辛湯に含まれる麻黄はエフェドリンが主成分です。数日間の短期服用なら
問題になりませんが，特に高齢者では漫然と長期処方することは望ましくあ
りません。また，事前処方は保険診療上も不適切ですので，このようなご希
望に対して筆者は，高齢者の健康管理の観点からも「かぜをひいたら我慢せ
ずその都度受診して下さい」と説明するようにしています。

　また，アレルギー性鼻炎で小青竜湯を投与しても水様鼻汁のコントロール

68　**I章** 成人の"かぜ"のみかた

がいまひとつといった症例に対して，麻黄附子細辛湯に変更するとうまくいくことが多いです。

▶麻黄附子細辛湯　常用量（メーカーにより異なる）1日3回毎食間または毎食前，数日間

文　献

1) Meltzer EO, et al：Rhinosinusitis：establishing definitions for clinical research and patient care. J Allergy Clin Immunol. 2004；114(6 Suppl)：155-212.[PMID：15577865]

2) Berg O, et al：Analysis of symptoms and clinical signs in the maxillary sinus empyema. Acta Otolaryngol. 1988；105(3-4)：343-9.[PMID：3389120]

3) Engels EA, et al：Meta-analysis of diagnostic tests for acute sinusitis. J Clin Epidemiol. 2000；53(8)：852-62.[PMID：10942869]

4) 厚生労働省健康局結核感染症課：抗微生物薬適正使用の手引き. 第1版. 2017.[https://www.mhlw.go.jp/file/06-Seisakujouhou-10900000-Kenkoukyoku/0000166612.pdf]

5) 日本鼻科学会：急性鼻副鼻腔炎診療ガイドライン. 日鼻科会誌. 2010；49(2)：49-104.

6) Yamanaka N, et al：Practical guideline for management of acute rhinosinusitis in Japan. Auris Nasus Largnx. 2015；42(1)：1-7.[PMID：25043678]

7) Berg O, et al：Occurrence of asymptomatic sinusitis in common cold and other acute ENT-infections. Rhinology. 1986；24(3)：223-5.[PMID：3775189]

8) Dingle JH, et al：Illness in the Home：A Study of 25,000 Illnesses in a Group of Cleveland Families. Western Reserve Univ Pr, 1964.

9) Kenealy T, et al：Antibiotics for the common cold and acute purulent rhinitis. Cochrane Database Syst Rev. 2013；(6)：CD000247.[PMID：23733381]

10) Lemiengre MB, et al：Antibiotics for acute rhinosinusitis in adults. Cochrane Database Syst Rev. 2018；9：CD006089.[PMID：30198548]

11) Chow AW, et al：IDSA clinical practice guideline for acute bacterial rhinosinusitis in children and adults. Clin Infect Dis. 2012；54(8)：e72-e112.[PMID：22438350]

12) Falagas ME, et al：Effectiveness and safety of short vs. long duration of antibiotic therapy for acute bacterial sinusitis：a meta-analysis of randomized trials. Br J Clin Pharmacol. 2009；67(2)：161-71.[PMID：19154447]

13) Zalmanovici A, et al：Intranasal steroids for acute sinusitis. Cochrane Database Syst Rev. 2009；(4)：CD005149.[PMID：19821340]

14) Rosenfeld RM, et al：Clinical practice guideline(update)：adult sinusitis. Otolaryngol Head Neck Surg. 2015；152(2 Suppl)：S1-S39.[PMID：25832968]

15) Braun JJ, et al：Adjunct effect of loratadine in the treatment of acute sinusitis in patients with allergic rhinitis. Allergy. 1997；52(6)：650-5.[PMID：9226059]

16) 山本舜悟：かぜ診療ブラッシュアップコース テキスト第1.1版. 2018.

Advanced Lecture　アモキシシリン／クラブラン酸製剤にアモキシシリンを足す理由

国内で販売されている成人用アモキシシリン／クラブラン酸製剤（オーグメンチン®）は250mgのアモキシシリンと125mgのクラブラン酸からな

り，配合比は2：1です。

海外では4：1や6：1，16：1の配合比のものが販売されています。十分な抗菌力を発揮するためにはアモキシシリンの量を増やしたいのですが，クラブラン酸を増やすと下痢を起こしやすくなると言われるため，配合比を上げていくのです。

日本の製剤はアモキシシリンの配合比が少なすぎるため，苦肉の策としてアモキシシリン／クラブラン酸製剤にアモキシシリン単独製剤を組み合わせて使用することがあります。

オーグメンチン®：375mg（250mgアモキシシリン／125mgクラブラン酸）とサワシリン®（250mgアモキシシリン）を1回1錠ずつ投与することにより，アモキシシリン：クラブラン酸を4：1の配合比で投与できることになります。

ちなみに小児用製剤のクラバモックス®はアモキシシリン：クラブラン酸が14：1の配合比になっています。

Column ①筆者のしくじり「副鼻腔炎だと思ったら……」

筆者が研修医だった頃，救急外来で当直をしていると，前頭部痛を訴える中年男性が受診しました。症状は前頭部に限局していて副鼻腔炎だろうかと思いましたが，鼻炎の症状がまったくありません。不思議に思いながらほかに鑑別診断を思いつかず，副鼻腔炎としての処方を行い，翌日の耳鼻科受診を勧めました。

翌日，昨日の患者さんはどうなったかなとカルテをチェックすると，耳鼻科には受診しておらず，皮膚科に受診していました。帰宅後前額部に帯状疱疹が出たということでした。

このように帯状疱疹は皮疹に先行して痛みだけで発症することがあります。皮疹の出現が数日遅れることもあるようです。

70 I章 成人の"かぜ"のみかた

Column ②本当は怖い "かぜ" に対する「念のため」のマクロライド

　日本産婦人科医会による「母体安全への提言2011」で，アジスロマイシン投与後に急死した30歳代妊婦の症例が紹介されています。死亡後に，実は以前にとられた心電図でQT延長症候群が指摘されていたことがわかったり，突然死の家族歴があることがわかったりしたそうです。詳細は以下のURLからご確認ください（URL内p.10症例1）。

http://www.jaog.or.jp/all/document/botai_2011.pdf

　2012年にアジスロマイシンは心血管死のリスクをほかの抗菌薬よりも上昇させる可能性が報告されました（ハザード比2.49；95％信頼区間1.38〜4.50；$P=0.002$）[1]。もともとの心血管リスクによって幅がありますが，アジスロマイシン1コースの処方によってアモキシシリンと比べて4,082〜111,111人に1人，心血管死のリスクを増加させるというものでした。アジスロマイシンのQT延長による催不整脈作用によるものではないかと推測されています。

　これを受けて米国のFDAは注意喚起を出しています。もともとQT延長のある患者への処方やほかにQT延長の作用のある薬剤との併用は避けることが望ましく，低カリウム血症や低マグネシウム血症，徐脈もリスクになるようです。

　この後，18〜64歳の健康な人については心血管死のリスクを上げないという報告も出ていますが[2]，死亡のリスクについての話題ですから，「リスクがないこと」の証明は慎重にしたほうがよいと思います（もっともどちらの報告も傾向スコアという最近流行りの解析方法を用いていて，少し解釈に注意が必要かもしれませんが，それはまた別の話ということで本書では触れません）。

　「アジスロマイシンがダメならクラリスロマイシンでいいんじゃないか？」と思われる方がいらっしゃるかもしれません。残念ながらクラリスロマイシンについても，COPD急性増悪時の使用で，総死亡率は変わりなかったものの心血管イベントを増加させたという報告があります（補正ハザード比1.52，95％信頼区間1.02〜2.26）[3]。

10 気道症状有り　はな型（急性鼻・副鼻腔炎）　　**71**

国内ではマクロライドは副作用が少ない薬と思われているのか，抗炎症作用など抗菌作用以外の働きを期待されているのかわかりませんが，咳止め，鼻水止め，去痰薬，果てはお守り代わりのごとく処方されているのを目にします。しかし，決して副作用がない薬ではありません。稀ながら致死的な副作用があることは知っておく必要があります。

少なくとも，もともとQT延長症候群のあるとわかっている人には，マクロライドでなければ治療できない感染症でない限り使いたくはないと筆者は思います。

そうは言っても筆者自身，マクロライドやキノロン（キノロンにもQT延長の副作用があります）を処方するときにQT延長症候群の有無を確認しているかというとしていませんでした（これからはしないといけませんね）。また，この症例では「実は」QT延長があったということが判明していますが，実際には検査を受けていなくて知らない人も大勢いることでしょう。問診だけでは限界がありますが，かといってマクロライドやキノロンを処方する前に全例心電図をとるというのも現実的ではない（？）ようにも思います。

冒頭の症例では肺炎ということで，アジスロマイシンの処方は必要だったのでしょう。それが絶対に必要な状況であれば，こういったリスクを覚悟の上，それでも使うという姿勢が大切なのだろうと思います。

では，"かぜ"に対して「念のため」「何かあったら怖いから」処方される抗菌薬についてはどうでしょうか？ おそらく"かぜ"に対して抗菌薬を処方するお医者さんは患者さんのためを思って処方しているのだろうと思います。しかし，「念のため」「怖いから」「患者さんのためを思って」処方される抗菌薬が実は患者さんを苦しめる結果になっているかもしれないことにも目を向ける必要があるのです。

Column ③本当は怖い"かぜ"に対する「念のため」の経口βラクタム剤

2012年4月にPMDA（医薬品医療機器総合機構）から「ピボキシル基を有する抗菌薬投与による小児等の重篤な低カルニチン血症と低血糖につい

て」の注意喚起が出ています（PMDAからの医薬品適正使用のお願い No.8 2012年4月）。

http://www.pmda.go.jp/files/000143929.pdf

　マクロライドと同様に「何となく怖い」「何かあったら心配」だからと，外来で処方されがちな経口βラクタム剤ですが，特に小児ではセフカペン／ピボキシル（フロモックス®），セフジトレン／ピボキシル（メイアクトMS®），セフテラム／ピボキシル（トミロン®），テビペネム／ピボキシル（オラペネム®）といったピボキシル基を有する抗菌薬の投与により，重篤な低カルニチン血症に伴って低血糖，痙攣，脳症を起こし，後遺症に至った症例が報告されています。決して無害な薬ではないのです。

　加えて，経口第3世代セファロスポリンは腸管からの吸収が悪く，十分な血中濃度を確保できません。各薬剤のバイオアベイラビリティ（投与された薬物がどれくらい全身循環に到達するかの割合のことで腸管からの吸収，肝臓での初回通過効果の影響を受ける）は**表1**の通りです。

表1　経口第3世代セファロスポリンのバイオアベイラビリティ

薬剤名	バイオアベイラビリティ
セフポドキシム／プロキセチル（バナン®）	50%[4]
セフィキシム（セフスパン®）	31%[4]
セフジニル（セフゾン®）	25%[4]
セフジトレン／ピボキシル（メイアクトMS®）	14%[4]
セフカペン／ピボキシル（フロモックス®）	メーカーに問い合わせたが不明（24時間尿中排泄率から推測すると30〜40%）
セフテラム／ピボキシル（トミロン®）	メーカーに問い合わせたが不明

　経口第3世代セファロスポリンは十分な血中濃度を保てず，組織移行性も低いため，乱用により上咽頭の常在細菌叢に選択圧を与え，耐性菌を増加させる可能性が指摘されています[5]。

　「Column 本当は怖い"かぜ"に対する『念のため』のマクロライド」（➡p.71）の項と同じことですが，上気道炎において「怖いから」「念のため」として処方

10 気道症状有り はな型（急性鼻・副鼻腔炎）　**73**

される抗菌薬が患者さんに害をもたらす可能性にも目を向けるべきだと思います。

Column ④上気道感染症にフルオロキノロンを推奨しない理由

本書ではβラクタム剤にアレルギーがある場合を除いて，上気道感染症へのフルオロキノロンの使用を推奨していません。端的に言えば，「もったいない」からです。抗菌薬は人類の限りある資源です。抗菌薬の適応があったとしても上気道感染症のような軽症の病態かつ他に選択肢がたくさんある中で，フルオロキノロンのような広域抗菌薬を使ってしまうのは非常にもったいない話です。

また，近年フルオロキノロンには様々な副作用があることがわかってきました。腱，筋肉，関節，神経，中枢神経系に障害を起こし，永続的になりうる深刻な副作用と関連する可能性があります。このため，2016年5月米国FDAは，急性副鼻腔炎や急性気管支炎，単純性尿路感染症の患者では，副作用のリスクが利益を上回るために，フルオロキノロンの使用は他の選択肢がない場合を除いて避けるように勧告しました[6]。

筆者にとってフルオロキノロンはトランプのジョーカーのようなイメージの薬です。抗菌スペクトラムが広く，肺炎球菌や連鎖球菌，緑膿菌，マイコプラズマやレジオネラ，結核にも活性があり，腸管吸収もよいので，内服治療にも向いています。しかし，いくら使ってもなくならないジョーカーならいざ知らず，残念ながらフルオロキノロンは耐性を誘導しやすく，今日使えば明日使えなくなっているかもしれません。ジョーカーは「ここぞ」というときに使うべく，使わなくてもよいときには使わないのが賢い選択だと思います[7]。

文献

1) Ray WA, et al：Azithromycin and the risk of cardiovascular death. N Engl J Med. 2012；366(20)：1881-90.[PMID:22591294]

2) Svanström H, et al：Use of azithromycin and death from cardiovascular causes. N Engl J Med. 2013；368(18)：1704-12.[PMID:23635050]

3）Schembri S, et al：Cardiovascular events after clarithromycin use in lower respiratory tract infections：analysis of two prospective cohort studies. BMJ. 2013；346：f1235.[PMID：23525864]

4）Grayson ML, et al：Kucers' The Use of Antibiotics. 6th ed, vol 1. CRC Press, 2010, p390−7.

5）生方公子，他：本邦において1998年から2000年の間に分離された*Streptococcus pneumoniae*の分子疫学解析 肺炎球菌等による市中感染症研究会収集株のまとめ．日化療会誌．2003；51（2）：60−70.

6）国立医薬品食品衛生研究所安全情報部：フルオロキノロン系抗菌薬：一部の単純性感染症への使用制限をFDAが勧告．医薬品安全性情報，2016；14（11）：11−3.

7）山本舜悟：あなたも名医！ 侮れない肺炎に立ち向かう31の方法．jmedmook, 2013：28.

I章 成人の"かぜ"のみかた

11 気道症状 有り のど型（急性咽頭・扁桃炎）

症例①：32歳女性

2日前から喉が痛い。熱は37.3℃くらいまで。鼻汁が少しあるが，咳はなし。嚥下痛は少しあるが，食欲はあり，食事と水分は摂取できている。

体温37.2℃，その他バイタルサインは正常。扁桃はやや赤いが，白苔はなし。頸部リンパ節腫脹なし。

【診断】ウイルス性咽頭炎

【処方例】

▶アセトアミノフェン（カロナール®など）1回400〜500mg（頓服：1日4回まで）

症例②：26歳男性

来院当日の午前2時頃に嘔吐した。朝起きると喉が痛く，悪寒戦慄もあった。頭痛と全身の関節痛もある。咳や鼻汁はなし。受診時には吐き気はなく，下痢や腹痛はない。食欲はないが，水分摂取は可能。既往歴，内服薬，アレルギー歴なし。

体温39.4℃，脈拍120回／分，その他のバイタルサインは正常。副鼻腔の圧痛なし。両側扁桃腫大があり，白苔も付着している。両側前頸部リンパ節腫脹，圧痛あり。

【診断】細菌性扁桃炎（溶連菌疑い）

【処方例】

▶アモキシシリン（サワシリン®，パセトシン®など）1回500mgを1日2〜3回内服，10日間

▶アセトアミノフェン（カロナール®など）1回500mg（頓服：1日4回まで）

病型の説明と診断のポイント

喉の痛みを主症状とするタイプです。大半はウイルス性で，細菌性は全体の10％程度（小児では15〜30％）と言われています（**表1**）[1]。

ポイントは「痛いのは本当に喉かどうか」です。頸部への放散痛として「喉の痛み」を訴えて受診することがあり，それは往々にして危険な地雷疾患で

76 I章 成人の"かぜ"のみかた

表1 咽頭炎の原因微生物の頻度

ウイルス	頻度	細菌	頻度
ライノウイルス	20%	A群β溶連菌（GAS）	15〜30%*
コロナウイルス	>5%	C群β溶連菌	5%
アデノウイルス	5%	淋菌	<1%
単純ヘルペスウイルス	4%	ジフテリア菌	<1%
パラインフルエンザウイルス	2%	*Arcanobacterium haemolyticum*	<1%
インフルエンザウイルス	2%	*Chlamydophila pneumoniae*	不明
コクサッキーウイルスA	<1%	*Mycoplasma pneumoniae*	<1%
EBウイルス	<1%		
サイトメガロウイルス	<1%		
HIV	<1%		

*成人ではGASの頻度は10%程度

（文献1より作成）

す。嚥下痛があるかどうか，咽頭炎・扁桃炎の所見があるかどうかを確認する必要があります。嚥下痛があって咽頭が赤く腫れているのであれば「ああ，咽頭炎だな」と少し安心することができます。見逃したくないもののうち，命に関わる（いわゆるkiller sore throat）については項を改めて解説します。

見逃したくないもの

伝染性単核球症様症候群について

発熱，咽頭痛の鑑別診断としては致死的になることはめったにありませんが，EBウイルス（EBV）やサイトメガロウイルス（CMV）による伝染性単核球症（infectious mononucleosis：IM）があります。HIVの急性感染期にも同様の症状をきたすことがあります。A群溶連菌による咽頭炎では前頸部リンパ節が腫れますが，IMでは耳介後部や後頸部リンパ節の腫脹や脾腫が比較的特異性の高い所見です[2]。胸鎖乳突筋よりも後ろのリンパ節が腫れているようなら「IMかな？」と考えます。頸部以外に腋窩や鼠径部のリンパ節もIMでは腫れることがあります（表2）[3]。軟口蓋の点状出血はIMの診断に

表2　IMの診断についての診察所見

		陽性尤度比（95%CI）	陰性尤度比（95%CI）
リンパ節腫脹	後頸部	3.1（1.6〜5.9）	0.69（0.46〜1.0）
	腋窩・鼠径または両者	2.9〜3.0	0.57〜0.81
	前頸部	1.2（0.81〜1.7）	0.78（0.38〜1.6）
	いずれか	1.2〜2.1	0.23〜0.44
脾腫		1.9〜6.6	0.65〜0.94

（文献3より作成）

ついて陽性尤度比5.3（2.1〜13）とIMの可能性が上がる所見という報告[3]もあれば，逆に小児の溶連菌咽頭炎の診断について陽性尤度比2.69（1.92〜3.77）という報告[4]もあるので，IMか溶連菌咽頭炎かの鑑別には用いにくいです。

　「IMかな？」と考えたら白血球の分画を確認します。白血球数のうちリンパ球分画が35%以上あれば，伝染性単核球症の診断に感度90%，特異度100%という報告があり[5]，大雑把に言って好中球優位であれば細菌性らしく，リンパ球優位であればIMらしいと考えることができます（**表3**）[3]。IMを考えた際の原因とその鑑別法を**表4**に，EBウイルスの抗体価の解釈を**図1**[6]，**表5**にまとめました。

表3　IMの診断，白血球分画

		陽性尤度比（95%CI）	陰性尤度比（95%CI）
異型リンパ球	≧40%	50（38〜64）	0.75（0.68〜0.81）
	≧20%	26（9.6〜68）	0.45（0.38〜0.53）
	≧10%	11（2.7〜35）	0.37（0.26〜0.51）
リンパ球50%以上かつ異型リンパ球10%		54（8.4〜189）	0.58（0.39〜0.77）
リンパ球数／白血球数比	>0.50	8.5（2.8〜20）	0.49（0.36〜0.64）
	>0.45	9.3（6.7〜13）	0.38（0.33〜0.43）
	>0.40	5.3（4.2〜6.6）	0.30（0.26〜0.35）
	>0.35	3.0（2.6〜3.5）	0.22（0.18〜0.27）

（文献3より作成）

I章　成人の"かぜ"のみかた

表4 伝染性単核球症様症候群の原因とその鑑別法

- EBウイルス ➡ VCA-IgG抗体, VCA-IgM抗体, EBNAを提出 (結果の解釈は図1, 表5を参照)
- サイトメガロウイルス (CMV): EBウイルスに比べると年齢が高め (30〜40歳代) で, 咽頭炎所見が乏しい. 局所症状が乏しく, 不明熱のような様相を呈することが多い ➡ CMV-IgG抗体, CMV-IgM抗体を提出
- HIV急性感染: 性行為感染症のリスクを確認 ➡ HIV抗体を提出, 感染早期なら抗体が陰性に出る時期 (window period) があるため, 強く疑うならHIV-PCRまで検査
- 風疹: 耳介後部や後頸部リンパ節腫脹, 皮疹 ➡ IgG抗体, IgM抗体, PCR検査
- トキソプラズマ: 高熱になることは少ない. 生肉摂取や猫の排泄物との接触がリスク ➡ IgG抗体, IgM抗体検査

↓
↓ リンパ節腫脹が長引くようなら以下についての生検も考慮
↓ 究極的には生検をしないとわからない
↓

- 菊池病: 血球減少があり, 血液検査だけみると血液疾患やウイルス感染症を考えたくなるが, リンパ節の圧痛を伴う
- 悪性リンパ腫: リンパ節に圧痛を伴うことは少ない

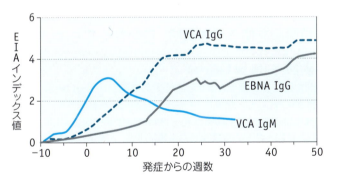

図1 EBウイルス抗体価の推移

(文献6より作成)

表5 EBウイルス抗体価の解釈

	VCA-IgM	VCA-IgG	EBNA-IgG
急性感染	+	+/−	−
過去の感染	−	+	+

Point	細菌性咽頭炎と伝染性単核球症（IM）の鑑別

➡前頸部以外のリンパ節腫脹，脾腫があればIMの可能性が高い

➡白血球の分画をみて，リンパ球増加→IMの可能性が高い

好中球増加→細菌性の可能性が高い

　EBVやCMVは見逃しても自然に治ってしまいますが，　見逃したくないのはHIVです。　筆者もリスクが高そうではない人については，EBVやCMVの検査をして，これらが陰性であればHIVの検査を勧めるというアプローチを以前はとっていました。しかし，HIVの急性感染期には他のウイルスのIgM抗体が同時に上がっていることが多いという国内の学会報告があります（特にCMV–IgMの上昇が多い）[7]。重複感染なのか交差反応なのかわかりませんが，CMV–IgM抗体が陽性だからと言ってHIVの急性感染が否定できるわけではないということになります。最近ではIMを考えたらルーチンで性行為感染症のリスクを確認し，HIV検査を提案するようにしています（「 **AL** sexual historyの聴き方」➡p.103）。

治療の考え方：抗菌薬を使うべき病態，使わなくてもよい病態

抗微生物薬適正使用の手引き 第1版より[8]

➡迅速抗原検査または培養検査でA群β溶血性連鎖球菌（GAS）が検出されていない急性咽頭炎に対しては，抗菌薬投与を行わないことを推奨する

➡迅速抗原検査または培養検査でGASが検出された急性咽頭炎に対して抗菌薬を投与する場合には，以下の抗菌薬投与を検討することを推奨する

咽頭炎では何を目的に治療するか？

　咽頭炎の治療対象にすべき細菌は，A群溶連菌だけというのが定説になっています。A群溶連菌を治療するとして，抗菌薬はなぜ投与するのでしょうか？「そこにバイ菌がいるから」というだけではちょっと寂しいです。抗菌薬が患者さんに何をもたらすのかを考えてみましょう。抗菌薬のメリットは **表6** のように3つが考えられます。

表6 A群溶連菌による咽頭炎に対する抗菌薬投与のメリット

● 合併症の予防
● 周囲への感染拡大の減少
● 症状緩和

溶連菌感染後の合併症として有名なのは，リウマチ熱と急性糸球体腎炎です。このうち急性糸球体腎炎については，抗菌薬では予防できないと言われています[9]。抗菌薬を投与する主な理由は「リウマチ熱の予防」です[10]。

しかし，先進国ではリウマチ熱の発生頻度はかなり少なくなっています。40年以上も前の研究では，抗菌薬のリウマチ熱予防効果のNNTは63でしたが[11]，当時のリウマチ熱の有病率は現在の60倍以上と言われています。単純計算すると，現在の先進国ではNNTが3,000～4,000以上になります。もちろん，抗菌薬を使っているからリウマチ熱の発症率が低いのかもしれませんが，先進国ではリウマチ熱を起こすタイプのA群溶連菌の流行がなくなったからだという説もあります[12]。今日的には，リウマチ熱の予防だけを目的として抗菌薬でA群溶連菌を治療するというのは，妥当性を欠くのではないかというのが筆者の意見です。

では，筆者は溶連菌の咽頭炎に抗菌薬を処方しないかというとそうではありません。合併症の予防目的でも局所の合併症，すなわち扁桃周囲膿瘍の予防には意味があるかもしれません。単なる咽頭痛に対して抗菌薬を処方した場合はNNT＝4,300になります[13]。一方，50～60年前の報告ですが，溶連菌による咽頭炎に限定すればNNTは27になり，これは少し意味がありそうです[11]。

周囲への感染伝播の予防については，溶連菌は治療後24時間で感染性が大幅に減ることが知られています。特にアウトブレイクが起こっている場合は重要になります[11]。

症状緩和については議論のあるところですが，A群溶連菌によるものなら抗菌薬投与で1～2日間罹病期間が短縮すると言われています。おそらくC群溶連菌やG群溶連菌についても同様のことが言えます[14]。

まとめると，溶連菌による咽頭炎の今日的な抗菌薬治療の目標とするところは，症状緩和という意味合いが強くなっていて，もしかしたら膿瘍性病変の合併を減らすことができるかもしれないという感じになります。「抗微生物薬適正使用の手引き 第1版」[8]では，急性咽頭炎に対して，基本的にA群溶連菌が検出されたときだけ抗菌薬が適応になるとしています。これは，C

群，G群溶連菌やFusobacterium属の急性咽頭炎における国内の疫学データが不足していたことにより，今後新しいデータが出てくれば変わる可能性もあると思います。

誰を治療すべきか？

症状緩和が目的であれば，当然症状が強い人が対象になります。

溶連菌による咽頭炎についてよく用いられる診断ツールとしてCentorの基準[15]，またはそれを年齢で補正したMcIsaacによる修正基準[16]（表7）があり，ここでは後者を紹介します。

最近の大規模な検証調査では，各点数によるA群溶連菌感染の可能性は図2のような結果でした[17]。

抗菌薬の適応は種々のガイドラインで異なります。非常に込み入った議論になりますので，詳細は「AL Aだけでいいのか？」（→p.88）にまとめました。

筆者はどうしているか，結論だけ言うと，筆者が勝手に中庸的治療適応と呼んでいる基準で診療を行っています（表8）。実際，A群溶連菌の迅速検

表7　McIsaacによる修正基準

発熱38℃以上		1点
咳がない		1点
圧痛を伴う前頸部リンパ節腫脹		1点
白苔を伴う扁桃炎		1点
年齢	3〜14歳	+1点
	15〜44歳	0点
	45歳〜	−1点

（文献16より作成）

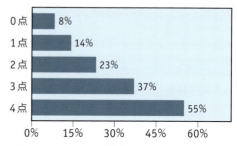

図2　McIsaacの基準による各点数のA群溶連菌感染の可能性

（文献17より作成）

表8　咽頭炎の中庸的治療適応

Centor基準またはMcIsaac基準で	
1点以下	検査なし，抗菌薬なし，対症療法のみ
2〜3点	溶連菌迅速検査陽性例のみ抗菌薬治療
4点以上	検査せず抗菌薬治療

査が陰性でも，咽頭痛が強く，やはり細菌性咽頭炎に見える場合には，咽頭培養を追加し（注：迅速検査と培養検査は同日施行だと保険診療で認められない場合があるそうです），抗菌薬を処方することもあります。溶連菌迅速検査の診断精度は系統的レビューによると，成人で感度91%（95%信頼区間87〜94%），特異度93%（95%信頼区間92〜95%），小児で感度86%（95%信頼区間79〜92%），特異度92%（95%信頼区間88〜95%）と報告されています[18]。一般的には感度がよいので，陰性ならA群溶連菌を除外できるのですが，検査前確率が高い場合は要注意です。実際，溶連菌迅速検査は陰性だったものの，症状が強かったため細菌性咽頭炎を疑ったケースで咽頭培養を追加したらA群溶連菌が検出されたこともありました。

具体的な処方例

抗菌薬

▶ペニシリンG（バイシリン®G）1回1gを1日3〜4回内服（できれば空腹時に），10日間

または

▶アモキシシリン（サワシリン®，パセトシン®）1回500mgを1日2〜3回内服，10日間（保険適用は1日1,000mgまで）

ペニシリンアレルギーがある場合は，

▶クリンダマイシン（ダラシン®）1回300mgを1日3回内服，10日間

または

▶セファレキシン（ケフレックス®）1回500mgを1日2回内服，10日間（ただし，ペニシリンに重症アレルギーがない場合）

溶連菌の治療にはペニシリンが基本です。**A群溶連菌に関してペニシリンに対する耐性菌は世界中どこからも報告されていません**[10]（のはずですが，2011年に日本から93株中2株の耐性株が報告されていました。本当なら結構大変な話なので，「もっと詳しく！」というレターが出されていましたが，著者からの返信は確認できませんでした[19, 20]。現時点では臨床的にはあま

11 気道症状有り のど型（急性咽頭・扁桃炎）　**83**

り気にしなくてよいと思います）。

　ペニシリンGの内服薬の難点は，酸に不安定なので胃酸のせいで腸管からの吸収が安定しないことです。本来なら腸管吸収のよいペニシリンVのほうが好ましいのですが，残念ながら日本では販売されておらず，仕方なくペニシリンGの内服薬を使います。小児を対象にした古い研究ですが，ペニシリンG内服薬とペニシリンVを比べると，血中濃度のピークはペニシリンGのほうが低かったものの半減期は長く，A群溶連菌の発育を阻止するのに十分な血中濃度を長時間得ることができたという結果でした[21]。空腹時に飲んだほうが良好な吸収が得られるようです。

　アモキシシリンは小児を対象にした研究で，溶連菌による咽頭炎では，1日1回ないし2回の内服でもよいとされています[10]。ペニシリン系なので，分割投与のほうが理論的にはよさそうですが，1日1回ないし2回でも臨床的に効果があることが確認されています。小児では特に服薬アドヒアランスの問題で1日の内服回数が少ないほうが助かります。筆者の子どもが溶連菌咽頭炎の治療を受けた際，1日3回内服だと昼の分を保育園で飲ませてもらわなければなりませんが，これは保育園側としてはできれば避けてほしいということでした（医師の指示書があればよいそうですが）。1日1回ないし2回投与であれば，わざわざ保育園で飲ませてもらわなくてよくなります。

　筆者は従来，成人に対してはアモキシシリンを1回500mg，1日3回で投与していましたが，保険適用が1日1,000mgまでということを考えると，500mgを1日2回（または1,000mgを1日1回）でもよいのかもしれません。ただし，成人に対してこの1日1回ないし2回投与法が有効かどうかの検証は十分ではなく，主に小児での知見によっています。成人まで含んで検証している研究は1つありましたが，対象患者は3歳以上で成人の割合は多くありませんでした（157例中22例が20歳以上）[22]。1日の服用回数ではアモキシシリンに軍配が上がりますが，ペニシリンGのほうがスペクトラムは狭く，必要最低限の菌しか治療しないので，感染症医にとっては好みです。また，10代から20代の咽頭炎では伝染性単核球症が鑑別に挙がりますが，これはアモキシシリンやアンピシリンといったアミノペニシリンを投与す

84　I章 成人の"かぜ"のみかた

ると90%以上の確率でひどい皮疹が出現すると言われているので，できれば使いたくありません[23]。ペニシリンGでも皮疹が出ることはあるものの，アミノペニシリンほどはひどくならないようなので，ペニシリンGが使えるのであればこちらのほうが好ましいと思います。

ペニシリンにアレルギーがある場合は，諸外国ではアジスロマイシンやクラリスロマイシンといったマクロライドが代わりに用いられますが，日本では溶連菌のマクロライド耐性化が進んでいます。筆者がこれまで勤務してきた病院では耐性割合が30%を超えていたので，ちょっと使いにくいと思います。クリンダマイシンや，ペニシリンのアレルギーが重度でなければ交差アレルギーに注意して，セファレキシンが使用できると思います。

発熱，痛みに対して

▶アセトアミノフェン（カロナール®など）1回400〜500mg（頓服：1日4回まで）

または

▶イブプロフェン（ブルフェン®など）1回200mg（頓服：1日3回まで）

咽頭炎に対する裏技としてのステロイドは「 AL 咽頭炎に対する裏技的ステロイド」（➡p.105）。

説明を「処方」する

説明例 [8, 24]

あなたの「かぜ」は喉の症状が強い「急性咽頭炎」のようですが，

ネガティブな推奨：症状からおそらくウイルスによるものだと思われますので，抗生物質（抗菌薬）が効かないと思われます。

抗生物質は吐き気や下痢，アレルギーなどの副作用が起こることもあり，

ポジティブな推奨：利点よりも副作用のリスクが上回ることから，今の状態だと使わないほうがよいと思います。痛みを和らげるようなお薬をお出ししておきます。

適切な情報提供：一般的には最初の2〜3日がピークで，あとは7〜10日かけてだんだん良くなってくると思います。3日ほど様子をみて良くならないようならまたいらして下さい。

11 気道症状有り のど型（急性咽頭・扁桃炎）　**85**

再診についての具体的な指示：まず大丈夫かと思いますが，万が一喉の痛みが強くなって，水も飲みこめないような状態になったら診断を考え直す必要がありますので，すぐに受診して下さい。

漢方薬で対処するなら

　ここではレッドフラッグがなく，溶連菌咽頭炎ないしウイルス性咽頭炎と診断された場合の漢方治療についてお話しします。

桔梗湯（ききょうとう）

　急性咽頭炎の咽頭痛は，アセトアミノフェンや非ステロイド性抗炎症薬（NSAIDs）では満足な鎮痛が得られないことがあります。そこで登場する漢方が桔梗湯です。**桔梗湯は急性咽頭炎の辛い痛みを速やかに，時には「服用して嚥下した瞬間に」軽減してくれます。**もうこれ以上の説明は不要と言ってよいほどシンプルで奏効率の高い治療です。

　処方は常用量を1日3回でも良いのですが，より効果的には下記のように処方します。

　「常用量1回分をいったん200mL程度の熱湯で溶き，氷を入れるなどしてよく冷ます。適量を口に含んで顔を上げてガラガラうがいをし，咽頭全体によく行き渡らせる。残りの半量程度は最後にそのまま飲み込む。これを咽頭痛が楽になるまで，1〜3日間繰り返す」

　言うなれば，トローチのように咽頭痛時に頓用します。

　前任の守屋先生が漢方を学ぶようになったきっかけがこの桔梗湯だったそうです。自身が咽頭炎で辛い思いをしたときに半信半疑で桔梗湯のエキス顆粒を舐めてみたら，喉をゴクンと通った瞬間に痛みが消え，その劇的な効果に非常に驚いたそうです。それから大いに興味を持って漢方を学び，患者さんにも処方するようになったとのことでした。

▶桔梗湯　常用量（メーカーにより異なる）1日3回毎食間または毎食前，数日間
または

▶1回分を200mLの湯に溶いて冷まし，適宜うがい飲用

文献

1) Bisno AL：Acute pharyngitis. N Engl J Med. 2001；344(3)：205-11.[PMID：11172144]

2) Ebell MH：Epstein-Barr virus infectious mononucleosis. Am Fam Physician. 2004；70(7)：1279-87.[PMID：15508538]

3) Ebell MH, et al：Does This Patient Have Infectious Mononucleosis?：The Rational Clinical Examination Systematic Review. JAMA. 2016；315(14)：1502-9.[PMID：27115266]

4) Shaikh N, et al：Accuracy and precision of the signs and symptoms of streptococcal pharyngitis in children：a systematic review. J Pediatr. 2012；160(3)：487-93.e3.[PMID：22048053]

5) Wolf DM, et al：Lymphocyte-white blood cell count ratio：a quickly available screening tool to differentiate acute purulent tonsillitis from glandular fever. Arch Otolaryngol Head Neck Surg. 2007；133(1)：61-4.[PMID：17224526]

6) Grimm JM, et al：Prospective studies of infectious mononucleosis in university students. Clin Transl Immunology. 2016；5(8)：e94.[PMID：27588199]

7) 渡邊　大，他：急性HIV感染症における他のウイルス感染症との関連性の検討．日エイズ会誌. 2011；13(4)：513.

8) 厚生労働省健康局結核感染症課：抗微生物薬適正使用の手引き．第1版. 2017.[https://www.mhlw.go.jp/file/06-Seisakujouhou-10900000-Kenkoukyoku/0000166612.pdf]

9) Spinks A, et al：Antibiotics for sore throat. Cochrane Database Syst Rev. 2013；(11)：CD000023.[PMID：24190439]

10) Shulman ST, et al：Clinical practice guideline for the diagnosis and management of group A streptococcal pharyngitis：2012 update by the Infectious Diseases Society of America. Clin Infect Dis. 2012；55(10)：e86-102.[PMID：22965026]

11) Cooper RJ, et al：Principles of appropriate antibiotic use for acute pharyngitis in adults：background. Ann Intern Med. 2001；134(6)：509-17.[PMID：11255530]

12) Stollerman GH：Rheumatic fever in the 21st century. Clin Infect Dis. 2001；33(6)：806-14.[PMID：11512086]

13) Petersen I, et al：Protective effect of antibiotics against serious complications of common respiratory tract infections：retrospective cohort study with the UK General Practice Research Database. BMJ. 2007；335(7627)：982.[PMID：17947744]

14) Zwart S, et al：Penicillin for acute sore throat：randomised double blind trial of seven days versus three days treatment or placebo in adults. BMJ. 2000；320(7228)：150-4.[PMID：10634735]

15) Centor RM, et al：The diagnosis of strep throat in adults in the emergency room. Med Decis Making. 1981；1(3)：239-46.[PMID：6763125]

16) McIsaac WJ, et al：The validity of a sore throat score in family practice. CMAJ. 2000；163(7)：811-5.[PMID：11033707]

17) Fine AM, et al：Large-scale validation of the Centor and McIsaac scores to predict group A streptococcal pharyngitis. Arch Intern Med. 2012；172(11)：847-52.[PMID：22566485]

18) Stewart EH, et al：Rapid antigen group A streptococcus test to diagnose pharyngitis：a systematic review and meta-analysis. PLoS ONE. 2014；9(11)：e111727.[PMID：25369170]

19) Ogawa T, et al：Epidemiological characterization of Streptococcus pyogenes isolated from patients with multiple onsets of pharyngitis. FEMS Microbiol Lett. 2011；318(2)：143-51.[PMID：21362024]

11 気道症状有り のど型（急性咽頭・扁桃炎）　**87**

20) Kahn F, et al: Penicillin-resistant *Streptococcus pyogenes*? FEMS Microbiol Lett. 2012;326(1):1.[PMID:22092538]

21) Fujita K, et al: Comparative pharmacological evaluation of oral benzathine penicillin G and phenoxymethyl penicillin potassium in children. Pediatr Pharmacol (New York). 1983;3(1):37-41.[PMID:6417621]

22) Shvartzman P, et al: Treatment of streptococcal pharyngitis with amoxycillin once a day. BMJ. 1993;306(6886):1170-2.[PMID:8499823]

23) Patel BM: Skin rash with infectious mononucleosis and ampicillin. Pediatrics. 1967;40(5):910-1.[PMID:6075667]

24) 山本舜悟：かぜ診療ブラッシュアップコース テキスト第1.1版. 2018.

Advanced Lecture ①伝染性単核球症の怖い合併症，脾破裂

IMでは脾腫を合併することがあり，稀(0.1〜0.5%)にこれが破裂することがあります。突然の左上腹部痛，左肩痛で発症します。破裂のしやすさは脾腫の大きさと関係がないと言われ，半数が外傷とは関係なく起こります。ほとんどが最初の3週間に起こり，7週間を超えての報告はありません[1, 2]。

IMの急性期には運動制限をする必要があります。コンタクトスポーツ以外の軽い運動は3週間を過ぎれば許可できます。コンタクトスポーツ(フットボール，器械体操，ラグビー，ホッケー，レスリング，ダイビング，バスケットボールなどに加え，ウェイトリフティングのような腹腔内圧が上昇しうる活動)については一定の見解がありません。少なくとも3週間は制限が必要ですが，それ以降は症状が軽快して，脾腫が軽快していれば許可してもよいかもしれないそうです。7週間を超える制限が必要かどうかは臨床判断になります[1, 2]。

Advanced Lecture ②Aだけでいいのか？

咽頭炎のガイドラインの推奨はいろいろ

咽頭炎については，各国で実に様々なガイドラインが出版されています。それぞれによって診断基準，何を目的に治療するのか，治療薬の推奨，治療期間が微妙に異なっています[3, 4]。ここでは主なものとして米国感染症学会(IDSA)と米国内科学会(ACP)，欧州微生物感染症学会(ESCMID)のガイ

ドラインについて述べます。

Centorの基準またはMcIsaacの基準で1点以下では抗菌薬の適応はないという点はいろいろなガイドラインで共通しています。「1点でも溶連菌感染の可能性が10％程度あるのに，放っておいていいのか？」と感じる方もいらっしゃるでしょうが，溶連菌による咽頭炎は抗菌薬なしでも自然治癒傾向があるので，軽症なら自然に治るだろうから不要とする考え方です。また，培養で陽性だったとしてもそれが現在の症状を必ずしも説明できるとは限らず，単なる定着をみているだけなのかもしれません。

問題は2点以上をどうするかです。IDSAのガイドラインでは，迅速検査または培養検査の陽性例のみ治療，つまり微生物学的にA群溶連菌が証明された場合のみ治療を推奨しています[5]。日本の「抗微生物薬適正使用の手引き 第1版」も基本的にこの考え方を踏襲しています[6]。

これに対して，ACPの旧ガイドラインでは，**表1**の3つのオプションを提示して，個々の状況に応じて柔軟に対処しなさいとしていましたが[7]，改訂された新しいガイドラインではIDSAと同様にA群溶連菌が証明された場合のみ治療を推奨しています（**表2**）[8]。

IDSAの立場は，症状や診察所見のみでは治療せず，必ず迅速検査または培養検査で確認しなさいというものです。筆者もそうですが，感染症医とい

表1 ACP旧ガイドラインの溶連菌咽頭炎治療オプション

a	2点以上は溶連菌迅速検査を行い，その結果に応じて治療（2012年のIDSAのガイドライン，2016年のACPのガイドラインに近い）
b	2～3点で迅速検査陽性と4点のみ抗菌薬治療（→中庸的治療適応）
c	3～4点は検査を行わず抗菌薬治療（Centor先生の意見，ESCMIDのガイドラインでは抗菌薬のメリットとデメリットを説明して患者と相談）

（文献7より作成）

表2 ACPの新しいガイドライン（2016年）の推奨

High-Value Careアドバイス：
医師はA群連鎖球菌性咽頭炎を示唆する症状のある患者にA群連鎖球菌の迅速抗原検査／培養検査を行うべきである。医師は連鎖球菌性咽頭炎と確定した場合のみ抗菌薬で治療するべきである

（文献8より作成）

11 気道症状有り のど型（急性咽頭・扁桃炎） **89**

うのは抗菌薬を使わなくてすむのなら使わないと考える人が多い集団です。検査陽性例のみ治療すれば不必要な抗菌薬使用を減らすことができ[9]，費用対効果もよいという報告があります[10]。

しかし，これに対してCentorの基準の生みの親のCentor先生は反論を述べています。

A群溶連菌でなければウイルスでいいのか？

Centorの基準，またはMcIsaacの基準で4点以上でもA群溶連菌の可能性は約半数にすぎないとすると，残りの半分は何なのでしょうか？　ウイルスなのでしょうか？

Centor先生は残りの半分のうち少なくとも半分（全体の4分の1）はA群以外の溶連菌が占めるのではないかと想定しました[11]。実際，咽頭炎で受診した人の喉の培養をすると，非A群溶連菌（C群やG群など）は全体でA群溶連菌と同じくらい検出されたという報告があります[12]。

*Fusobacterium*属による扁桃炎とCentor先生

2000年過ぎ頃の欧州から，特に若年の咽頭炎患者の5～10％で咽頭培養やPCR検査で*Fusobacterium*属が検出されたと報告されるようになりました[13-15]。もちろん，「培養やPCRで陽性＝感染症の原因」**ではありません**が，*Fusobacterium*属の菌血症を伴う扁桃炎（Lemierre症候群なし）が存在することから扁桃炎の原因になることは確かにあるようです[16]。

Centor先生は，迅速検査はA群溶連菌だけしか検出できず，C群，G群溶連菌を見逃してしまうが，これらも重要な咽頭炎の原因菌であること[17]，*Fusobacterium*属による咽頭炎は意外と多いかもしれないと述べています[18]。Centorの基準やMcIsaacの基準で4点あってもA群溶連菌感染の可能性が50％ほどしかないのは，残りの50％は抗菌薬が不要なのではなく，C群・G群溶連菌や*Fusobacterium*属なのだという主張です。その結果，Centor先生はCentorの基準で3点以上は検査をせずにエンピリックに抗菌薬治療をすることを勧めています（すなわち**表1**のc）[19]。現時点では仮説にすぎませんが，無視できない主張だと筆者は受け取っています。近年の報告では，急性扁桃炎患者の約3割で*Fusobacterium*属が検出されたというものもあります[20, 21]。

90　I章 成人の"かぜ"のみかた

*Fusobacterium*属による扁桃炎の報告は欧州からのものがほとんどですが，2015年のCentor先生の報告では，米国の15〜30歳の咽頭痛患者312人を調べて110人，PCR検査で細菌が陽性になりました。咽頭痛のあった約20%から*Fusobacterium necrophorum*が検出されました（表3）[22]。もっとも，無症状の学生の約10%からも*F. necrophorum*が検出されたので，半分は定着菌だったのかもしれません。Centorスコアの内訳をみると，それぞれの細菌および全体でスコアが高くなればなるほど細菌が検出される割合が高く，CentorスコアはA群溶連菌以外の細菌の可能性の見積もりにも使えるかもしれません（表4）[22]。系統的レビューによると，*Fusobacterium*属による急性

表3　患者と無症状の学生（対照群）からPCRで検出された細菌

細菌	患者 （*n*=312）	症状の学生 （*n*=180）
Fusobacterium necrophorum	20.5%	9.4%
*F. necrophorum*のみ	15.1%	8.9%
F. necrophorum＋GAS	2.9%	—
F. necrophorum＋GCS／GGS	2.2%	0.6%
F. necrophorum＋GAS＋*Mycoplasma*	0.3%	—
GAS	10.3%	1.1%
GASのみ	6.7%	1.1%
GAS＋GCS／GGS	0.3%	—
GCS／GGS	9.0%	3.9%
GCS／GGSのみ	6.1%	3.3.%
GCS／GGS＋*Mycoplasma pneumoniae*	0.3%	—
Mycoplasma pneumoniae	1.9%	0%
*Mycoplasma pneumoniae*のみ	1.3%	—
細菌は検出されず	64.7%	86.1%

GAS：A群溶連菌，GCS：C群溶連菌，GGS：G群溶連菌　　　（文献22より作成）

表4　Centorスコア別の細菌が検出された割合

Centorスコア	いずれかの細菌が 検出された割合	Centorスコア	いずれかの細菌が 検出された割合
0	15%	3	43%
1	27%	4	74%
2	41%	全体	35%

（文献22より作成）

扁桃炎の典型像は，喫煙する若い（15～25歳）男性で，扁桃の滲出物があり，Centorスコア2点以上でした[23]。

C群とG群溶連菌

　ここで筆者が経験した2症例をご紹介したいと思います。

症例①

生来健康な22歳女性
【現病歴】
17日前に発熱，咽頭痛のために内科外来を受診しCentorスコア4点だったが，GAS迅速検査陰性だったので対症療法のみで帰宅した。症状が改善しなかったので12日前に救急外来を受診し，セファクロル250mg1日3回を5日分処方された。解熱し，咽頭痛も軽快していたが6日前から再び咽頭痛が悪化してきたので内科外来受診した（このとき筆者が診察）。咳なし。
【来院時身体所見】
血圧134/78mmHg，脈拍80回/分，体温37.3℃，呼吸数12回/分。左口蓋扁桃腫大あり，白苔はなし。左前頸部リンパ節腫脹あり，軽度圧痛あり。

　初診時迅速検査は陰性でしたが，抗菌薬に反応したような経過で，細菌感染症っぽいと考えました。迅速検査の偽陰性の可能性はもちろんありますが，GAS以外の溶連菌による咽頭炎ではないかと考えました。再診時には迅速検査は行わず，培養検査のみ提出して，ペニシリンGの内服薬を処方しました。内服後2日ほどで咽頭痛，リンパ節腫脹は軽快し，咽頭培養からはC群溶連菌が検出されました。

症例②

1年に3～4回扁桃腺炎を繰り返している37歳女性
【現病歴】
朝から38℃の発熱，咽頭痛あり，咳や鼻汁はない。両側口蓋扁頭腫大あり，一部白苔付着あり。両側顎下部のリンパ節腫脹あり，圧痛あり。

　Centorスコアは4点でした。溶連菌迅速検査を置いていない病院の外来だったので，咽頭培養を提出し，アモキシシリンを処方しました。2日後には症状は軽快し，咽頭培養からG群溶連菌が検出されました。後から振り

返ってもＡ群溶連菌と臨床症状で区別することは難しいと思いました。

　咽頭培養で嫌気培養やPCR検査を行ったことがないので，*Fusobacterium*属による咽頭炎は経験したことはありませんが，少なくともＣ群やＧ群溶連菌は咽頭炎を起こすことがあるのだと実感しました。

欧米か！　ではまとめられない咽頭炎のガイドライン

　非Ａ群溶連菌や*Fusobacterium*属が咽頭炎を起こすとしても治療のメリットが不明確なため，治療対象にするべきかどうかは議論の分かれるところです。IDSAのガイドラインでは，これらが咽頭炎の原因になる可能性は認めているものの，データが不十分なので治療対象にはしないとしています[5]。新しいACPのガイドラインでもＡ群のみを対象にしています[8]。

　欧州と北米の咽頭炎に関するガイドラインを比較すると，ずいぶんアプローチが異なることに気づきます。まず，欧州のガイドラインではそもそもＡ群溶連菌の検査を推奨していないものがあります[3]。治療対象にするのが高リスクの人や重症の人だけだからです。治療の目的はリウマチ熱の予防ではなく，有症状期間の短縮やＡ群溶連菌の拡散防止だったりします[3]。欧州微生物感染症学会（ESCMID）のガイドラインでは，抗菌薬の適応を**表5**のようにしています[4]。

表5　ESCMID2012の咽頭炎ガイドラインの抗菌薬適応

軽症例（例：Centor 0〜2点）では抗菌薬を処方すべきではない
重症例（例：Centor 3〜4点）では以下をふまえて患者と相談
　─Ａ群溶連菌によるもの，またはCentorスコア3〜4点では抗
　　菌薬により有症状期間が1〜2日間短縮
　─抗菌薬の副作用，耐性菌，コスト
　─delayed antibiotic prescriptionも選択肢

（文献4より作成）

　Ｃ群，Ｇ群はリウマチ熱の原因にはならないとされます[24]（が，リウマチ熱の有病率が高い地域では，関連を示唆する報告もあります[25]）。また，Ｃ群，Ｇ群溶連菌によるものでは，抗菌薬により症状改善が1〜2日間早くなるという報告があります[26]ので，症状が強い人は抗菌薬で治療してもよいのではないかと考えます。

A群溶連菌以外は迅速診断法がなく，この領域は日本の疫学データも乏しいので，何が正しいか，正直言ってわかりません。筆者がどうしているかというと，表1のa〜cで真ん中をとれば，一番ハズレが少ないのではないかという消極的な理由で，bのアプローチをとっています。これを自分で勝手に中庸的治療適応と呼んでいます。実際，カナダの検証研究（3歳以上の小児および成人が対象）でこのストラテジーのA群溶連菌咽頭炎の診断についての感度は93.0％（95％信頼区間88.9〜95.9％），特異度は97.5％（95％信頼区間95.8〜98.6％）と診断特性はそれほど悪いものではありません[9]。この研究ではA群溶連菌培養陰性症例に抗菌薬を処方することを「不要な抗菌薬」と定義しているので，このストラテジーでは14％が不要と判定されて

いますが，この中のいくらかは非A群の溶連菌や*Fusobacterium*属が占めると思いますので，14％すべてが不要ではないだろうと思います。

Advanced Lecture ③ウイルス性咽頭炎診断のMistikスコア

咽頭炎に関する様々なスコアは溶連菌によるものを診断するためのものですが，発想の逆転でウイルス性咽頭炎を診断するための予測スコアがトルコのMistikらによって提唱されました[27]。

トルコの家庭医療センターで3歳以上を対象に2013年6月から1年間行われた研究で，624人がエントリーされました。年齢の中央値は21歳（幅は3〜85歳）でした。A群溶連菌（GAS）は培養で，16種の呼吸器ウイルスについてPCRで検査されました。ウイルスとGASの内訳は表6，検出されたウイルスの内訳は表7の通りでした[27]。

作成されたスコアとスコア別のウイルス性咽頭性の可能性は表8，9の通りで，5点の場合約80％です（ただし，B，C，G群溶連菌や*Fusobacterium*属，HSV，EBV，CMVは検査していないため，表6の「検出されず」の中にこれらが含まれている可能性があります）[27]。

まだ外部検証がされていないので，有用性ははっきりしませんが，「頭痛なし」「鼻閉あり」「くしゃみあり」はウイルス性を示唆する所見として臨床的

94 **I章** 成人の"かぜ"のみかた

表6 ウイルスとA群溶連菌 (GAS) の内訳

感染症	例数	%
ウイルス	240	38.4
GAS	79	12.6
GAS＋ウイルス	37	5.9
検出されず	268	42.9
合計	624	100.0

（文献27より作成）

表7 検出されたウイルスの内訳

ウイルス	例数	%
ライノウイルス	153	24.5
コロナウイルス	39	6.2
パラインフルエンザウイルス	32	5.1
インフルエンザA	29	4.6
エンテロウイルス	15	2.4
RSウイルス	14	2.2
インフルエンザB	10	1.6
アデノウイルス	6	0.9
メタニューモウイルス	6	0.9
ボカウイルス	2	0.3
検出されず	347	55.6

（文献27より作成）

表8 ウイルス性咽頭炎診断のためのMistikスコア

項目	点数
頭痛なし	1
鼻閉あり	1
くしゃみあり	1
体温　37.5℃以上	1
扁桃滲出物／腫脹なし	1

（文献27より作成）

表9 Mistikスコアによるウイルス性咽頭炎の可能性

点数	0	1	2	3	4	5
ウイルス性	8.3%	14.7〜20.4%	25.2〜36.3%	42.2〜55.3%	61.9〜70.7%	82.1%

（文献27より作成）

な実感にも合致します。

「Centorスコアで溶連菌咽頭炎の可能性を見積もる」「Mistikスコアでウイルス性咽頭炎の可能性を見積もる」，つまり「ハサミ討ちの形になるな……」というわけで[28]，溶連菌咽頭炎予測スコアと併用することにより細菌性かウイルス性の診断の精度が上がるかもしれません（が，今後の検証が必要です）。

Advanced Lecture ④よくならない咽頭炎

症例①：長引く咽頭炎

生来健康な32歳女性

【現病歴】

8日前から生後10カ月の子どもが発熱し，3日ほどで解熱した。5日前の夕方から本人に寒気を伴う発熱（39℃）があった。咽頭痛と咳が少しあり，鼻汁はなかった。2日前に近医を受診してセフジニルとアセトアミノフェンを処方された。今朝になっても解熱せず，手足に発疹が出現したので，近医を再受診したところ，高熱が続いているので入院したほうがよいと言われ，総合病院に紹介受診した。

【来院時身体所見】

血圧100/64mmHg，脈拍98回/分，呼吸数16回/分，**体温38.4℃**，SpO$_2$ 98%，結膜充血なし，**右口蓋扁桃に白苔付着あり**，**両側後頸部リンパ節が5mm大に腫脹**しているが，圧痛はなし，胸腹部は異常なし，**両上肢・下肢に紅斑が散在**

　細菌性咽頭炎にしてはセフジニルを内服して2日たってもまだ発熱している経過，後頸部のリンパ節腫脹があることが典型的ではない。よく話を聴くと，8日前の子どもの発熱は咽頭のアデノウイルス迅速検査陽性でアデノウイルス咽頭炎と診断されていた。そこで本人の咽頭アデノウイルス迅速検査を行うと陽性だった。アデノウイルスによる咽頭炎は発熱が1週間程度続くことがあるので，おそらくあと1～2日間で解熱するだろうと説明した。入院を前提にした紹介受診だったが，経口摂取に問題なければ必ずしも入院する必要はないと説明したところ，小さい子どもがいるので，できれば入院は避けたいということだった。発疹は薬疹かアデノウイルス感染症に伴う発疹だろうと考え，セフジニルは中止してもらった。

　来院翌日には37℃台になり，さらに翌日には36℃台になり身体が変わったようになり楽になったということだった。発疹も軽快した。

【診断】アデノウイルス咽頭炎

　アデノウイルスによる咽頭炎は，大部分が小児に起こりますが，ごく稀に成人でも起きます。小児との接触からかかるので，最近アデノウイルス感染

症と診断された小児への曝露歴があれば参考になります。発熱，咽頭痛のほか，頸部リンパ節腫脹も呈し，咽頭所見も素人目にはA群溶連菌のものと区別がつきません。Centor基準も4点を満たしてしまうことがあり，本文表8（p.82）の基準に基づくと抗菌薬を処方してしまいますが，当然抗菌薬は効果がありません。アデノウイルスによる咽頭炎は症状が7日間ほど続くと言われます。診断は難しいですが，成人では稀ですし，基本的には自然軽快するものですので，診断できなくてもかまわないと思います。しかし，診断できればどのくらいで解熱するかの見通しをつけることができます。

症例②：よくならない咽頭炎（しくじり症例）

あれは30歳くらいの男性だったと思います。発熱と咽頭痛を主訴に一般外来を受診しました。扁桃には白苔があり，前頸部リンパ節にも圧痛がありました。Centor基準4点で溶連菌感染だろうと考え，ペニシリンGの内服薬を処方しました。

それで通常はよくなるはずですが，後日たまたまその人のカルテを確認すると，よくならないということで，筆者が診察した3日後に再度外来を受診していました。みると，歯肉炎も出てきたということで，単純ヘルペスウイルス（HSV）感染を疑われ，バラシクロビルが処方され，血清抗体検査が提出されていました。HSVのIgM抗体が確かに上昇しており，HSVの初感染と考えられました。

HSVが咽頭炎を起こすことは知識としては知っていたものの，基本的には小児（5歳以下）の話で，この年齢で初感染というのもめずらしいようです。歯肉炎の出現が遅れたのは典型的で，まず扁桃炎を起こし，その後3日以上経過してから歯肉口内炎が出現するという経過になるのが多いようです。

治療はアシクロビルまたはバラシクロビルが有効です。歯肉炎が出現する前の扁桃炎の段階で診断するのは至難の業ですが，長引く咽頭炎の鑑別では頭に入れておき，歯肉炎がないかどうか確認するとよいと思います。

長引く咽頭炎をみたら

細菌性咽頭炎・扁桃炎だと思って抗菌薬を投与したが，思ったようによくならない，かといってどんどん悪化しているわけでもなく深頸部膿瘍を疑う

ような状態でもない，という場合には，EBVやHIVなどの伝染性単核球症様症候群のほか，アデノウイルスや単純ヘルペスウイルスを考えましょう。

Advanced Lecture ⑤伝染性単核球症 (IM) でのアミノペニシリンによる皮疹は昔ほど多くない？

　1960年代の報告では，IM患者にアミノペニシリン（アモキシシリン，アンピシリン）を投与すると69〜100％に皮疹が出現すると言われました[29-31]。これは，IM回復後に再投与しても必ずしも皮疹は再現されないので，真のアレルギーとは異なるようです。ときどき「IMのときはペニシリン系抗菌薬がすべてダメ」と誤解されていることがありますが，**表10**[29]のようにペニシリンGやクロキサシリンではアミノペニシリンほど高頻度には起きません。IMのときに，アンピシリン投与開始から5〜10日後に皮疹が出現することが多いとされます[29, 31]。内服終了後に起こることもあります。

　しかし，最近ではアミノペニシリンによる皮疹も以前考えられていたほど頻度は高くないという報告も増えてきています。イスラエルの報告ではアモキシシリン投与後の皮疹は約30％でした[32]。また，トルコの報告では小児のEBV感染症罹患中，アモキシシリン／クラブラン酸投与後に皮疹が生じたのが80例中10例，アンピシリン／スルバクタム投与後に生じたのは7例中0例でした[33]。日本人での頻度は不明ですが，**図1，2**のような皮疹が数カ月間残ることがありますので，IMっぽい人にわざわざアミノペニシリンをチャレンジすることは避けるべきです。

　IM罹患中の抗菌薬による皮疹の多くは一過性のもので，ウイルス感染による抗原寛容性の低下により，可逆性の遅延型過敏反応が起こると推測され

表10　IM時の皮疹の出現割合

薬剤	皮疹の出現割合
抗菌薬なし	1／11＝9％
ペニシリンG，クロキサシリン，テトラサイクリン	2／14＝14％
アンピシリン	13／13＝100％

（文献29より作成）

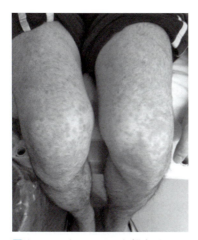
図1 アモキシシリンを投与された伝染性単核球症患者の皮疹①
➡カラー口絵

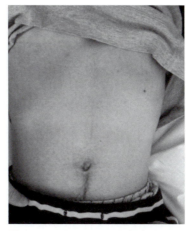
図2 アモキシシリンを投与された伝染性単核球症患者の皮疹②
➡カラー口絵

ています[34]。

Advanced Lecture ⑥溶連菌咽頭炎の治療期間

アモキシシリン6日間？ 10日間？ 第3世代セファロスポリン5日間？

　『JAID/JSC感染症治療ガイド2014』を見ると，成人の「急性咽頭・扁桃炎」の治療期間はアモキシシリンだと6日間になっています（小児では10日間）[35]。この6日間というのはどこから来たのでしょうか？ また，同ガイドでは経口第3世代セファロスポリンによる5日間治療も推奨されています。参考文献が明記されていない「ガイド」なので，根拠について調べてみました。この問題については数多くの研究がありますが，溶連菌咽頭炎の治療期間を整理する際の軸として，

　・ペニシリン系かそれ以外か？
　・短期間か長期間（10日間）治療か？
　・成人か小児か？
　があります。

小児の溶連菌咽頭炎

Caseyらによる2004年のメタ分析では，セファロスポリンとペニシリンを比較した35のRCT（小児）が解析対象になりました。結果は，細菌学的治癒割合［オッズ比3.02；95％信頼区間（CI）2.49〜3.67］，臨床的治癒割合（オッズ比2.33；95％CI 1.84〜2.97）で，ともにセファロスポリンのほうが良好でした（セファロスポリンはセファレキシン，cefadroxil，セフロキシム，セフポドキシム，cefprozil，セフィキシム，セフチブテン，セフジニル）[36]。このメタ分析では，対象になったRCTのうち約3分の2が，盲検化がされていない，あるいは不十分なRCTで，脱落例についての記載が不十分でITT解析を行っていないものが多く，試験の質が低いものが多く含められていました[36]。

van Drielらによる2016年のコクランレビューでは，二重盲検化されたRCTだけを対象にしています。ITT解析で，症状軽快（オッズ比0.83；95％CI 0.40〜1.73），臨床的な再燃（オッズ比0.89；95％CI 0.33〜2.43）ともに有意差はありませんでした[37]。

成人の溶連菌咽頭炎

Caseyらは2004年に成人の溶連菌咽頭炎についてもメタ分析を行い，9つのRCT（うち6つが二重盲検化）を解析対象にしています。細菌学的治癒割合（オッズ比1.83；95％CI 1.37〜2.44），臨床的治癒割合（オッズ比2.29；95％CI 1.61〜3.28）ともにセファロスポリンがペニシリンよりも良好でした[38]。

小児と同様に，二重盲検化されたRCTのみを対象にしたvan Drielらによる2016年のコクランレビューでは，症状軽快について統計学的有意差はありませんでした（オッズ比0.78；95％CI 0.60〜1.01）。臨床的な再燃については，成人でのみ有意差をもってセファロスポリンのほうが良好でした（オッズ比0.42；95％CI 0.20〜0.88）が，NNTは33でした[37]。

短期間か長期間治療か？

Caseyらは2005年に短期間治療（4〜5日間のβラクタムまたはマクロライド）か10日間治療（ペニシリンまたはセファロスポリン）を比較したRCT

(22件，成人，小児含む) についてもメタ分析を行っています。二重盲検化されていないRCTも対象になっていました[39]。結果は，短期間セファロスポリン治療のほうが10日間のペニシリン治療よりも細菌学的治癒割合良好でした (オッズ比1.47；95% CI 1.06～2.03)。マクロライドについては対照群と有意差はありませんでした (オッズ比0.79；95% CI 0.59～1.06)。

　Altamimiらによる2012年のコクランレビューでは，新しい抗菌薬 (セファロスポリン，マクロライドなど) による短期間治療と長期間 (10日間) ペニシリン治療を比較した20のRCT (小児のみ) を対象にしています (二重盲検化されていないものも含む)[40]。解熱までの時間は短期間治療のほうが統計学的有意に短かったという結果ですが，平均値の差は−0.30日間 (95% CI −0.45～−0.14) と臨床的に意味のある差とは思えません。臨床的な再発について有意差はありませんでしたが，長期的な細菌学的再発については短期間治療のほうが有意に多いという結果でした (オッズ比1.31；95% CI 1.16～1.48) (ただし，低用量アジスロマイシンの研究を除外すると有意差はなくなる)[40]。

国内のRCT

　Sakataによる5日間のセフカペン／ピボキシル，10日間のセフカペン／ピボキシル，10日間のアモキシシリン治療を比較した国内のオープンラベルRCT (小児が対象) では，治療終了時の臨床治癒は3群すべてで100%，再発率は5日間のセフカペン／ピボキシル群で1.3%，10日間のセフカペン／ピボキシル群で4.0%，10日間のアモキシシリン群で2.9%と，有意差はありませんでした[41]。成人については国内のRCTは見つけられませんでした。

短期間セファロスポリン vs 10日間ペニシリンについてまとめると

　成人については，5日間セファロスポリン治療のほうが10日間ペニシリン治療よりも再発は少ないですが，NNTは33と絶対的なリスク差は大きくありません。

　小児については，短期間セファロスポリン治療のほうがよい可能性はあるものの，質の高いRCTだけに限定すると差はなくなります。

　ここから先は価値判断が問われる問題です。薬剤耐性対策アクションプラ

ンに掲げられた目標のように，セファロスポリン（特に第3世代のような広域）の使用は減らす方向に世の中は動いています[42]。RCTで評価されるような短期間の再発については，多少良い点はあるかもしれませんが，広域抗菌薬を使い続けることによる長期的な影響についても考える必要があります。5日間の第3世代セファロスポリン使用と10日間のペニシリン使用でどちらが耐性菌の選択に影響が大きいかについて，詳細なデータを筆者は知りませんが，なるべく狭域抗菌薬を使用するという原則に従えば10日間のペニシリン治療のほうが好ましいのではないかと考えます。平たく言えば，溶連菌咽頭炎のような，なんでも効く感染症に第3世代セファロスポリンのようなエース（静注薬の場合）を投入するのはもったいないということです。特に使用できる抗菌薬に限りがある小児では尚更で，ここぞというときに第3世代セファロスポリンが使えなくなっていたら一大事です（小児の肺炎や尿路感染症，髄膜炎で第3世代セファロスポリンが使えない場合を想像してみて下さい）。

　IDSAの2012年のガイドラインでも経口第3世代セファロスポリンによる短期間治療の効果は認めながらも広域すぎる点と高価な点から推奨から外れました。ペニシリンアレルギーがある場合に，セファロスポリンを使用するときも第1世代のセファレキシン10日間治療を勧めています[5]。

アモキシシリン6日間治療

　2005年のCaseyらのメタ分析では，主解析には含められていませんが，アモキシシリン6日間とペニシリンV10日間を比較した2つのRCTも紹介されています[39]。1件が小児，もう1件が成人のRCTでした。両者とも細菌学的治癒に有意差はありませんでした[43, 44]。成人のRCTはper-protocol解析で，A群溶連菌の除菌割合がアモキシシリン群92%（115/125），ペニシリンV群92.7%（101/109）で有意差はありませんでした（$P=0.95$）。臨床的成功の割合についてもそれぞれ96%と95.4%で有意差なし（$P=0.92$），28～32日目のフォローアップ受診時の除菌割合もアモキシシリン群90.8%，ペニシリンV群92.6%でこれも有意差なしでした（$P=0.85$）[44]。ただし，この研究ではアモキシシリンは1回1gを1日2回内服（1日2g）で，

国内での通常用量よりも多い量でした。

　同メタ分析でペニシリンV5日間と10日間の比較では，5日間治療は10日間治療に比べて細菌学的治癒が劣っていました（オッズ比0.29；95% CI 0.13〜0.63）[39]。5日間と6日間の1日でそこまで違うのか，ペニシリンVとアモキシシリンの違いなのかわかりませんが，成人について小規模なRCT1件のみで6日でOKとしてしまうのは若干攻めすぎている気がするため（他にもデータがあるのかもしれませんが……），本書では従来通り10日間治療を勧めています。もっとも，日本をはじめ先進国ではリウマチ熱の頻度が激減しており，溶連菌の除菌を目指さないのであれば症状軽快が得られる短期間治療も選択肢になりうるとは思います。ただし，溶連菌による咽頭炎を繰り返しているようなケースでは，10日間きっちりと治療したほうがよいでしょう。

　あと「ガイド」で第3世代セファロスポリンを推奨する割にはセファレキシンのような第1世代セファロスポリンをスルーしている理由はわかりませんでした。今後のフルテキストバージョンに期待です。

Advanced Lecture ⑦sexual historyの聴き方

　性交渉に関する病歴を聴くのが苦手という人は少なくないように思います。こうすべき，というのはないと思うのですが，筆者が大切だと思っているのは，聴き方というよりは「前振り」です。

　すなわち，「なぜその質問を聴いているのか」「なぜその質問が大切なのか」を前振りしてから尋ねるのです。この問題を「外来診療でのラポールができてから聴く」というラポール形成の問題に落とし込む人がいますが，個人的にはあまり賛同できません。20年来の友人でも，必要性がないのに性的嗜好を聴かれてベラベラ喋る気にはならないのが普通でしょう。逆に，きちんと必要性を伝えれば初診時でも聴くことは十分に可能です。

　たとえば，伝染性単核球症様の症状でHIVが鑑別に挙がる人を例にとってみましょう。

11 気道症状有り のど型（急性咽頭・扁桃炎）　**103**

「○○さんの今の症状から考えられるのは，伝染性単核球症という病名です。これはEBウイルスやサイトメガロウイルスというちょっと聞き慣れないウイルスが原因になることが多く，また，もう1つHIVというエイズの原因ウイルスが原因になることもあります。主にコンドームを使わないセックスでうつるようなものです。可能性が高いかどうかはわかりませんが大事なことなので，ちょっと立ち入ったことになりますが，確認させて下さい」というような感じです。これで思い当たる節がある人は「そういえば……」となります。思い当たる節がなさそうな人も「じゃあ，念のため検査しておいて下さい」と言われることがあります。中には聴かれて多少不機嫌になったり，微妙な空気になったりする人もいるかもしれません。そんなときは

「同じような症状のある方には皆さんにお聴きしていることですので。お気を悪くされたらすみません」

と，刑事ドラマでアリバイを尋ねる場面でよくある

「えっ！　まさか私が疑われているのですか？」

「いえ，関係者全員にうかがっている形式的な質問ですので。お気を悪くされたらすみません」

という雰囲気でフォローします。ただ，「なぜその質問が大切なのか？」ということをしっかり前振りしておけば，そんなに不機嫌になる人はいないような気がします。

ところで，「不特定多数の性的パートナーはいません」ということで性行為感染症のリスクを低く見積もってしまう人がいます。確かに不特定多数のパートナーがいる人よりはリスクが低いでしょうが，パートナーが1人でもいるならリスクはゼロにはなりません。その人にとってはパートナーが1人でも相手が浮気をしている可能性はあるわけですから。まあ，その辺に最初から突っ込みすぎると話がややこしくなるので，「念のため，調べておきましょうか」と自分はサラッと流しています。

Advanced Lecture ⑧咽頭炎に対する裏技的ステロイド

　筆者は感染症医として，不要な抗菌薬や不要なステロイドは気軽に使うべきではないという一派に属しているため，本当はこんなことを紹介したくはないのですが，やはり無視できない効果があるため一応紹介します。

　急性咽頭炎に対してステロイドの内服または筋肉注射が症状軽快を早めるというランダム化比較試験は複数あり，コクランレビューでもメタ分析がされています。これによれば，抗菌薬や鎮痛薬にステロイドを併用すると，24時間後に症状が軽快している可能性が併用しない場合よりも約3倍高く，かつ再発や再燃，副作用は増加しないだろうという結果でした（ただし副作用の報告が十分でない可能性は残ります）[45]。成人に対して使用する場合はプレドニゾロン60mg／日を1〜2日間内服，またはデキサメサゾン10mgを1回だけ内服，または筋注です[46]。

　咽頭痛がひどく，アセトアミノフェンで対処できない場合はNSAIDsを使わざるをえませんが，NSAIDsは消化管粘膜障害作用や腎障害・心不全増悪作用もあり，できれば連用したくない薬です。気軽に使いたくないステロイドではありますが，腎機能障害や慢性心不全のある患者さんの咽頭炎ではNSAIDsよりもステロイド単回投与のほうがかえって安全かもしれません。

文献

1) Auwaerter PG：Infectious mononucleosis：return to play. Clin Sport Med. 2004；23(3)：485-97, xi.[PMID：15262384]
2) Putukian M, et al：Mononucleosis and athletic participation：an evidence-based subject review. Clin J Sport Med. 2008；18(4)：309-15.[PMID：18614881]
3) Matthys J, et al：Differences among international pharyngitis guidelines：not just academic. Ann Fam Med. 2007；5(5)：436-43.[PMID：17893386]
4) ESCMID Sore Throat Guideline Group, et al：Guideline for the management of acute sore throat. Clin Microbiol Infect. 2012；18 Suppl 1：1-28.[PMID：22432746]
5) Shulman ST, et al：Clinical practice guideline for the diagnosis and management of group A streptococcal pharyngitis：2012 update by the Infectious Diseases Society of America. Clin Infect Dis. 2012；55(10)：e86-102.[PMID：22965026]
6) 厚生労働省健康局結核感染症課：抗微生物薬適正使用の手引き. 第1版. 2017.[https://www.mhlw.go.jp/file/06-Seisakujouhou-10900000-Kenkoukyoku/0000166612.pdf]
7) Cooper RJ, et al：Principles of appropriate antibiotic use for acute pharyngitis in adults：background. Ann Intern Med. 2001；134(6)：509-17.[PMID：11255530]

8) Harris AM, et al:Appropriate Antibiotic Use for Acute Respiratory Tract Infection in Adults:Advice for High-Value Care From the American College of Physicians and the Centers for Disease Control and Prevention. Ann Intern Med. 2016;164(6):425-34. [PMID:26785402]

9) McIsaac WJ, et al:Empirical validation of guidelines for the management of pharyngitis in children and adults. JAMA. 2004;291(13):1587-95.[PMID:15069046]

10) Humair JP, et al:Management of acute pharyngitis in adults:reliability of rapid strep-tococcal tests and clinical findings. Arch Intern Med. 2006;166(6):640-4.[PMID:16567603]

11) Centor RM, et al:Pharyngitis management:defining the controversy. J Gen Intern Med. 2007;22(1):127-30.[PMID:17351852]

12) Tiemstra J, et al:Role of Non-Group A Streptococci in Acute Pharyngitis. J Am Board Fam Med. 2009;22(6):663-9.[PMID:19897695]

13) Aliyu SH, et al:Real-time PCR investigation into the importance of *Fusobacterium necrophorum* as a cause of acute pharyngitis in general practice. J Med Microbiol. 2004;53(Pt 10):1029-35.[PMID:15358827]

14) Batty A, et al:Prevalence of *Fusobacterium necrophorum* and other upper respiratory tract pathogens isolated from throat swabs. Br J Biomed Sci. 2005;62(2):66-70.[PMID:15997879]

15) Amess JA, et al:A six-month audit of the isolation of *Fusobacterium necrophorum* from patients with sore throat in a district general hospital. Br J Biomed Sci. 2007;64(2):63-5.[PMID:17633139]

16) Centor RM, et al:*Fusobacterium necrophorum* bacteremic tonsillitis:2 Cases and a review of the literature. Anaerobe. 2010;16(6):626-8.[PMID:20813196]

17) Shah M, et al:Severe acute pharyngitis caused by group C streptococcus. J Gen Intern Med. 2007;22(2):272-4.[PMID:17356999]

18) Centor RM:Expand the pharyngitis paradigm for adolescents and young adults. Ann Intern Med. 2009;151(11):812-5.[PMID:19949147]

19) Centor RM:Adolescent and adult pharyngitis:more than "strep throat":comment on "Large-scale validation of the Centor and McIsaac Scores to predict group A streptococcal pharyngitis". Arch Intern Med. 2012;172(11):852-3.[PMID:22566487]

20) Jensen A, et al:*Fusobacterium necrophorum* tonsillitis:an important cause of tonsillitis in adolescents and young adults. Clin Microbiol Infect. 2015;21(3):266.e1-3.[PMID:25658551]

21) Hedin K, et al:The aetiology of pharyngotonsillitis in adolescents and adults—*Fusobacterium necrophorum* is commonly found. Clin Microbiol Infect. 2015;21(3):263.e1-7.[PMID:25658556]

22) Centor RM, et al:The Clinical Presentation of Fusobacterium-Positive and Streptococcal-Positive Pharyngitis in a University Health Clinic:A Cross-sectional Study. Ann Intern Med. 2015;162(4):241-7.[PMID:25686164]

23) Klug TE, et al:A systematic review of *Fusobacterium necrophorum*-positive acute tonsil-litis: prevalence, methods of detection, patient characteristics, and the usefulness of the Centor score. Eur J clin microbiol infect Dis. 2016;35(12):1903-12.[PMID:27568201]

24) Alcaide ML, et al:Pharyngitis and epiglottitis. Infect Dis Clin North Am. 2007;21(2):449-69, vii.[PMID:17561078]

25) Reissmann S, et al:Region specific and worldwide distribution of collagen-binding M proteins with PARF motifs among human pathogenic streptococcal isolates. PLoS One. 2012;7(1):e30122.[PMID:22253902]

26) Zwart S, et al:Penicillin for acute sore throat:randomised double blind trial of seven

days versus three days treatment or placebo in adults. BMJ. 2000;320(7228):150-4. [PMID:10634735]

27) Mistik S, et al:Sore throat in primary care project:a clinical score to diagnose viral sore throat. Fam Pract. 2015;32(3):263-8.[PMID:25808403]

28) 荒木飛呂彦:ジョジョの奇妙な冒険. 27巻. 集英社, 1992.

29) Patel BM:Skin rash with infectious mononucleosis and ampicillin. Pediatrics. 1967;40(5):910-1.[PMID:6075667]

30) Brown GL, et al:Drug rashes in glandular fever. Lancet. 1967;2(7531):1418.[PMID:4170070]

31) Pullen H, et al:Hypersensitivity reactions to antibacterial drugs in infectious mononucleosis. Lancet. 1967;2(7527):1176-8.[PMID:4168380]

32) Chovel-Sella A, et al:Incidence of rash after amoxicillin treatment in children with infectious mononucleosis. Pediatrics. 2013;131(5):e1424-7.[PMID:23589810]

33) Dibek Misirlioglu E, et al:Incidence of Antibiotic-Related Rash in Children with Epstein-Barr Virus Infection and Evaluation of the Frequency of Confirmed Antibiotic Hypersensitivity. Int Arch Allergy Immunol. 2018;176(1):33-8.[PMID:29617685]

34) Thompson DF, et al:Antibiotic-Induced Rash in Patients With Infectious Mononucleosis. Ann Pharmacother. 2017;51(2):154-62.[PMID:27620494]

35) JAID/JSC感染症治療ガイド・ガイドライン作成委員会:Ⅵ　急性咽頭炎・扁桃炎. JAID/JSC感染症治療ガイド. 日本感染症学会・日本化学療法学会, 2014.

36) Casey JR, et al:Meta-analysis of cephalosporin versus penicillin treatment of group A streptococcal tonsillopharyngitis in children. Pediatrics. 2004;113(4):866-82.[PMID:15060239]

37) van Driel ML, et al:Different antibiotic treatments for group A streptococcal pharyngitis. Cochrane Database Syst Rev. 2016;9:CD004406.[PMID:27614728]

38) Casey JR, et al:Meta-analysis of cephalosporins versus penicillin for treatment of group A streptococcal tonsillopharyngitis in adults. Clin Infect Dis. 2004;38(11):1526-34. [PMID:15156437]

39) Casey JR, et al:Metaanalysis of short course antibiotic treatment for group a streptococcal tonsillopharyngitis. Pediatr Infect Dis J. 2005;24(10):909-17.[PMID:16220091]

40) Altamimi S, et al:Short-term late-generation antibiotics versus longer term penicillin for acute streptococcal pharyngitis in children. Cochrane Database Syst Rev. 2012;(8):CD004872.[PMID:22895944]

41) Sakata H:Comparative study of 5-day cefcapene-pivoxil and 10-day amoxicillin or cefcapene-pivoxil for treatment of group A streptococcal pharyngitis in children. J Infect Chemother. 2008;14(3):208-12.[PMID:18574656]

42) 国際的に脅威となる感染症対策関係閣僚会議:薬剤耐性(AMR)対策アクションプラン(概要)[http://www.mhlw.go.jp/file/06-Seisakujouhou-10900000-Kenkoukyoku/0000120777.pdf].

43) Cohen R, et al:Six-day amoxicillin vs. ten-day penicillin V therapy for group A streptococcal tonsillopharyngitis. Pediatr Infect Dis J. 1996;15(8):678-82.[PMID:8858671]

44) Peyramond D, et al:6-day amoxicillin versus 10-day penicillin V for group A beta-haemolytic streptococcal acute tonsillitis in adults:a French multicentre, open-label, randomized study. The French Study Group Clamorange. Scand J Infect Dis. 1996;28(5):497-501.[PMID:8953681]

45) Hayward G, et al:Corticosteroids as standalone or add-on treatment for sore throat. Cochrane Database Syst Rev. 2012;10:CD008268.[PMID:23076943]

46) Sadeghirad B, et al:Corticosteroids for treatment of sore throat: systematic review and meta-analysis of randomised trials. BMJ. 2017;358:j3887.[PMID:28931508]

11 気道症状有り のど型(急性咽頭・扁桃炎) **107**

Column 筆者の溶連菌咽頭炎体験

　ある朝起きると右前頸部リンパ節に圧痛があることに気づきました。しかし，喉の痛みはなく，熱や寒気もありませんでした。腰がやたらと痛く，子どもを抱えて腰を痛めたかと思いました。夕方17時頃に急に寒気がするようになりました。少し震えはあるものの，悪寒戦慄というほどではありませんでしたが，身体中の関節が痛く，季節外れのインフルエンザのような感じに思えました。熱を測ると38.8℃ありました。

　ちょうど同じ頃から，妻にも同様の症状が出てきていました。

　「これはやっぱり何かの感染症だろうなぁ」と思いましたが，共通する感染源と思われる1歳の子どもは熱もなく，食欲もあり，元気でした。

　何かのウイルス感染だろうかと思っていたら，妻（内科・産婦人科医）から「溶連菌じゃない？」と言われました。妻は喉が痛かったそうです。あれっ？と思って自分で自分の喉を見ると，扁桃にわずかに白苔が付いていました。しかし，喉の痛みはほとんど感じませんでした。

　熱があって咳はなく，前頸部リンパ節腫脹があって扁桃に白苔付着（右優位）がある（図3）。まさにCentorの基準で2人とも4点満点でした。

　やはりこれは2人とも溶連菌なのだろう，そう思いました。家に何か抗菌薬はないかと探してみたところ，以前タイに行く前に処方してもらっていたレボフロキサシン（クラビット®）が見つかりました。普段は溶連菌の咽頭炎はペニシリンで治療しましょうと言っている手前，飲むべきか飲まざるべきか，相当迷いました。

　このときは喉の痛みはそれほど強くなかったのと，熱が上がりきって少し楽になっていたこともあり，ペニシリンGの効果を実感するまたとない機会だと思って一晩様子をみることにしました。

　翌朝，少し喉の痛みは強くなっていましたが，身体は楽になっていたので，もしかして熱が下がったのかと思いましたが，測ってみると39.2℃ありました。大学を休んで病院を受診し，ペニシリンG（バイシリン®G）の内服薬を処方してもらいました。診断はほぼ明らかだったので迅速検査はせず

に，せっかく抗菌薬を飲まずに我慢していたのだから，後で答え合わせができきるようにと咽頭培養だけとってもらいました（後日Ａ群溶連菌が陽性と判明しました）。

バイシリン®Ｇは空腹時に飲んだほうが吸収がよくなるので，空腹時に飲むようにしました（といっても食欲がないので，あまり食べていませんでしたが）。この日の昼頃には図4のように白苔がよりいっそうはっきりしてきていました。嚥下痛が強くなってきていましたが，痛み止めを飲めばなんとか経口摂取はできるくらいにコントロールできていました。

私が熱を出す前日に，子どもを実家の母に少しみてもらっていたので，母にも症状が出ていないかどうか夕方電話をしたところ，ちょうど咽頭痛と首の痛みと熱が出てきたところでした。これもやはり溶連菌だろうと思い，早めに病院を受診してペニシリン系の抗菌薬をもらうようにと伝えました。

翌朝，ペニシリンＧを内服しはじめてからほぼ1日たって，熱は出なくなり，喉の痛みもだいぶ楽になってきました。図5はこの日の昼頃のものです。だいぶ白苔が取れてきています。

私自身は，夜には喉の痛みも痛み止めなしでだいぶ楽になってきました。図6はこの日の夜のものです。白苔が目立たなくなっています。

ペニシリンの効果を体験できて個人的には非常に満足でした。内服を開始して1日後にはかなり症状が軽快していたのは，平均的な経過からは少し早いような印象があります。患者さんの中には3～4日間咽頭痛が残る人もいます。

それにしても溶連菌の感染力の強さには驚きました。実家の母と子どもは5時間ほどしか接触していなかったのに感染してしまったようです（厳密には母の確定診断はついていませんが，状況証拠的にはおそらくそうだったのだろうと思います）。

また，自分の症状が最初，咽頭痛が乏しかったので，妻の一言がなければ溶連菌による咽頭炎を鑑別に挙げることができませんでした。多分，外来でこのような人が来たら見逃してしまっていたことでしょう。その意味でもとても勉強になった体験でした。

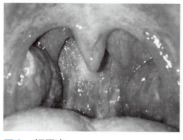

図3 初日夜
➡カラー口絵

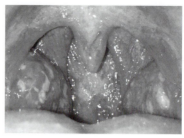

図4 2日目昼，ペニシリンG内服開始後約3時間
➡カラー口絵

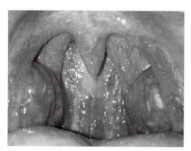

図5 3日目昼，ペニシリンG内服開始後約27時間
➡カラー口絵

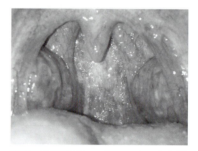

図6 3日目夜，ペニシリンG内服開始後約36時間
➡カラー口絵

I章 成人の"かぜ"のみかた

12 咽頭痛の地雷疾患：Killer sore throat

怖くて危険な咽頭痛

表1のように怖い咽頭痛は多数あります。やっかいなのは感染症以外の原因も紛れ込んでくる点です。国内の救急領域の訴訟件数を調べた報告によると，急性喉頭蓋炎，くも膜下出血，急性心筋梗塞，大動脈解離といった，喉から首にかけて痛みを起こしうるような疾患が上位にきます（表2）[1]。

表1 怖い咽頭痛

感染症	急性喉頭蓋炎 深頸部膿瘍 ● 扁桃周囲膿瘍 ● 咽後膿瘍 ● Lemierre症候群 ● Ludwigアンギナ　など
非感染症	急性心筋梗塞 頸動脈解離，椎骨動脈解離 くも膜下出血

表2 救急領域の訴訟件数（1965〜2011年まで50件中）

	件数
外傷	11
イレウス	7
急性喉頭蓋炎	6
くも膜下出血	4
急性心筋梗塞	3
大動脈解離	3

（文献1より作成）

感染症以外の危険な「喉が痛い」

咽頭炎・扁桃炎の所見がない場合の「喉が痛い」という訴えは危険信号です。

くも膜下出血では咽頭痛というよりも頸部痛になるかもしれません。頸動脈解離や椎骨動脈解離は比較的突然発症の頸部痛を特徴とします。

心筋梗塞で喉が痛くなるのはなぜでしょうか？ 心臓の痛みを伝える神経は大きく分けて2通りあります。1つが交感神経感覚成分でTh1〜4を支配します。典型的な前胸部絞扼感が起こるのはこのためです。もう1つは横隔神経でこれはC3〜5由来です。C3はちょうど，タートルネックで隠れる辺りになり，心筋梗塞で喉の痛みを感じることの説明になります（図1）。

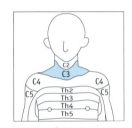

図1 デルマトーム

12 咽頭痛の地雷疾患：Killer sore throat

冠危険因子のある患者さんでは，顎から上腹部までのどのような痛み，違和感でも急性心筋梗塞をいったんは鑑別として考えて心電図をとる癖をつけると見逃しが少なくなるかもしれません。

感染症で危険な「喉が痛い」

感染症で危険な咽頭痛の2大疾患は急性喉頭蓋炎と扁桃周囲膿瘍です。発熱，咽頭痛を訴える患者さんでは，要注意を示すレッドフラッグサイン（表3）に注意しましょう。

これらの症状，所見をみたら，頭と身体をエマージェンシーモードに切り替えなければなりません。

表3　発熱・咽頭痛のレッドフラッグサイン

- 人生最悪の痛み
- 開口障害
- 唾を飲み込めない（流涎）
- tripod position*（三脚のような姿勢）

*：tripod position
両手をついて顔を前に出した三脚のような姿勢

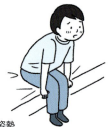

急性喉頭蓋炎を疑うポイント[2]

気道閉塞が切迫して，stridor（吸気時喘鳴）が聞こえるような状態であれば少なくとも「普通ではないことが起こっている」ことには気づくでしょう。問題となるのはもっと早期の段階で患者さんが受診してきてしまって，典型的な所見がそろっていない場合です。

急性喉頭蓋炎を早期に診断するためのポイントは，咽頭痛が強い割には目に見える範囲での咽頭所見がおとなしい点に気づくことです。「**喉の所見はたいしたことがないのに，なぜこの人はこんなに痛がっているのだろう？**」という違和感を無視してはいけません。

そのほか，前頸部の圧痛を伴う場合が多いことも所見として参考になります（表4）[3]。気道狭窄の身体所見としてstridorは有名ですが，成人の急性喉頭蓋炎では出現頻度は低く，stridorがないからといって除外できません。成

表4 急性喉頭蓋炎の症状：成人と小児の比較

	成人（%）	小児（%）
咽頭痛	91	50
嚥下痛	82	26
嗄声	79	79
前頸部圧痛	79	38
呼吸困難	37	80
stridor	27	80

（文献3より作成）

人と小児の症状の出方を比較すると成人は痛みに関する症状が多いのに対し，小児では呼吸困難，stridorが多いことがわかります（表4）[3]。痛みを訴えられない年齢の小児が含まれていることや小児のほうが気道が小さいためだと思います。

「いきなり喉頭蓋炎」を見逃さないために

埼玉医科大学の17年間の急性喉頭蓋炎285症例の報告によると，咽頭痛出現から初診までの日数は3日間以内のものが多く，特に初診までの日数が短いほど気道確保を要した症例が多かったです[4]。咽頭炎が治らずに急性喉頭蓋炎に進展するのではなく，「いきなり喉頭蓋炎」のほうが窒息しやすいのです。診断に自信がないから「念のため抗菌薬」では窒息が防げるとも思えません。特に急性喉頭蓋炎の訴訟では「抗菌薬投与の有無」ではなく，誤診や診断の遅れが争点になりやすかったようです[1]。強い咽頭痛を訴える患者では，安易に経過観察にせず，診断を詰めていくことが非常に重要です。

また，前述の報告では，285例全例で咽頭痛があり，嚥下痛で摂食困難だったのは，271例（95%），飲水不能だったのは125例（44%），呼吸困難を伴ったのは62例（22%）でした[4]。高度の呼吸困難は17例（6%）が訴え，このうち気道確保前にroom airでSpO$_2$が確認できた14例中SpO$_2$ 96%以上が10例，90〜95%が3例，90%が1例だったことからも，気道閉塞直前までSpO$_2$が比較的保たれていたことがわかります。SpO$_2$が保たれていても安心できません。急性喉頭蓋炎を疑ったら，究極的には喉頭ファイバー

12 咽頭痛の地雷疾患：Killer sore throat **113**

で喉頭蓋を直接観察する以外に急性喉頭蓋炎を診断または除外する方法はありません。耳鼻咽喉科医に速やかにコンサルトする必要があります。

耳鼻咽喉科医が常駐しているような総合病院ならいいのですが，そのようなところは少ないでしょう。耳鼻咽喉科医のいる病院へ転送するかどうかの判断をしなければなりません。もし呼吸状態が落ち着いているのであれば，頸部軟線X線のvallecula signが参考になることがあります(図2)[2]。頸部軟線X線で舌骨後ろの空気の層(喉頭蓋谷：vallecula)が正常に同定されるかどうかを見るものです[5]。倉敷中央病院で，喉頭蓋炎疑いで頸部側面X線を撮影された成人(＞15歳)105名の前向き研究によると，vallecula signの急性喉頭蓋炎に対する 感度は71.4(52.1～90.8)％，特異度は88.1(81.2～95.0)％，陽性尤度比6.00(3.21～11.2)，陰性尤度比0.32(0.17～0.62)でした[6]。thumb sign(腫大した喉頭蓋が頸部側面像で親指状に見える所見)と組み合わせることで感度が少しよくなるようですが，X線だけで急性喉頭蓋炎を完全に除外することは難しそうです(表5)[6]。ただし，人工的な気道管理の適応になるようなグレード3の急性喉頭蓋炎については，全例でthumb signとvallecula signのいずれかが異常でした。成人の咽頭痛で，X線でこれらの所見がなければ，少なくとも気道閉塞が切迫している状態ではなさそうだと少し安心材料になるかもしれません。

呼吸状態が切迫している場合，特に自らtripod positionになっている場

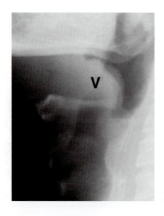

図2 急性喉頭蓋炎患者のvallecula sign
Vの部分が正常では空気の層で黒く見える
(山本舜悟：リスクの組み合わせから隠れた危険を察知する 咽頭痛＋流涎＋発熱. Medicina. 2013；50(4)：638-41.)

表5 thumb signとvallecula signの急性喉頭蓋炎（15歳以上）に対する診断精度

	thumb signまたは vallecula sign陽性	thumb signのみ陽性	vallecula signのみ陽性
感度（%）	81.0（64.2〜97.8）	66.7（46.5〜86.8）	71.4（52.1〜90.8）
特異度（%）	85.7（78.2〜93.2）	94.0（89.0〜99.1）	88.1（81.2〜95.0）
陽性尤度比	5.67（3.27〜9.82）	11.2（4.74〜26.5）	6.00（3.21〜11.2）
陰性尤度比	0.22（0.10〜0.51）	0.35（0.20〜0.63）	0.32（0.17〜0.62）

（　）内は95%信頼区間　　　　　　　　　　　　　　　　　　　　（文献6より作成）

合（仰臥位で呼吸困難が悪化する場合）は危険性が高く，このような場合に気軽にCT撮影に行くとCT室で呼吸停止しかねないので，気道確保を優先しましょう。診療所であればすぐに転院の手はずを整え，病院であれば院内にいる気道確保が最も上手な医師（麻酔科医など）に声をかけ助けを求めましょう。

急性喉頭蓋炎の治療[2]

気道確保と抗菌薬が中心です。原因菌としてはインフルエンザ桿菌，肺炎球菌，β溶血性連鎖球菌が多く，セフトリアキソンなどの第3世代セファロスポリンを用います。

ステロイドの使用の是非については議論の余地があります。質の高いランダム化比較試験がなく，ケースシリーズではステロイド使用の有無に関する効果は一定した結論が出ていません。中にはステロイド投与患者のほうが入院期間は長かったとする報告もありますが，これはステロイド投与患者のほうがより重症度が高かったことを反映しているのかもしれません[7]。

筆者は急性喉頭蓋炎や深頸部膿瘍の治療でステロイドを絶対に使わないという耳鼻咽喉科医に出会ったことがないため，急性喉頭蓋炎や深頸部膿瘍の疑いが強ければ耳鼻咽喉科医に引き継ぐまでヒドロコルチゾン200mg程度の点滴投与を開始しておいてもよいと考えています。ただし，ステロイド投与で気道閉塞が回避できるわけではないので，必ず気道確保の準備をしつつ耳鼻咽喉科医にコンサルトしましょう。

▶セフトリアキソン（ロセフィン®）点滴1回2gを24時間毎，1日1回

12 咽頭痛の地雷疾患：Killer sore throat　　**115**

扁桃周囲膿瘍の診断[2]

危険な咽頭痛の鑑別診断で扁桃周囲膿瘍の病名を挙げることができる研修医は少なくありませんが，扁桃周囲膿瘍の咽頭所見が実際にどのようなものか絵に描いてもらうと案外正しく描けません。ペーパーテストであれば病名を知っているだけで十分ですが，実地臨床では目の前の患者さんを扁桃周囲膿瘍と認識できなければ役に立つ知識とは言えません。

扁桃周囲膿瘍の咽頭所見を模式的に描くと図3[2]のようになります。口蓋垂が膿瘍によって押されて反対側へ偏位していることがポイントです。知っていれば一目瞭然です。

また，耳痛があったら化膿性合併症（扁桃周囲膿瘍など）のオッズ比3.0（95％信頼区間1.9～4.8）ですので，要注意です[8]。

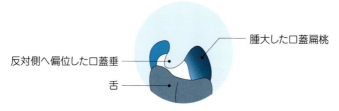

図3　扁桃周囲膿瘍の模式図
（山本舜悟：リスクの組み合わせから隠れた危険を察知する 咽頭痛＋流涎＋発熱．Medicina. 2013；50（4）：638-41.）

咽後膿瘍

幸いそれほど頻度は高くないですが，これも見逃すと恐ろしい病気です。咽後膿瘍が起こるすぐ後ろには，危険間隙（danger space）と呼ばれる部位があり，ここに感染が波及すると縦隔に落ちこんで降下性縦隔炎に容易に至ります[9]。また，すぐ側方には頸動脈鞘があり，頸動脈に波及すれば頭蓋内へ，頸静脈へ波及すれば敗血症性肺塞栓の原因になりえます。

軟部組織の距離は，成人ではC3レベルで7mm以下，C6レベルで22mm以下が正常です。3×7＝（少し計算を間違えて）22と覚えます[10]。頸部側面のX線を撮影した場合，この軟部組織層が腫大していないかチェックし（図4），疑わしければCTで確認するのがよいでしょう。

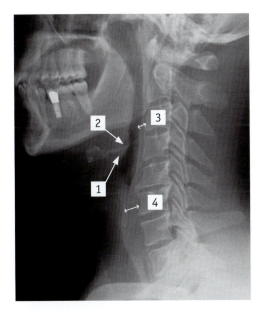

図4　咽頭痛の頸部側面像の
　　　チェックポイント
①thumb sigh,
②vallecula sign,
③C3：7mm以下,
④C6：22mm以下

Ludwigアンギナ

　下顎の臼歯の感染が進展した下顎付近の軟部組織感染症で，糖尿病患者で起こりやすいです（図5）。121例のケースシリーズによると，34例（28％）で気管切開がなされ，その他の症例すべての気管挿管が行われました。26例（21％）に敗血症，15例（12％）で縦隔炎を合併し，11例（9％）が死亡しました。死亡した11例のうち9例は糖尿病患者でした[11]。

　余談ですが1836年にこの疾患を初めて報告したLudwig医師はLudwigアンギナで亡くなった可能性があるそうです[12]。

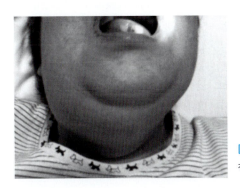

図5　Ludwigアンギナ患者
右下顎部が腫脹している

12 咽頭痛の地雷疾患：Killer sore throat　　117

舌扁桃炎，舌扁桃膿瘍

　扁桃摘出術の既往がある人の発熱，咽頭痛で考えます。扁桃を摘出しているのに扁桃腺炎が起こるなんて変な感じがしますが，扁桃摘出は通常口蓋扁桃の摘出を指します。口蓋扁桃摘出後に代償性に舌扁桃が腫大してくることがあり，ここに扁桃炎を起こした場合は口腔内から直接観察できる範囲では確認できず（図6），「喉の所見はたいしたことがないのに強い咽頭痛」という急性喉頭蓋炎を疑いたくなるような症状で受診します。耳鼻咽喉科医による間接喉頭鏡や喉頭ファイバーで診断できます。

　舌扁桃炎だけなら抗菌薬だけで治療できますが，舌扁桃膿瘍になると切開排膿が必要になります。舌扁桃は扁平上皮で覆われていて基本的には感染を起こしにくく，舌扁桃膿瘍は比較的稀だとされますが，筆者は2回見逃したことがあります[13, 14]。

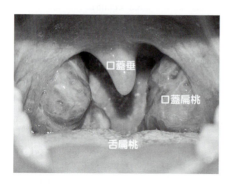

図6　正常な咽頭
舌扁桃は通常直接は観察できない
➡カラー口絵

深頸部膿瘍の治療

　扁桃周囲膿瘍，咽後膿瘍，Ludwigアンギナ，舌扁桃膿瘍などの深頸部膿瘍では，耳鼻咽喉科医によるドレナージが必要なので，これも速やかにコンサルトをします。気道管理やステロイド使用の是非については，急性喉頭蓋炎と同様です。抗菌薬は嫌気性菌のカバーも考え，多くの場合アンピシリン／スルバクタムを使用します。

　適切なドレナージと気道管理に加えて，
▶アンピシリン／スルバクタム（ユナシン®）点滴1回3gを6時間毎，1日4回
などを処方します。

Lemierre症候群

症例：生来健康な29歳男性

【現病歴】

入院3日前の夕食後に悪寒戦慄を自覚し，発熱，咽頭痛が出現した。初めはうっすらとした痛みだったが，徐々に傷口がうずくような，ズキズキする痛みに変わっていった。市販の鎮痛薬を内服したが，痛みは改善しなかった。嚥下時に痛みが増強した。

入院2日前から前日にかけて咽頭痛に加えて悪心，嘔吐，下痢，頭痛が出現した。咽頭痛は飲水で激痛がするほどになり持続痛だった。嘔吐はほとんどが胃液で大量に出た。食欲が低下し，食事がとれなくなったため受診した。

【来院時身体所見】

体温37.4℃，血圧108/55mmHg，脈拍64回/分，呼吸数12回/分，SpO$_2$ 96%（room air），意識清明，両側扁桃腫脹（右＜左）あり，開口障害あり，左下顎周囲を中心に左耳介後部にかけて軽度の圧痛あり。白血球数13,100/μL（Neut 92.4%，Lymph 3.5%），Hb 15.3g/dL，血小板数12.2万/μL，AST 44IU/L，ALT 64IU/L，BUN 29mg/dL，Cre 1.5mg/dL，造影CTで左内頸静脈に血栓あり，肺野に多発塞栓像あり。入院時採取の血液培養2セットから*Fusobacterium necrophorum*が検出。

【診断】Lemierre症候群

　　口腔，咽頭の感染症から内頸静脈に波及し血栓性静脈炎を起こし，肺や関節，骨に播種性感染を起こす重篤な症候群で，*Fusobacterium necrophorum*などの嫌気性菌が原因になります[15]。10代から若年成人に好発します。

　　1900年にCourmontとCadeが初めて報告し，1936年にLemierreが20例のレビューを報告したことからLemierre症候群と呼ばれるようになりました[15]。CTなどなかった時代ですが，Lemierreは

　　"a syndrome so characteristic that mistake is almost impossible"
　　（とても特徴的なので，誤診することはほとんどありえない症候群）

　　と記述しました[16]。当時は抗菌薬がなかった時代だったのでめずらしくはなく，有効な治療もなかったため進行例が多かったのだろうと思います（当時の治療法は内頸静脈結紮術）。劇症型で通常7〜15日間の経過で死に

12 咽頭痛の地雷疾患：Killer sore throat **119**

至ったそうです。

*Fusobacterium*属は口腔内，女性生殖器内，消化管の常在菌で，偏性嫌気性，グラム陰性桿菌です。*F. nucleatum*，*F. necrophorum*が臨床検体からよく検出され，後者のほうが病原性が強くLemierre症候群の患者から最も多く検出されます[17]。一般に偏性嫌気性菌は単独で病気を起こすことは少なく，他の細菌との混合感染という形をとりやすいですが，*F. necrophorum*はこれまで健康だった人にprimary pathogenとして病気を起こすことができます[17]。

Lemierre症候群は，急性の39～41℃の発熱で発症し，悪寒戦慄を伴うことがあります。咽頭痛の発症から4～5日後に起こるのが典型的ですが，長ければ12日間間隔があくこともあります[16, 18]。

*Fusobacterium*属が咽頭炎，扁桃炎を起こす可能性がありますが（「 AL Aだけでいいのか？」➡p.88），*Fusobacterium*属による咽頭炎，扁桃炎を治療することによってLemierre症候群が実際に減るかどうかは現時点で不明です。

治療は，*Fusobacterium*属がβラクタマーゼを産生することがあるので，アンピシリン/スルバクタムを用いることが多いです。治療期間は定まったものがありませんが，治療反応をみながら3～6週間になります[18]。抗凝固療法については議論があり，ルーチンには必要ないとされますが，血栓が進展するようであれば使わざるをえなくなります。

有効な治療を行っても解熱まで時間がかかり，治療開始後の発熱期間の中央値が9日間（1～55日間）という報告があります[19]。

【処方例】

▶アンピシリン/スルバクタム（ユナシン®）点滴1回3gを6時間毎，1日4回，3～6週間

文献

1) 本多ゆみえ，他:本邦における救急領域の医療訴訟の実態と分析. 日救急医会誌. 2013:24(10):847-56.

2) 山本舜悟. リスクの組み合わせから隠れた危険を察知する 咽頭痛+流涎+発熱. Medicina. 2013:50(4):638-41.

3) Mayo-Smith MF, et al:Acute epiglottitis. An 18-year experience in Rhode Island. Chest. 1995:108(6):1640-7.[PMID:7497775]

4) 田中　是, 他:急性喉頭蓋炎285例の臨床的検討 日耳鼻会報. 2015:118 (11) :1301-8.

5) Ducic Y, et al:Description and evaluation of the vallecula sign:a new radiologic sign in the diagnosis of adult epiglottitis. Ann Emerg Med. 1997:30 (1) :1-6.[PMID:9209217]

6) Fujiwara T, et al:Diagnostic accuracy of lateral neck radiography in ruling out supra-glottitis:a prospective observational study. Emerg Med J. 2015:32 (5) :348-52.[PMID: 25142034]

7) Glynn F, et al:Diagnosis and management of supraglottitis (epiglottitis). Curr Infect Dis Rep. 2008:10 (3) :200-4.[PMID:18510881]

8) Little P, et al:Predictors of suppurative complications for acute sore throat in primary care:prospective clinical cohort study. BMJ. 2013:347:f6867.[PMID:24277339]

9) 渡辺哲生. 解剖から見た扁桃周囲膿瘍・深頸部膿瘍. 口腔咽頭科. 2016:29 (1) :9-17.

10) 寺沢秀一, 他:研修医当直御法度. 第6版. 三輪書店:2016.

11) Bross-Soriano D, et al:Management of Ludwig's angina with small neck incisions:18 years experience. Otolaryngol Head Neck Surg. 2004:130 (6) :712-7.[PMID:15195057]

12) Wasson J, et al:Did Ludwig's angina kill Ludwig? J Laryngol Otol. 2006:120 (5) :363-5. [PMID:16696873]

13) Mavrinac JM, et al:Acute lingual tonsillitis. Am J Emerg Med. 1997:15 (3) :308-9.[PMID: 9148994]

14) Coughlin AM, et al:Lingual tonsil abscess with parapharyngeal extension:a case report. Ear Nose Throat J. 2014:93 (9) :E7-8.[PMID:25255362]

15) Riordan T, et al:Lemierre's syndrome:more than a historical curiosa. Postgrad Med J. 2004:80 (944) :328-34.[PMID:15192164]

16) Lemierre A:On certain septicaemias due to anaerobic organisms. Lancet. 1936:227 (5874) :701-3.

17) Golpe R, et al:Lemierre's syndrome (necrobacillosis). Postgrad Med J. 1999:75 (881) : 141-4.[PMID:10448489]

18) Chirinos JA, et al:The evolution of Lemierre syndrome:report of 2 cases and review of the literature. Medicine (Baltimore). 2002:81 (6) :458-65.[PMID:12441902]

19) Hagelskjaer Kristensen L, et al:Lemierre's syndrome and other disseminated *Fusobacterium necrophorum* infections in Denmark:a prospective epidemiological and clinical survey. Eur J Clin Microbiol Infect Dis. 2008:27 (9) :779-89.[PMID:18330604]

I章 成人の"かぜ"のみかた

13 気道症状 有り せき型（急性気管支炎）

症例①：25歳男性

2週間ほど前から咳と痰が続く。かぜをひいた後に「咳が治らない」と言って受診した。呼吸困難はなし。鼻汁があって，喉に垂れ込むような感じがある。アレルギーなし。結核の曝露歴なし。たばこは1日30本程度吸っていたが，咳が出てからは1日10本程度に減らしている。発熱なし。咽頭後壁に後鼻漏あり。胸部聴診で異常なし。

【診断】上気道咳症候群（後鼻漏）もしくは感染後咳嗽症候群

【処方例】

▶ d−クロルフェニラミンマレイン酸塩（ネオマレルミンTR®）1回6mgを1日2回内服，2日間（ただし，高齢者では避ける）

症例②：72歳男性

1週間ほど前から痰が出るようになり，たまに咳き込むことがある。鼻汁，咽頭痛なし。熱はなく，食欲もある。夜も眠れている。市販のかぜ薬を飲んだがよくならなかったので来院した。これまで喘息と言われたことはない。喫煙なし。アレルギーなし。結核の曝露歴なし。後鼻漏なし。他にも診察で異常なし。

【診断】急性気管支炎

【処方例】

▶ デキストロメトルファン（メジコン®）1回30mgを1日3回内服

▶ カルボシステイン（ムコダイン®）1回500mgを1日3回内服

病型の説明と診断のポイント

このタイプは咳が主症状のタイプです。発熱や痰はあってもなくてもかまいません。

急性気道感染症による咳嗽は2〜3週間続くことが少なくありません。文献的には平均17.8日間（研究によって15.3〜28.6日間と幅があります）持続すると報告されています[1]。

122 I章 成人の"かぜ"のみかた

咳は持続期間により，3週間未満のものを急性，3〜8週間のものを遷延性，8週間以上続くものを慢性と分類します[2]。これによりある程度鑑別診断を整理することができます（表1）[2]。咳がご専門の先生からみれば網羅的ではない表ですが，非専門医であればとりあえずこの辺りを押さえておけばよいのではないかと思います。

表1　咳の持続期間による分類

分類	考慮すべき疾患
急性咳嗽：3週間未満	● 急性気管支炎 ● 肺炎 ● COPD急性増悪 ● 心不全：夜間の咳や呼吸困難が初発症状になることあり ● 肺塞栓
遷延性咳嗽：3〜8週間	● 上気道咳症候群（後鼻漏） ● 咳喘息 ● 感染後咳嗽症候群：百日咳，マイコプラズマを含む ● GERD（胃食道逆流症） ● 薬剤性：ACE阻害薬 ● 肺癌 ● 肺結核，気管支結核，喉頭結核
慢性咳嗽：8週間以上	● 咳喘息 ● 上気道咳症候群（後鼻漏） ● GERD（胃食道逆流症）

（文献2より作成）

上気道咳症候群（後鼻漏）

後鼻漏症候群ともいい，鼻汁が喉に垂れ込んで咳が出るものです。文字通り，「鼻汁が喉のほうに垂れ込んでいる感じがある」という訴えがあれば考えます。また，診察の際に，鼻汁が咽頭後壁に垂れ込んでいるのを観察できればこれだろうと考えます。

実は筆者も後鼻漏があり，図1は筆者がかぜをひいた後のものです。

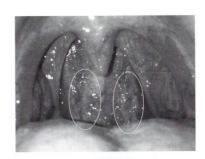

図1　後鼻漏の咽頭後壁写真
○で囲んだ部位が鼻汁
➡ カラー口絵

ちょっとわかりにくいかもしれませんが，咽頭後壁の白っぽいのが鼻汁です（汚くてすみません）。教科書的には後鼻漏が長く続くと，cobblestone（敷石状）変化をきたすとあります（**AL**『のどからの咳』と『胸からの咳』」➡ p.138）。

咳喘息

2009年に行われた国内7施設の多施設研究によると3週間以上続く遷延性咳嗽，慢性咳嗽の原因として咳喘息，咳優位型喘息が約7割を占めました[3]。長引く咳をみたら，まず咳喘息を考えてみるのは悪くありません。特に，アトピーや喘息の既往はリスク因子です。喘息ときちんと診断されたことがなくても季節の変わり目に咳が出る，かぜをひいた後に咳が長引く，夜間から明け方に咳が悪化しやすいなどの特徴があれば，疑ってみる必要があります。喘鳴は伴わず，咳だけが起こります。

GERDについて

以前は国内の慢性咳嗽の原因としては稀だと考えられていましたが，最近の報告では増加傾向にあり，京都大学呼吸器内科の報告では，慢性咳嗽のうち11.5％を占めたとされています[4]。しかし，2009年の国内多施設研究によると3週間以上続く咳嗽のうちGERDが原因だったのは2.2％とそれほど多くはありませんでした[3]。GERDに典型的な胸焼けの症状を伴わないことも多く，臥位での増悪や，起床時の口の苦み・酸味といった症状で疑います。

百日咳について

百日咳を臨床症状のみで診断することは難しいです。成人では発作性の咳がなければ，百日咳の可能性が少し下がりますが，他の症状はあってもなくてもなんとも言えません（尤度比が1に近いため）（表2）[5]。

国内の単施設ですが，一般診療所を受診した成人の遷延性咳嗽926例中PT-IgG抗体価高値（100EU/mL以上）だったのは52例（5.6％）でした[6]。発作性の咳き込みは31例（59.6％），吸気性笛声は9例（17.3％），咳き込み

表2　百日咳の臨床症状の診断精度

症状	年齢カテゴリー	感度%（95％CI）	特異度%（95％CI）	陽性尤度比（95％CI）	陰性尤度比（95％CI）
発作性の咳	成人	93.2（83.2〜97.4）	20.6（14.7〜28.1）	1.17（1.10〜1.25）	0.33（0.15〜0.71）
咳嗽後の嘔吐	成人	32.5（24.5〜41.6）	77.7（73.1〜81.7）	1.45（1.19〜1.79）	0.87（0.79〜0.96）
吸気時の笛声（inspiratory whoop）	成人	29.8（18.0〜45.2）	79.5（69.4〜86.9）	1.46（1.07〜1.97）	0.88（0.77〜1.00）
発熱なし	成人	81.8（72.2〜88.7）	18.8（8.1〜37.9）	1.01（0.86〜1.18）	0.97（0.49〜1.90）
咳嗽後の嘔吐	小児	60.0（40.3〜77.0）	66.0（52.5〜77.3）	1.76（1.26〜2.48）	0.61（0.40〜0.91）

CI：confidence interval（信頼区間）　　　　　　　　　　　　　（文献5より作成）

後嘔吐は15例（28.8％）にありましたが，15例（28.8％）では特徴的症状がなかったそうです。

　百日咳抗体検査は，以前使われていた凝集素価法（東浜株，山口株）のシングル血清ではまったく当てにならず，現在では試薬の製造販売も終了されています。現在保険適用のある百日咳菌毒素に対する抗体検査（PT抗体）についてはシングル血清でカットオフ値を50〜120IU/mLに設定すると診断に有用とされます[7]〔繊維状赤血球凝集素（FHA）抗体も保険適用がありますが，パラ百日咳菌と交差反応があったり，百日咳ワクチン接種者での抗体保有割合が高かったりするため，特異性に欠け，百日咳の診断に用いることはできません〕。PT抗体は通常，シングル血清で100IU/mL以上で診断的とされます[8]。しかし，カットオフ値を高く設定すれば特異度は上がるものの感度は下がるため（表3）[9, 10]，アウトブレイク時には50IU/mLという低めのカットオフ値を採用したほうがよいとされます[11]。いったん抗体価が上昇すると下がるまで数カ月時間がかかります。1年以内に50IU/mL未満まで下がるのが40％，2年以内に72％，3年以内に86％ですので，PT抗体価が上昇しているからといって必ずしも直近の感染を意味しないということにも注意です[9]。

表3 百日咳診断における百日咳菌毒素(PT)抗体のシングル血清のカットオフ値による感度，特異度

研究	参照基準	カットオフ値	感度	特異度
米国[10]	培養陽性	200IU/mL	67%（咳嗽2週間以上） 36%（咳嗽2週間未満）	99%以上
オランダ[9]	培養または PCR陽性	50IU/mL 100IU/mL	88.8% 76.4%	96.4% 99.2%

表4 百日咳診断におけるLAMP法の感度，特異度

研究	参照基準	感度（95%CI）	特異度（95%CI）
Torkaman 2015[14]	real-time PCR法	76.2% （65.4～85.0%）	94.1% （86.8～98.0%）
Brotons 2016[15]	real-time PCR法	96.6% （82.3～97.0%）	99.5% （97.0～99.9%）

　2016年から百日咳菌のIgM抗体（百日咳菌に対するIgM抗体価），IgA抗体（PTとFHAの総IgA抗体価）検査が利用できるようになりました。IgM抗体は病日15日，IgAは病日21日をピークに上昇します[12]。ワクチンによる影響を受けないので，単一血清で診断できるのではないかと言われていますが，実臨床での診断精度に関するデータはまだ十分ではないようです。

　2016年11月に後鼻腔ぬぐい液のLAMP法が保険収載されました。real-time PCR法を参照基準にした感度，特異度は**表4**のように良好です[13-15]。

　百日咳に対する抗菌薬は発症後2週間以内でないと効果がないと言われます。百日咳による毒素がいったん産生されてしまうと抗菌薬は有効でないからです。抗菌薬が有効な期間が限られており，ペア血清の結果を待っていられないので，診断的治療として抗菌薬を投与したくなることもありましたが，LAMP法が普及すれば，この状況は改善されるかもしれません。検査法により推奨される時期が異なる点にも注意が必要です（**図2**）[16]。

予防接種スケジュールに就学前の三種混合ワクチンが追加

　2018年8月に日本小児科学会は予防接種スケジュールに，学童期の百日咳を予防する目的で就学前の三種混合ワクチンの追加を推奨しました[17]。抗PT-IgG抗体価は百日咳含有ワクチンの接種によって1歳までに上昇します

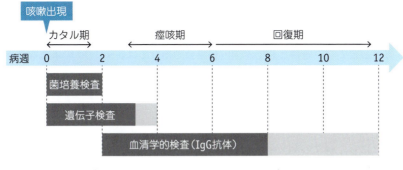

図2 米国CDCが提唱する百日咳検査の適用タイミング　　　（文献16より引用）

が，4〜7歳で抗体価の減衰がみられ，学童期の自然感染により再度上昇していくようです[18]。百日咳ワクチンの目的は乳児の重症化を防ぐためですが，年長児から乳児への感染を防ぐために就学前の接種が追加されたのです。

前述の通り，百日咳は臨床症状だけでは診断が難しいので，予防接種で予防してしまったほうが悩みも少なくなるでしょう。

見逃したくないもの

呼吸困難や頻呼吸，低酸素血症には要注意（心不全・肺塞栓）

急性咳嗽は頻度的に上気道炎，急性気管支炎，肺炎が多いですが，心不全や肺塞栓でも咳が出ることがあります。咳に加えて安静時，労作時を問わず呼吸困難や頻呼吸，低酸素血症を伴っていたら単なる気管支炎で片づけるべきではありません。

肺炎との鑑別

急性咳嗽では，頻度の観点からなんと言っても肺炎との鑑別が大切です。大雑把にいうと，「咳や痰，発熱を主症状とする病態の中で肺炎ではないもの」を急性気管支炎と呼ぶ約束になっています。それでは，「肺炎ではない」ことを判断するにはどういった条件が必要になるでしょうか？

手っ取り早いのは胸部X線です。胸部X線で肺炎像があれば肺炎，なければ気管支炎とするのはシンプルでわかりやすいでしょう。一方，通常胸部X線が必要でない場合として米国内科学会の指針では**表5**[19, 20)]のような条件が挙げられています。

また，**表6**のDiehrのルールのような予測ルールを用いるのも役に立ちます[21)]。

ただし，種々の肺炎の予測ルールと「医師の判断」を比べると後者のほうが感度は優れていたという報告もあり[22)]，心肺機能の予備力の少ない発熱・咳患者では予測ルールは参考程度にして積極的に胸部X線を撮ったほうがよいかもしれません。

とはいえ，普通感冒も含めて，咳のある患者すべてでX線を撮るのは現実

表5　胸部X線を必要としない状況

基礎疾患のない非高齢者では
●バイタルサインの異常（体温38℃以上，脈拍100回/分以上，呼吸数24回/分以上）
●胸部聴診所見の異常

↓

どちらもなければ，通常胸部X線は不要

（文献19，20より作成）

表6　Diehrの肺炎予測ルール

症状，所見	点数	合計点数	肺炎の可能性
鼻汁	−2点	−3点	0%
咽頭痛	−1点	−2点	0.7%
寝汗	1点	−1点	1.6%
筋肉痛	1点	0点	2.2%
1日中みられる喀痰	1点	1点	8.8%
呼吸数＞25回/分	2点	2点	10.3%
体温≧37.8℃	2点	3点	25.0%
		4点以上	29.4%

（文献21より作成）

128　I章 成人の"かぜ"のみかた

的ではないかもしれませんし，X線の偽陰性（実際は肺炎があるのに肺炎を指摘できない）の問題もあります。X線の偽陰性の原因には，医師の読影能力も関係するでしょうが，経験のある放射線科医同士でも胸部X線上の肺炎の有無の一致率は87%しかなかったという報告があります[23]。患者側の問題（好中球減少や脱水があると浸潤影が出にくい）も大きく影響します。肺炎疑いで入院した患者の約1/3がX線は正常だったものの，X線で肺炎像があった患者となかった患者との培養（痰培，血培）陽性割合や病院内死亡割合に差はなかったとする報告もあります[24]。それでは全例CTを撮ればよいかというと，これはさらに非現実的です。バイタルサインの異常は甘く見ないほうがよいです。急性の咳の患者で，表7の体温の赤信号，体温以外の黄色信号が1つでもあれば，胸部X線を考慮したほうがよいでしょう[25]。

　通常気管支炎ではみられない症状，すなわち悪寒戦慄や胸膜痛，頻呼吸や低酸素血症，聴診上のラ音やヤギ声といった所見があれば，画像で異常がみられなくても臨床的には肺炎として治療しなければなりません。身体所見は時に画像所見よりも鋭敏なことがあります。

表7　急性の咳のある患者でのバイタルサインと肺炎の可能性　➡カラー口絵

	青信号	黄信号	赤信号
体温（℃）	≦37.5	37.6〜38.6	＞38.6
脈拍（回/分）	＜100	100〜119	≧120
呼吸数（回/分）	＜20	20〜29	≧30
SpO_2（%）	95〜100	90〜94	＜90

急性の咳の患者で**体温の赤信号，体温以外の黄信号**が1つでもあれば胸部X線を考慮

（文献25より作成）

長引く咳（3週間以上）で見逃したくないもの（肺癌と結核）

　心不全や肺塞栓を放っておいたら悪化するでしょうから，3週間以上咳が続く遷延性咳嗽や慢性咳嗽では多くの場合，すぐに命に関わるような疾患はそれまでの間に除外されてしまっています。このカテゴリーで見逃したくないものは，肺癌と結核です。症状が出て以降胸部X線が撮られていなければ，一度は撮ったほうがよいでしょう。また，気管支結核や喉頭結核は胸部

X線で異常がなくても排菌を伴いますので，排菌を伴う結核かどうかは画像検査ではなく，喀痰の抗酸菌検査で判断します。特に，長引く咳や痰のある患者に抗菌薬を処方したくなる衝動に駆られたときは，結核の可能性を考えましょう。

治療の考え方：抗菌薬を使うべき病態，使わなくてもよい病態

> **抗微生物薬適正使用の手引き 第1版より[26]**
> ➡ 慢性呼吸器疾患等の基礎疾患や合併症のない成人の急性気管支炎（百日咳を除く）に対しては，抗菌薬投与を行わないことを推奨する

　急性気管支炎ではほとんどの場合，抗菌薬は不要です。2014年に改訂されたコクランレビューによると，フォローアップ時の臨床的な改善は抗菌薬群とプラセボ群で有意差はありませんでした［リスク比1.07；95％CI 0.99〜1.15；NNT（number needed to treat）＝22］[27]。とはいえ，急性気管支炎に対する抗菌薬は「再診時の咳症状が少なくなる（NNT＝6：つまり6人に投与すれば1人の咳症状を改善させることができる）」「夜間の咳が少なくなる（NNT＝7）」「臨床医による全体評価で改善を示す患者が増える（NNT＝25）」などまったく効果がないとも言い切れません。評価対象になった研究は，胸部X線による肺炎の除外を必須にしていないものがほとんどなので，一部肺炎が紛れ込んでいた可能性は秘めています。しかし，前述したように咳の患者すべてに胸部X線を撮影することは現実的ではなく，ある意味臨床の現場を反映していると考えられます。

　一方で，抗菌薬投与群では副作用が増加しました［リスク比1.20；95％CI 1.05〜1.36；NNH（number needed to harm＝24）］[27]。患者の症状軽減を期待して抗菌薬を処方する医師は多いと思いますが，呼吸器症状がいくらか改善したとしても，呼吸器症状以外の副作用をもたらすのであれば，たとえNNTが6だとしても，**肺炎を疑わない咳の患者にルーチンに抗菌薬を処方するのは「割に合わない」**ということになります。

　薬が「効く」「効かない」を判断する際には，「どれくらい効いて」，それが

「患者に何をもたらすのか」を意識しておかなければなりません。

　ただし，咳症状がとてもつらくて夜は一睡もできないという患者さんには，「抗菌薬のせいで下痢をしたり，皮疹が出たりするかもしれませんが」と断った上で非常に限定的に抗菌薬を処方することはあってもよいのではないかと個人的には考えています（その場合，痰培養を出しておいたほうが良い）。急性気管支炎で抗菌薬を投与するのは筆者の場合，概算して1～2％程度です。

COPD急性増悪の場合

　COPD患者など慢性肺疾患のある患者では，上気道炎をきっかけに呼吸状態が悪化することもあり，別枠として考える必要があります。

　コクランレビューでは，COPD急性増悪の際に抗菌薬を投与することによって有意に治療失敗が減ると結論づけています。ただし，全体の死亡率では有意差がなく，抗菌薬使用により有意に副作用が増えたという結果でした[28]。入院を要する急性増悪患者やICUに入室するほどの重症患者では治療失敗のリスク低下効果が比較的はっきりしていますが，対象を外来患者だけに絞るとかなり微妙な効果になってしまいます。筆者のプラクティスとしては，入院するようなCOPD急性増悪患者さんでは抗菌薬を使用しますが，軽症の外来患者さんではケースバイケースです（「 AL 誰も教えてくれなかったCRPの使い方」➡p.141）。

具体的な処方例

抗菌薬

▶急性気管支炎に対しては基本的には不要

　もし眠れないほど咳が強かったり，肺炎をきちんと除外できているか自信がなかったりで，どうしても抗菌薬を処方したい場合には（できれば痰培養採取後に），

13 気道症状有り せき型（急性気管支炎）　131

膿性痰があれば

▶アモキシシリン（サワシリン®, パセトシン®）1回500mgを1日3回内服, 3日間

乾性咳嗽ならば

▶ドキシサイクリン（ビブラマイシン®）1回100mgを1日2回内服, 3日間

のどちらかを処方して，3日後再診（これらの処方に強い根拠はありませ
んが，肺炎球菌などであれば膿性痰を伴うことが多く，マイコプラズマなど
非定型肺炎であれば乾性咳嗽が多いからです）。肺炎の徴候が明らかになっ
ていれば肺炎として治療を継続，変わりなければ抗菌薬は終了し対症療法を
継続します。

咳に対して

▶デキストロメトルファン（メジコン®）1回30mgを1日3～4回内服

デキストロメトルファンは1回15mgだと効果が乏しいことがあり，咳が
強い場合は1回30mgで処方したほうがよいでしょう[29]。

▶重要：「咳がつらいのでたばこを控えている」という喫煙者には，これを機会に禁煙を提案してみましょう！

長引く咳には

▶リン酸コデイン1回10mg, 1日30mg

リン酸コデインは急性上気道炎の咳には効果が乏しいですが，慢性咳嗽に
は有効かもしれません[30]。

咳喘息の可能性を考えたら

▶ベクロメタゾン（キュバール™100エアゾール）1回1吸入を1日2回

▶フルチカゾン（フルタイド®100ディスカス）1回1吸入を1日2回

効果があった場合は，アトピー咳嗽との鑑別のために気管支拡張薬の効果
の有無を確認することが望ましいとされます。詳細は『咳嗽に関するガイド
ライン第2版』（日本呼吸器学会）参照。

上気道咳症候群（後鼻漏）に対して

▶d−クロルフェニラミンマレイン酸塩（ネオマレルミンTR®）1回6mgを1日2回内服, 2日間（ただし, 高齢者では避ける）

132 Ⅰ章 成人の"かぜ"のみかた

▶もともとアレルギー性鼻炎があればロラタジン（クラリチン®）1回10mgを1日1回内服[31]

▶モメタゾン（ナゾネックス®点鼻液）各鼻腔に2噴霧ずつ1日1回（ただし，保険適用は「アレルギー性鼻炎」のみ）

　垂れ込んでいる鼻汁を止める治療です。抗ヒスタミン薬（ポララミン®など）は第1世代のほうが効果は高いと言われますが，眠気や口渇の副作用があります。基礎疾患にアレルギー性鼻炎がある場合は，第2世代の抗ヒスタミン薬を使ってもよいでしょう。1～2週間治療を行っても咳が改善しないようなら別の診断を考えましょう。

感染後咳嗽症候群に対して

　上気道炎後に咳が長引くのは，後鼻漏の要素のほか，ウイルス感染による気道過敏性の亢進や咳受容体感受性の亢進のためと考えられています。後鼻漏や咳喘息の可能性を考えつつ，あとは咳止めによる対症療法が基本になります。最近のRCTではモンテルカストは無効だったようです[32]。

GERDの可能性を考えたら

▶胸焼けなどGERDに典型的な症状がある場合はランソプラゾール（タケプロン®）1回30mgを1日1回内服[33]

　GERDによる慢性咳嗽は胸焼けなどの典型的な症状を伴わないことがありますが，この場合，プロトンポンプ阻害薬やH$_2$受容体拮抗薬の咳に対する効果は乏しいようです[34]。確かに，胃酸を抑えても逆流そのものがよくならない限り咳は改善しにくいでしょう。咳の軽減には，体重を落とすこと（肥満がある場合），就寝時のベッド挙上，就寝前3時間は食事摂取を避けることが必要です[34]。

　胸焼けがある場合は，消化器症状は通常4～8週間以内によくなりますが，咳の改善には2～3カ月かかることがあるようです[35]。

去痰薬

▶カルボシステイン（ムコダイン®）1回500mgを1日3回内服

慢性気管支炎やCOPDの急性増悪の頻度を多少低下させるのではないか

13 気道症状有り せき型（急性気管支炎）　**133**

と言われています[36]。急性気管支炎に対して有効というデータは乏しいですが，有害というデータもあまりないので，「痰を切る薬」の希望があれば処方してしまいます。

発熱，痛みに対して

▶アセトアミノフェン（カロナール®など）1回400〜500mg（頓服：1日4回まで）

説明を「処方」する

医師から患者への説明例[26, 37]

あなたの「かぜ」は，咳が強い「急性気管支炎」のようです。熱はないですし，今のところ肺炎を疑うような症状もありません。

ネガティブな推奨：実は，気管支炎には抗生物質（抗菌薬）はあまり効果がありません。

抗生物質により，吐き気や下痢，アレルギーなどの副作用が起こることもあり，

ポジティブな推奨：抗生物質使用の利点よりも副作用のリスクが上回ることから，今の状態だと使わないほうがよいと思います。咳を和らげるようなお薬を出しておきます。

適切な情報提供：残念ながら，このような場合の咳は2〜3週間続くことが多く，明日急に良くなるということはありません。咳が出ている間はつらいと思いますが，なんとか症状を抑えていきましょう。1週間後くらいにまた様子をみせて下さい。

再診についての具体的な指示：もし眠れないほど咳が強くなったり，痰が増えて息苦しさを感じたり，熱が出てくるようなら肺炎を考えてX線を撮ったり，診断を見直す必要が出てくるので，その場合は1週間たっていなくても受診して下さい。

漢方薬で対処するなら

　長引いて，夜も寝苦しくなるような咳・痰は辛いものです。漢方治療でも単独ではなかなか満足な鎮咳が得られないこともあります。そのため筆者は，症状が激しい場合は西洋薬の鎮咳剤と併用しながら治療してもよいと考

えます。もちろん肺炎や咳喘息，GERDなど他に優先すべき治療がある疾患を十分除外した上での漢方治療です。

せき型のかぜには主に麦門冬湯，半夏厚朴湯を用います。これらはかぜが長引いた場合に用いることが多いため，Ⅰ章9で紹介した発症最初期を過ぎた際に用いる小柴胡湯（加桔梗石膏），柴胡桂枝湯と併用することが多いです。特に急性気管支炎では気道の炎症が残存していると考えて，炎症を鎮める作用を持つそれらの漢方薬と併用することで，より高い鎮咳効果が期待できます。また，膿性の後鼻漏による咳嗽に対しては辛夷清肺湯を使用します。

麦門冬湯（ばくもんどうとう）

痰のからまない乾性咳嗽が連続して出るような辛い咳に用います。一般に，比較的若年者や痩せ形の体格の人がこうした乾性の連続咳嗽になりがちで，麦門冬湯を選択する目安になります。

麦門冬湯は「乾きを潤す」ように設計されていて，一般的に乾性咳嗽に適応になりますが，粘稠度の高い少量の喀痰が乾燥した気道粘膜にはりついて切れにくいような際にも用いられます。「潤す」作用から嗄声にも奏効することがあります。漢方医学的には嗄声もまた「乾き」が原因と解釈されるので，麦門冬湯によって嗄声が軽減するのです。かぜによる嗄声が主訴で咳が乏しい場合にも，麦門冬湯は応用できます。

▶麦門冬湯　常用量（メーカーにより異なる）1日3回毎食間または毎食前，5〜7日間〔小柴胡湯（加桔梗石膏）or柴胡桂枝湯と併用〕

半夏厚朴湯（はんげこうぼくとう）

咳だけでなく粘稠な痰が多い湿性咳嗽に適応になります。特に，痰がからんでのどがつかえたように感じると訴える場合に有効です。半夏厚朴湯単独で，鎮咳作用，去痰作用，咳嗽による気管の平滑筋の収縮をゆるめる作用があります。小柴胡湯と半夏厚朴湯が一緒になった柴朴湯（さいぼくとう）という漢方エキス製剤もあり便利です。また半夏厚朴湯は，実際はなにもないのになにかがつまっている感じがして不安を感じる咽喉頭異常感症にも活

用できる漢方薬で，抗不安作用も期待できます。かぜで咳が長引いていることに対する不安，心配，焦りなどに対する心理面への作用も考慮して，筆者は処方しています。

▶半夏厚朴湯　常用量（メーカーにより異なる）1日3回毎食間または毎食前，5〜7日間〔小柴胡湯（加桔梗石膏）or柴胡桂枝湯と併用〕

辛夷清肺湯（しんい・せいはいとう）

Ⅰ章10でも紹介した薬です。

後鼻漏による咳嗽では後鼻漏そのものを和らげることが治療の主体になります。西洋医薬では第2世代抗ヒスタミン薬やステロイド点鼻が選択されますが，それらで効果が十分得られないとき，後鼻漏を直接和らげる効果がある辛夷清肺湯を併用してみると良いでしょう。筆者の経験では，抗ヒスタミン薬やステロイド点鼻で効果が得られないときに辛夷清肺湯を加え，咳嗽が著明に減少した経験があります。

▶辛夷清肺湯 常用量（メーカーにより異なる）1日3回毎食間または毎食前，5〜7日間

文献

1) Ebell MH, et al：How long does a cough last? Comparing patients' expectations with data from a systematic review of the literature. Ann Fam Med. 2013；11(1)：5-13.[PMID：23319500]

2) Irwin RS, et al：Diagnosis and management of cough executive summary：ACCP evidence-based clinical practice guidelines. Chest. 2006；129(1 Suppl)：1S-23S.[PMID：16428686]

3) Niimi A, et al：Cough variant and cough-predominant asthma are major causes of persistent cough：a multicenter study in Japan. J Asthma. 2013；50(9)：932-7.[PMID：23841529]

4) 新実彰男：咳嗽をきたす疾患の診断と治療 胃食道逆流症. 綜合臨. 2009；58(10)：2116-21.

5) Moore A, et al：Clinically Diagnosing Pertussis-associated Cough in Adults and Children：CHEST Guideline and Expert Panel Report. Chest. 2019；155(1)：147-54.[PMID：30321509]

6) 雨宮徳直, 他：遷延性咳嗽にて一般診療所を受診したPT-IgG抗体価高値成人百日咳の臨床的特徴. 日呼吸会誌. 2018；7(3)：125-30.

7) Guiso N, et al：What to do and what not to do in serological diagnosis of pertussis：recommendations from EU reference laboratories. Eur J Clin Microbiol Infect Dis. 2011；30(3)：307-12.[PMID：21069406]

8) 岡田賢司：百日咳の臨床−成人と小児−. 日内会誌2010；99：1064-71.

9) de Melker HE, et al：Specificity and sensitivity of high levels of immunoglobulin G anti-bodies against pertussis toxin in a single serum sample for diagnosis of infection with Bordetella pertussis. J Clin Microbiol. 2000；38(2)：800-6.[PMID：10655388]

10) Yih WK, et al：The increasing incidence of pertussis in Massachusetts adolescents and adults, 1989-1998. J Infect Dis. 2000；182(5)：1409-16.[PMID：11023464]

11) Horby P, et al：A boarding school outbreak of pertussis in adolescents：value of laboratory diagnostic methods. Epidemiol Infect. 2005；133(2)：229-36.[PMID：15816147]

12) 蒲地一成：百日咳の検査診断. IASR. 2017；38：33-4.

13) Kamachi K, et al：Development and evaluation of a loop-mediated isothermal amplification method for rapid diagnosis of *Bordetella pertussis* infection. J Clin Microbiol. 2006；44(5)：1899-902.[PMID：16672435]

14) Torkaman MR, et al：Comparison of loop-mediated isothermal amplification and real-time PCR for detecting *Bordetella pertussis*. J Med Microbiol. 2015；64(Pt 4)：463-5.[PMID：25596118]

15) Brotons P, et al：Validation of a loop-mediated isothermal amplification assay for rapid diagnosis of pertussis infection in nasopharyngeal samples. Expert Rev Mol Diagn. 2016；16(1)：125-30.[PMID：26565672]

16) 国立感染症研究所：百日せきワクチン ファクトシート 平成29(2017)年2月10日. [https://www.mhlw.go.jp/file/05-Shingikai-10601000-Daijinkanboukouseikagakuka-Kouseikagakuka/0000184910.pdf]

17) 日本小児科学会：日本小児科学会が推奨する予防接種スケジュールの変更点　2018年8月1日版. [https://www.jpeds.or.jp/uploads/files/vaccine_schedule.pdf]

18) 佐藤　弘, 他：百日咳の抗体保有状況および乳幼児の百日咳予防接種状況の推移─感染症流行予測調査より. IASR 2017；38：31-3.

19) Gonzales R, et al：Principles of appropriate antibiotic use for treatment of uncomplicated acute bronchitis：background. Ann Intern Med. 2001；134(6)：521-9.[PMID：11255532]

20) Harris AM, et al：Appropriate Antibiotic Use for Acute Respiratory Tract Infection in Adults：Advice for High-Value Care From the American College of Physicians and the Centers for Disease Control and Prevention. Ann Intern Med. 2016；164(6)：425-34. [PMID：26785402]

21) Diehr P, et al：Prediction of pneumonia in outpatients with acute cough-a statistical approach. J Chronic Dis. 1984；37(3)：215-25.[PMID：6699126]

22) Emerman CL, et al：Comparison of physician judgment and decision aids for ordering chest radiographs for pneumonia in outpatients. Ann Emerg Med. 1991；20(11)：1215-9. [PMID：1952308]

23) Young M, et al：Interobserver variability in the interpretation of chest roentgenograms of patients with possible pneumonia. Arch Intern Med. 1994；154(23)：2729-32.[PMID：7993157]

24) Basi SK, et al：Patients admitted to hospital with suspected pneumonia and normal chest radiographs：epidemiology, microbiology, and outcomes. Am J Med. 2004；117(5)：305-11.[PMID：15336579]

25) Nolt BR, et al：Vital-sign abnormalities as predictors of pneumonia in adults with acute cough illness. Am J Emerg Med. 2007；25(6)：631-6.[PMID：17606087]

26) 厚生労働省健康局結核感染症課：抗微生物薬適正使用の手引き. 第1版. 2017. [https://www.mhlw.go.jp/file/06-Seisakujouhou-10900000-Kenkoukyoku/0000166612.pdf]

27) Smith SM, et al：Antibiotics for acute bronchitis. Cochrane Database Syst Rev. 2014；(3)：CD000245.[PMID：24585130]

28) Vollenweider DJ, et al：Antibiotics for exacerbations of chronic obstructive pulmonary disease. Cochrane Database Syst Rev. 2012；12：CD010257.[PMID：23235687]

29) Parvez L, et al：Evaluation of antitussive agents in man. Pulm Pharmacol. 1996；9(5-6)：299-308.[PMID：9232667]

30) Eccles R: Codeine, cough and upper respiratory infection. Pulm Pharmacol. 1996;9(5-6):293-7.[PMID:9232666]

31) Braun JJ, et al: Adjunct effect of loratadine in the treatment of acute sinusitis in patients with allergic rhinitis. Allergy. 1997;52(6):650-5.[PMID:9226059]

32) Wang K, et al: Montelukast for postinfectious cough in adults: a double-blind randomised placebo-controlled trial. Lancet Respir Med. 2014; 2(1):35-43.[PMID:24461900]

33) Baldi F, et al: Proton pump inhibitor treatment of patients with gastroesophageal reflux-related chronic cough: a comparison between two different daily doses of lansoprazole. World J Gastroenterol. 2006;12(1):82-8.[PMID:16440422]

34) Kahrilas PJ, et al: Chronic Cough due to Gastroesophageal Reflux in Adults: CHEST Guideline and Expert Panel Report. Chest. 2016:150(6):1341-60.[PMID:27614002]

35) Irwin RS, et al: Diagnosis and treatment of chronic cough due to gastro-esophageal reflux disease and postnasal drip syndrome. Pulm Pharmacol Ther. 2002;15(3):261-6.[PMID:12099775]

36) Poole P, et al: Mucolytic agents for chronic bronchitis or chronic obstructive pulmonary disease. Cochrane Database Syst Rev. 2012;(8):CD001287.[PMID:22895919]

37) 山本舜悟:かぜ診療ブラッシュアップコース テキスト第1.1版. 2018.

Advanced Lecture ①「のどからの咳」と「胸からの咳」

　2014年のプライマリ・ケア連合学会学術大会の抄録集を眺めていたら興味深いポスター発表の抄録を見つけました。『有咳嗽患者における「のどからの咳」の存在についての観察研究』というタイトルのもので，急性（発症3週間以内）の咳の患者に，咳が「のどからの咳」かどうかを尋ねたというものです。咳が胸骨切痕の上から出ると感じるものを「のどからの咳」，胸骨切痕の下から出ると感じる咳を「下気道からの咳」したそうです[1]。

　筆者自身，気管支喘息持ちかつ後鼻漏持ちなので，言いたいことは非常によくわかります。かぜをひいたときに，最初のうちは上のほうに限局していた症状が，喘息発作が誘発されると「胸に降りてきた」という実感とともに息苦しくなって咳が出てくるのです。胸の症状が出てくると，「ああ，防衛ラインを突破された」という敗北感が子どもの頃からありました。

　これに対して後鼻漏（上気道咳症候群）による咳は，胸からこみ上げるような咳ではなく，常に喉の奥に痰がひっかかるような感じがあって，それを咳払いで取り除こうとする際に出る咳です。やはり感冒後に悪化することが多く，吸入ステロイドを使うようになった現在でもしばらく症状が残りま

す。後鼻漏を軽減する効果的な薬がなかなかなく，咳が続くことがしばしば
なので，「結核，大丈夫ですか？」と同僚（とりあえず結核を疑うのが感染症
医の習性です）から心配されることも多々ありました。

　本書の初版執筆時に守屋先生から後鼻漏に辛夷清肺湯がよく効くことが
あると教わり，試してみたところ自分にはピッタリだったのか，非常によく
効きました。それ以来，自分自身の後鼻漏が悪化したときはもちろんのこ
と，「これは後鼻漏っぽいな」という患者さんを見ると，辛夷清肺湯を試すこ
とが多くなりました。辛夷清肺湯を採用している医療機関は多くないと思い
ますが，市販薬の「チクナイン®（小林製薬）」が辛夷清肺湯ですので，採用し
ていない場合はそれとなくお勧めしています（山本舜悟に小林製薬への利益
相反はありません）。

　実は2016年の系統的レビューによると，後鼻漏（上気道咳症候群）に対し
て，西洋薬よりも漢方薬のほうが効果は高そうです（漢方薬は薬剤を限定し
てメタ分析を行ったわけではないので，証によって効果的な薬剤は異なるの
だろうと思います）[2]。

　「のどからの咳」については，先行研究としてやはり学会のポスター発表
ですが，咳嗽患者を対象に胸骨切痕を境界に「喉（上）から出る感じ」か「胸
（下）から出る感じ」かを尋ね，胸部X線での下気道病変の所見（気管支壁肥
厚像，浸潤影，粘液栓など）と比較した研究がありました[3]。気管支炎を含
めた下気道病変の有無を胸部X線で判断できるかどうかは疑問が残ります
が，「胸（下）から出る感じ」が急性下気道病変の存在を示すことに対して感
度93％，特異度86％だったという結果でした。同著者らによる書籍で後鼻
漏による咳嗽は『患者は「のどで咳をする」と表現することもある』と述べら
れています[4]。教科書的な記載は乏しく，これからさらに検証されていくべ
きものですが，日常診療の深い洞察から気づかれた知見だと思います。「の
どからの咳」らしければ咳止めはあまり効かなさそうですし，個人的には後
鼻漏ではないかと考えるのに少し役に立っています。

13 気道症状有り せき型（急性気管支炎）　**139**

| Advanced Lecture | ②職人芸を「見える化」する肺炎診断のための予測ルール |

確率を「見える化」する予測ルール

ウィリアム・オスラー医師は "Medicine is a science of uncertainty and an art of probability." (臨床医学は不確実さの科学であり，確率のアートである) という言葉を残したとされます。すなわち，臨床医学における確率の見積もりはこれまで職人芸でした。この職人芸を経験の少ない人にも「見える化」するのが臨床予測ルール (clinical prediction rule) です (予測モデルや予測スコアとも呼ばれます)。肺炎の診断には多くの予測ルールが提唱されています。しかし，数多くのルールが提唱されているということは，世の中に数多く溢れるダイエット方法と同じく，誰にでも適用できる素晴らしい方法が存在しないということでもあります。これは肺炎の診断自体が至適基準を胸部X線なのか，胸部CT検査なのか，微生物学的検査陽性も必須にするかで揺らぎやすいことや，ルールの中にラ音聴取のような観察者間一致度の低い所見が入っていると研究間で診断精度がばらつきやすいという理由が考えられます。

予測ルールは開発したデータに最もよく当てはまるように作成されるため，別の集団を対象にした場合でも遜色ない診断精度が発揮できるかどうかが実際に使えるルールかどうかを見きわめるために非常に重要になります (外部検証：external validationと呼びます)。

Diehrのルールとvan Vugtのルール

本文中で紹介したDiehrのルール[5] の個別患者データを用いたメタ分析による外的検証ではROC曲線下面積 (AUROC) は0.65 (95％信頼区間 0.61〜0.68) と今ひとつの結果でしたが[6]，簡略化したスコアの中ではマシなほうだったので残しました。

息切れあり，鼻汁なし，呼吸音低下あり，ラ音あり，頻脈あり，発熱ありを予測因子としたvan Vugtの肺炎予測ルールが，同メタ分析では最もよいAUROC 0.79 (95％信頼区間0.74〜0.85) を示しました[6]。各予測因子の頭についている係数が高ければ高いほど，肺炎の強い予測因子だということ

I章 成人の"かぜ"のみかた

を意味します。計算（**表1**）[7]は複雑ですが，あらかじめエクセル等にこの式を入れておけば簡単に計算できます（計算式を入力したエクセルファイルを作成し，https://www.dropbox.com/s/zdrgzn1hqd4jnog/vanVugt_rule.xlsx?dl=0 からダウンロード可能にしました）。

表1　van Vugtの肺炎予測ルール

肺炎の確率＝$1/(1+e^{-y})$
$y=-3.984+0.446 \times$ 急切れあり $+0.698 \times$ 鼻汁なし $+0.596 \times$ 呼吸音低下あり $+1.404 \times$ ラ音あり $+0.961 \times$ 脈拍＞100/分 $+0.980 \times$ 体温＞37.8℃

（文献7より作成）

 ③誰も教えてくれなかったCRPの使い方：かぜ症候群の半数以上に抗菌薬を処方している人だけ読んで下さい

CRPを使うと抗菌薬使用が減る？

日本では抗菌薬の不適切な使用につながりやすいと，感染症医と非感染症医の軋轢のもとになりがちなCRPですが，かくいう筆者も感染症を学びだした当初は「CRPに頼りすぎない」というメッセージの表面的な部分だけを受け取って，ろくに調べもせずに「CRPなんて意味ない」「CRPを使う人は感染症をわかっていない人だ」などと思っていた時期がありました。

しかし，よくよく調べてみるとまったく意味がないわけではなく，要は使い方なのではないかと思うようになりました。たとえば，急性気道感染症にCRPを使うと抗菌薬処方が減るというコクランレビューがあります。全体（3,284人）でリスク比（RR）0.78，95％信頼区間（CI）0.66～0.92（I^2 statistic＝68％，異質性あり）とCRPを使用した群では，22％抗菌薬処方が減ったという結果です。7日目，28日目での改善，28日目での再受診については有意差なし，対象者全体で死亡は0でした[8]。

もう少し細かく見て，個人をランダム割り付けしたRCTとクラスターRCT（施設毎にランダム割り付け）に分けると，個人をランダム割り付けしたRCT（1,309人）ではRR 0.90，95％CI 0.80～1.02；I^2 statistic＝5％，クラスターRCT（1,975人）ではRR 0.68，95％CI 0.61～0.75；I^2 statistic

＝0％と異質性がなくなり，クラスターRCTのほうが，効果がはっきりと出ています。これは個人をランダム割り付けすると，同じ施設内にCRP使用群と非使用群の人が混在して割り付け通りの介入が行われず（コンタミネーションと呼びます），群間の差が薄まりやすく差がつきにくいことが一因として考えられます。もう1つ，対象になったクラスターRCTではCRPの結果の解釈のガイドが付いているものが多かったことも影響していると思います[8]。

　CRPの結果の解釈についてのガイドがない研究では，CRP値が高くなると抗菌薬が処方されやすかったり（オッズ比1.1/mg/L，$P < 0.0001$）[9]，本来適応のない上気道炎でもCRPが測定されて，少しでも上昇していたら抗菌薬が投与されてしまったりということが起こりました[10]。

　オランダのIMPAC[3]Tスタディは，下気道感染症を疑う患者に対してCRPとコミュニケーション技法の効果を調べたクラスターRCTですが，CRPの結果の解釈について，表2のようなガイドが用いられました[11, 12]。あくまで臨床所見と組み合わせた補助診断で，**CRPだけで判断するというプロトコールではない**ことには注意が必要です。初診時の抗菌薬処方は，CRP使用群31％に対し，CRP不使用群53％（$P = 0.02$）とCRPを使ったほうが抗菌薬処方は少なく，患者の回復や満足度に差はなかったという結果でした。CRPの結果解釈について同様のガイドが指示された他のRCTでも，CRP使用群のほうが抗菌薬処方は少なく，回復度合いや患者満足度は同様でした[13-15]。これらのCRPの測定にはプリック採血で検査が可能で，3〜4分以内に結果が出る迅速検査（point-of-care test）が用いられました。

表2　IMPAC[3]Tスタディにおける肺炎除外の補助診断（臨床所見と組み合わせる）としてのCRPの結果の解釈

CRP＜2mg/dL	肺炎の可能性はきわめて低い
CRP 2〜5mg/dL	肺炎の可能性はとても低い
CRP 5〜10mg/dL	ほとんどが急性気管支炎だが，肺炎の可能性あり 臨床所見とCRPの値で判断
CRP＞10mg/dL	重症感染症，肺炎の可能性が高い

（文献11, 12より作成）

ただし，これらの研究はX線へのアクセスがよくない国の診療所での研究ですので，日本のようなX線にアクセスのよい国での有用性は不明です。肺炎かどうか迷った場合，X線が撮れる環境であれば撮ってしまったほうが話は早いかもしれません。また，これらのRCTでCRP使用群の抗菌薬使用は30～40％（対照群は約50％）でした。全例にX線が撮影されたわけではないので，一部肺炎が除外されていない可能性を差し引いても少し高すぎる印象です。かぜ症候群の半数以上に抗菌薬を処方している人にとっては，CRPを使うことによって抗菌薬処方を減らすことに役立つかもしれませんが，もともと半数以下にしか処方していない人にとってどれくらい役に立つかはわかりません。実際，もともと抗菌薬を処方する割合が少ない（30％）対象で行われた研究ではCRPを使ってもそれ以上抗菌薬処方は減りませんでした[16]。

COPD急性増悪とCRP

COPD急性増悪の臨床症状（Anthonisen criteria）に加えて，CRPを抗菌薬投与の是非の補助診断として使うと，有害事象を増やすことなく抗菌薬使用を削減することができそうです（表3）[17]。

表3　COPD急性増悪患者におけるCRPに基づいた抗菌薬投与の推奨

●以下のCOPD急性増悪の臨床症状（Anthonisen criteria）が1つ以上ある患者が対象 　呼吸困難の悪化 　喀痰量の増加 　喀痰の膿性化
●CRP＜2mg/dL→抗菌薬は推奨されない
●CRP2～4mg/dL→臨床症状に応じて（主に膿性喀痰がある場合）抗菌薬を投与
●CRP＞4mg/dL→抗菌薬投与を推奨

（文献17より作成）

プロカルシトニンについて

プロカルシトニンもCRPと同様に，使い方によっては急性気道感染症の抗菌薬処方を安全に減らすことができるかもしれません[18]（表4）[19, 20]。しかし，より最近のRCTでは，プロカルシトニン検査の結果は下気道感染症が疑われる救急部の患者の抗菌薬使用を減少させませんでした[21]。研究に

表4　急性気道感染症におけるプロカルシトニンの細菌感染症の有無の判定基準

＜0.1ng/mL	細菌感染症の可能性がかなり低い
0.1〜0.25ng/mL	細菌感染症の可能性が低い
0.25〜0.5ng/mL	細菌感染症の可能性が高い
＞0.5ng/mL	細菌感染症の可能性がかなり高い

(文献19，20より作成)

よって結果が様々で，たとえ御利益があったとしても微妙なもののようです。

　また，国内で販売されている迅速検査は敗血症の診断用に開発されたもので，カットオフ値は気道感染症用に設定されていません。現状ではプライマリ・ケア・セッティングで迅速検査として利用できるものはなさそうですし，CRPと比べてコスト面でも見合わないと思います。筆者は自分でオーダーしたことがありません。

文献

1) 高橋賢史, 他：P-179 有咳嗽患者における「のどからの咳」の存在についての観察研究. 第5回日本プライマリ・ケア連合学会学術大会. 岡山, 2014.

2) Jiang H, et al：Chinese Medicinal Herbs in the Treatment of Upper Airway Cough Syndrome：A Systematic Review of Randomized, Controlled Trials. Altern Ther Health Med. 2016；22(3)：38-51.[PMID：27228271]

3) 矢野亮佑, 他：P-160 その咳, 喉から？ 胸から？ −咳嗽自覚部位の違いによる下気道病変・非下気道病変の鑑別の検討. 第4回日本プライマリ・ケア連合学会学術大会. 仙台, 2013.

4) 松岡史彦, 他：プライマリ・ケア―地域医療の方法. メディカルサイエンス社, 2012.

5) Diehr P, et al：Prediction of pneumonia in outpatients with acute cough-a statistical approach. J Chronic Dis. 1984；37(3)：215-25.[PMID：6699126]

6) Schierenberg A, et al：External Validation of Prediction Models for Pneumonia in Primary Care Patients with Lower Respiratory Tract Infection：An Individual Patient Data Meta-Analysis. PLoS One. 2016；11(2)：e0149895.[PMID：2691859]

7) van Vugt SF, et al：Use of serum C reactive protein and procalcitonin concentrations in addition to symptoms and signs to predict pneumonia in patients presenting to primary care with acute cough：diagnostic study. BMJ. 2013；346：f2450.[PMID：23633005]

8) Aabenhus R, et al：Biomarkers as point-of-care tests to guide prescription of antibiotics in patients with acute respiratory infections in primary care. Cochrane Database Syst Rev. 2014；(11)：CD010130.[PMID：25374293]

9) Diederichsen HZ, et al：Randomised controlled trial of CRP rapid test as a guide to treatment of respiratory infections in general practice. Scand J Prim Health Care.

2000;18(1):39-43.[PMID:10811042]

10) André M, et al:The use of CRP tests in patients with respiratory tract infections in primary care in Sweden can be questioned. Scand J Infect Dis. 2004;36(3):192-7.[PMID:15119364]

11) Cals JW, et al:Improving management of patients with acute cough by C-reactive protein point of care testing and communication training (IMPAC3T):study protocol of a cluster randomised controlled trial. BMC Fam Pract. 2007;8:15.[PMID:17394651]

12) Cals JW, et al:Effect of point of care testing for C reactive protein and training in communication skills on antibiotic use in lower respiratory tract infections:cluster randomised trial. BMJ. 2009;338:b1374.[PMID:19416992]

13) Cals JW, et al:Point-of-care C-reactive protein testing and antibiotic prescribing for respiratory tract infections:a randomized controlled trial. Ann Fam Med. 2010;8(2):124-33.[PMID:20212299]

14) Little P, et al:Effects of internet-based training on antibiotic prescribing rates for acute respiratory-tract infections:a multinational, cluster, randomised, factorial, controlled trial. Lancet. 2013;382(9899):1175-82.[PMID:23915885]

15) Andreeva E, et al:Usefulness of C-reactive protein testing in acute cough/respiratory tract infection:an open cluster-randomized clinical trial with C-reactive protein testing in the intervention group. BMC Fam Pract. 2014;15:80.[PMID:24886066]

16) Minnaard MC, et al:C-reactive protein point-of-care testing and associated antibiotic prescribing. Fam Pract. 2016;33(4):408-13.[PMID:27230745]

17) Butler CC, et al:C-Reactive Protein Testing to Guide Antibiotic Prescribing for COPD Exacerbations. N Engl J Med. 2019;381(2):111-20.[PMID:31291514]

18) Schuetz P, et al:Procalcitonin to initiate or discontinue antibiotics in acute respiratory tract infections. Cochrane Database Syst Rev. 2017;10:CD007498.[PMID:29025194]

19) Briel M, et al:Procalcitonin-guided antibiotic use vs a standard approach for acute respiratory tract infections in primary care. Arch Intern Med. 2008;168(18):2000-7.[PMID:1885240]

20) Schuetz P, et al:Effect of procalcitonin-based guidelines vs standard guidelines on antibiotic use in lower respiratory tract infections:the ProHOSP randomized controlled trial. JAMA. 2009;302(10):1059-66.[PMID:19738090]

21) Huang DT, et al:Procalcitonin-Guided Use of Antibiotics for Lower Respiratory Tract Infection. New Engl J Med. 2018;379(3):236-49.[PMID:29781385]

Column ①咳止めとしてのハチミツ

　小児の感冒の際の対症療法薬として，医薬品で有効性が確認されているものはほとんどありません。**表1**[1)]をみると市販薬，処方薬含めてほとんど全滅という感じです。効果がないだけでなく，米国で感冒薬は5歳以下の小児の中毒による死亡原因のトップ20に入っていました[2)]。

　2008年に米国FDAが市販のかぜ薬を2歳以下には投与しないように推奨して薬局から取り除いたところ，これらの薬の副作用による2歳以下の救

表1　小児の普通感冒に対して「有効でない」治療

治療	知見
抗菌薬	プラセボと比べて症状持続期間や急性鼻炎症状の差なし
カルボシステイン	プラセボと比べて咳，呼吸困難，全身状態の有意な差なし
デキストロメトルファン	夜間の咳や患児，両親の睡眠状態についてプラセボよりも優れていない
ジフェンヒドラミン	夜間の咳や患児，両親の睡眠状態についてプラセボよりも優れていない
Echinacea purpurea（エキナセア）	プラセボと比べて症状の程度，ピーク時の症状の程度，発熱期間，親による重症度スコアの差なし
低用量吸入コルチコステロイド	経口ステロイドを要する発作回数，救急受診数，入院，喘鳴の頻度，発作の持続期間の減少なし
経口プレドニゾロン	プラセボと比べて入院期間，親による7日目の症状スコア，1カ月以内の喘鳴による再入院の差なし
市販の抗ヒスタミン薬	咳に対してプラセボよりも有効でない
市販の抗ヒスタミン薬＋うっ血除去薬	咳に対してプラセボよりも有効でない
市販の咳止め	咳に対してプラセボよりも有効でない
市販の咳止め＋気管支拡張薬	咳に対してプラセボよりも有効でない
ビタミンC	小児ではスタディなし

（文献1より作成）

急受診が半分になったそうです[1, 3]。筆者自身は小児を診療する機会がないのですが，自分の子どもがかぜをひいたとき，病院でもらった薬が効果がない，または有害かもしれないということを変に知ってしまっているので，飲ませていいものかどうか悩みます。

表2[1]は小児の感冒に「有効かもしれない」治療のリストです。意外にも咳に対してハチミツが効くというランダム化比較試験があります[4-6]。寝る前にハチミツを10g飲ませると，プラセボに比べて夜間の咳や両親の睡眠状態が改善するというものです。ただし，投薬なし，ジフェンヒドラミン，プラセ

表2 小児の普通感冒に対して「有効かもしれない」治療

治療	臨床試験がなされた小児の年齢
アセチルシステイン	0〜18歳
喘鳴のある小児に高用量の吸入ステロイド	0〜5歳
ハチミツ	2〜18歳，文献5は1〜5歳が対象
生食で鼻腔洗浄	6〜10歳
ペラルゴニウム・シドイデスエキス	1〜18歳
Vicks VapoRub® [8]	2〜11歳
硫酸亜鉛	1〜10歳

（文献1より作成）

ボと比べてハチミツのほうが咳をしずめる効果が高そうですが，デキストロメトルファンよりも効果が優れているわけではないとういう位置づけです[7]。

　ハチミツはボツリヌス中毒の問題があり，1歳未満には使用できませんが，1歳を超えれば副作用の心配はほとんどありません。ということで，我が家では子どもがかぜをひくとハチミツを飲ませ，Vicks VapoRub®（ヴィックスヴェポラッブ）を塗って対処しています。

　成人についても最近ランダム化比較試験が発表され，3週間以上続く感染後咳嗽において，ハチミツ入りコーヒーはステロイドやグアイフェネシン（去痰薬）と比べて，咳を軽減させたという結果でした[9]。成人ではハチミツ単独よりもハチミツ＋コーヒーのほうが効果は高いようです[10]。

Column ②筆者の咳喘息体験

　筆者は小児期から気管支喘息があり，成人してからは大きな発作は出なくなりましたが，かぜをひいたりするとしばらくゼーゼーいって，軽い発作が出ることがありました。

　ある時，かぜをひいた後に咳が止まらなくなったことがありました。痰はほとんどなく，感染後咳嗽かと思い，麦門冬湯などで様子を見ていたのですが，反応はいまいちで夜も眠れず，咳のしすぎで筋肉痛になる始末でした。

もしかして咳喘息か？　とも思いましたが，感冒後の喘息発作のときは喘鳴が出ないまでも，何となく「気管支が狭くなっている感」があり，ちょっと息苦しくなるのが普通だったのに，このときは「気管支が狭くなっている感」はまったくありませんでした。咳だけで喉の奥がむずがゆくて，息を吸った刺激だけでも咳が出るという症状でした。

ついには，午前3時頃に咳で目が覚めてしまいました。さすがに体力が奪われていくのでダメもとで，と思い，手持ちのβ_2刺激薬とステロイドを吸入したところ，嘘のように咳が楽になって眠ることができ，朝起きたら咳はほとんど出なくなっていました。

文 献

1) Fashner J, et al：Treatment of the common cold in children and adults. Am Fam Physician. 2012；86(2)：153-9.[PMID:22962927]

2) Bronstein AC, et al：2009 Annual report of the American Association of Poison Control Centers' National Poison Data System(NPDS)：27th Annual Report. Clin Toxicol(Phila). 2010；48(10)：979-1178.[PMID:21192756]

3) Shehab N, et al：Adverse events from cough and cold medications after a market withdrawal of products labeled for infants. Pediatrics. 2010；126(6)：1100-7.[PMID:21098150]

4) Paul IM, et al：Effect of honey, dextromethorphan, and no treatment on nocturnal cough and sleep quality for coughing children and their parents. Arch Pediatr Adolesc Med. 2007；161(12)：1140-6.[PMID:18056558]

5) Cohen HA, et al：Effect of honey on nocturnal cough and sleep quality：a double-blind, randomized, placebo-controlled study. Pediatrics. 2012；130(3)：465-71.[PMID:22869830]

6) Oduwole O, et al：Honey for acute cough in children. Cochrane database of systematic reviews. 2018；4:CD007094.[PMID:29633783]

7) Malesker MA, et al：Pharmacologic and Nonpharmacologic Treatment for Acute Cough Associated With the Common Cold：CHEST Expert Panel Report. Chest. 2017；152(5)：1021-37.[PMID:28837801]

8) Paul IM, et al：Vapor Rub, Petrolatum, and No Treatment for Children With Nocturnal Cough and Cold Symptoms. Pediatrics. 2010；126(6)：1092-9.[PMID:21059712]

9) Raeessi MA, et al：Honey plus coffee versus systemic steroid in the treatment of persistent post-infectious cough：a randomised controlled trial. Prim Care Respir J. 2013；22(3)：325-30.[PMID:23966217]

10)Raeessi MA, et al：Honey with Coffee：a new finding in the treatment of Persistent Postinfectious Cough. Iran J Otorhinolaryngol. 2011；23(63)：1-8.

I章 成人の"かぜ"のみかた

14 気道症状 無し 高熱のみ型

A 敗血症

症例：50歳男性

来院前日から全身倦怠感があり，本日夕方に，歯がガチガチ鳴って全身が震えるほどの悪寒を感じた後40℃の発熱を生じたため救急外来を受診した。咳，咽頭痛，鼻汁はなく，頭痛が少しある。

体温40.0℃，血圧127/91mmHg，脈拍104回/分，呼吸数16回/分，SpO_2 95％，意識清明，研修医の診察では特に異常なしという評価だった。インフルエンザ迅速検査は陰性。

病型の説明と診断のポイント

　最も重要な病型です。突然の発熱が主症状で，局所症状（鼻汁，咽頭痛，咳，腹痛，下痢，頭痛）は，あったとしても熱の割には軽いのが特徴です。

　「気分が悪い」「悪心，嘔吐」を伴うことがありますが，大体どんな病気でも重症になると気分が悪くなるので，悪心や嘔吐があるからといって消化器系の病気と決めつけると失敗します。

　なぜこの病型が大切かというと，敗血症など重篤になりやすい感染症がこのタイプで発症してくることがあるからです。繰り返しになりますが，「気道症状がない」のに「上気道炎」と言うのは絶対にやめましょう。

気道症状がないのに上気道炎？？？

　上記の症例は実際に経験した症例ですが，診察した研修医から「インフルエンザ迅速検査が陰性だったので，上気道炎ということで帰宅してもらっていいですか？」と相談されました。

　「いやいや，咳も鼻水も咽頭痛もないのに上気道炎っておかしいでしょ。インフルエンザも気道症状が乏しいことがあるのは確かだけれど，発熱してまだ時間がたっていないからって，インフルエンザ検査の偽陰性だと決めつ

14 気道症状無し 高熱のみ型 A敗血症 **149**

けるのもよくないよ」

　ということで，もう一度患者さんに話を聴くと，

　「そう言えばオシッコをするときにちょっと痛みがあって，何回もトイレに行きたくなります。いつもよりオシッコが出にくい感じもあります」

　という病歴がとれ，直腸診をすると前立腺に圧痛があることがわかり，急性前立腺炎と診断することができました。病歴は「聞く」だけではダメで，「聴く」必要があります。

熱源を特定せずに抗菌薬を投与しない！

　この病型をさらに分類すると，以下の3つに分かれます。

A	敗血症
B	マラリア，リケッチアなどの渡航関連，動物関連感染症
C	インフルエンザやその他ウイルス感染症

　Aの敗血症は外来での経口抗菌薬で治るでしょうか？　軽症の尿路感染症であれば，運良く治るかもしれませんが，運任せにするのはちょっと怖いです。Bのような特殊な感染症は外来でよく処方される経口セファロスポリンやキノロン系の抗菌薬では効かないことが多いです。抗菌薬を処方するよりも海外渡航歴やいろいろな曝露歴を確認することが診断の鍵を握ります。

　実際にはCのウイルス感染症であることが圧倒的に多いのですが，これも抗菌薬は効きません。

　以上のように，この病型ではなるべく熱源を特定しようとすることが大切です。熱源を特定せずに抗菌薬を処方してしまうと意味がないばかりでなく，中途半端な治療が裏目に出かねません。

見逃したくないもの

　Cの中でも，頻度としては名もなきウイルス感染症が最も多い（実際には名前があっても特異的な治療薬はなく，自然軽快するので診断されず，診断名が

つかないという意味）のですが，これは除外すべきものを除外して初めてそうだろうと言えるものです。**B**の渡航関連感染症と**C**のインフルエンザについては別項目として取り上げ，ここでは**A**の敗血症タイプについて概説します。

また，2016年に改訂された敗血症の国際定義については，「SAL 敗血症の定義改訂（Sepsis-3）について」（➡p.165）で解説します。

敗血症を起こす疾患で，初期の段階で熱源を特定しにくいもの[1]

ショックにまでは至っていないものの，敗血症を伴うような細菌感染症の中で，初期の段階では発熱のみが目立ち，一見局在化に乏しいことがあります（表1）[2]。これらは積極的に熱源を探しにいかないと，たちまち「熱源不明」のレッテルを貼られてしまいます。

急性腎盂腎炎は排尿時痛や頻尿などの下部尿路症状を伴わないことがありますし，CVA圧痛の感度も決して高くはなく，診察所見のみで除外はできません。特に女性の急性発症の発熱では積極的に尿検査を行いたいところです。

一方，男性で落とし穴になるのは前述の症例のような急性前立腺炎です。鑑別診断に挙げて，直腸診をしない限り診断は困難です。

急性胆管炎や肝膿瘍も初期の段階では腹部症状に乏しいことがあり，血液

表1 初期には発熱以外の所見に乏しい敗血症を伴う細菌感染症の診察すべき所見と検査

	診察所見	検査
1）急性腎盂腎炎	排尿時痛や頻尿などの膀胱刺激症状の有無。CVA（肋骨脊柱角）の圧痛・叩打痛の有無	尿検査，尿培養，血液培養2セット
2）急性前立腺炎	排尿時痛，頻尿の有無。直腸診で前立腺の圧痛（マッサージは厳禁）の有無	尿検査，尿培養，血液培養2セット
3）急性胆管炎，肝膿瘍	黄疸，肝叩打痛の有無	血液検査，腹部エコー検査，血液培養2セット
4）亜急性感染性心内膜炎	結膜点状出血，手足の塞栓所見，皮疹の有無，心雑音の有無	血液培養3セット，心エコー検査
5）高齢者の肺炎	食欲不振，意識障害，転倒などで受診する。呼吸器症状は乏しいことがある	胸部X線（場合によってはCTも考慮），痰培養，血液培養2セット

（文献2より作成）

検査や腹部エコーで積極的にチェックしたいものです。

　感染性心内膜炎は，心雑音や末梢に塞栓所見があれば儲けもので，やはり診察所見が乏しいことがあります。もともと弁膜症や人工弁があるような患者さんの発熱では常に考えておかなければなりません。血液培養が陽性になってから気づかれることも多く，抗菌薬投与前の血液培養採取が肝心です。

　また，高齢者の肺炎は呼吸器症状に乏しいことがしばしばで，食欲不振や意識障害，転倒などを主訴に来院することがあります。特に超高齢者の発熱では，呼吸器症状がなくても胸部X線を考慮しましょう。この際，脱水があるとX線での陰影が出にくいので，本当に熱源がわからない場合には胸部CTまで必要になることがあります。

悪寒戦慄は怖い

　「患者が震えていたら，主治医も震えよ」という格言があります。元沖縄県立中部病院の感染症専門医 喜舎場朝和先生の言葉です。なぜ怖いかというと，菌血症が起こっている可能性が高いからです。患者さんが寒気を訴えたら表2のように3段階に分けるように問診をしましょう。

表2　寒気の3段活用

mild chills（寒気）	上着を羽織りたくなるくらい
moderate chills（悪寒）	分厚い毛布を羽織りたくなるくらい
shaking chills（悪寒戦慄）	分厚い毛布を羽織っていても全身が震えるくらい

　悪寒戦慄があった場合は，寒気がまったくないときに比べて菌血症のリスク比が12.1倍（95％信頼区間4.1〜36.2）になると日本から報告されています[3]。

CRPのちょっと効果的な使い方

　国内ではよく使われているCRPは，どれくらい役に立つのでしょうか？あるメタ分析では，細菌感染症と非感染性の炎症との区別について，感度78％，特異度60％という結果でした[4]。カットオフ値は0.6〜10mg/dLと様々ですが，やはりCRPだけでは判断するのに不十分と言わざるをえません。

ではまったく意味がないかというと，使い方によっては意味を持たせられるかもしれません。そのためには「検査の結果によって次のアクションがどう変わるか？」を検査の前から考えておくことです。

　「予想通り高かった場合」，あるいは「予想通り低かった場合」は，予想と同じわけですから，次のアクションは変わりません。自分のアセスメントを裏付けることになり，医師にとっては精神安定剤的に働くかもしれません（この精神安定作用が依存症を作り出すのかも）。

　次に「予想外に低かった場合」，すなわち，高いと思っていたのに実際は低かった場合はどうでしょうか？　CRPの細菌感染症に対する感度は8割程度でした。ということはCRPだけで判断すると5回に1回は見逃してしまいます。予想外に低かった場合は，自分を信じたほうがよいでしょう。

　最後に「予想外に高かった場合」，すなわち，低いと思っていたのに実際は高かった場合はどうでしょうか？「特異度も6割くらいで4割は感染症以外でも上昇するから，CRPなんて無視！」しちゃってもよいでしょうか？　筆者は安易に無視しないほうがよいと思っています。無視するくらいなら最初から測らないほうがマシです。「CRPに依存しすぎない」というメッセージは「きちんとアセスメントをしよう」という意味であって，高いCRPをろくにアセスメントせずに無視しろとか，CRPを測る医者をバカにすることではないのです。

　筆者が感染症を勉強したての頃は，「CRP30だけど抗菌薬使わずに診ているオレってカッコイイ」という間違った自己陶酔を感じていたことがありました。もちろん，CRPが高い場合に無条件で抗菌薬を投与しましょうと勧めているわけではありませんが，「予想外に高かった場合」には「何か見逃していることはないか？」を考え，自分のアセスメントを見直すきっかけになればいいと思います。「きちんと病歴をとって診察をすればCRPなんて不要です」と言えるのは，きちんとそういうトレーニングを受けた人だからで，そういう人は使わなくてもよいと思います。

　筆者は問診にも診察にもあまり自信がないので，救急外来診療では補助的に使うことが多いです。どのように補助的に使っているかというと，予想外

のときはもう一度アセスメントするということに尽きます。たとえば，「この人，血液培養いらないかなぁと思っていたけど，やっぱり採っておこう」とか，「明日外来フォローをいれよう」などということです。まとめると**表3**のようになります。検査の前に結果を予想しておくというのはどんな検査にも共通して言える大切なことです。

表3　CRPをちょっと効果的に使う方法

	実際高かった	実際低かった
高いと予想	精神安定剤的	自分を信じる
低いと予想	**アセスメントの見直し**	精神安定剤的

　カットオフ値をどれくらいにするかですが，10mg/dLを超えると菌血症の可能性が10%程度あり，要注意ラインと言えます[5]（「SAL CRPは役に立つのか？」➡p.172）。

治療の考え方：抗菌薬を使うべき病態，使わなくてもよい病態

　このタイプの患者さんをみたときには，敗血症の可能性が高いと考えれば血液培養の結果を待ちながら抗菌薬の投与を開始しておきます。ただし抗菌薬を始める前にできる限り熱源を同定しようと努力を行います。まずは**表1**の疾患で当てはまりそうなものがないかどうかを考えます。その上で熱源が見つかればそれに対する治療を行いますが，問題は熱源がはっきりしない場合です。

「待てない」感染症[1]

　この場合，あまりクリアカットに「こうすべき」とは言えないのですが，エンピリック治療に踏み切るかどうかは，患者さんの**重症度および緊急性と熱源が特定できているかどうか**の2つの軸で考えると整理しやすくなります。

　図1[1]の**A**は重症度が高く，熱源の推定もできている状態なので，迷わずエンピリック治療に踏み切るべきです。**B**は，重症度は高いものの熱源の推定

154　Ⅰ章 成人の"かぜ"のみかた

ができていない状況です。この中には感染症でないものも含まれている可能性がありますが，感染症であった場合，治療の遅れは予後の悪化につながります。Bについてもエンピリック治療に踏み切ったほうがよいでしょう。Cは，重症度は高くないものの熱源の推定はできている状況です。この場合もあえて治療を待つメリットはなく，適切な培養を採取した後に，推定する熱源から頻度の高い原因菌を想定した抗菌薬を開始します。Dは，重症度は高くなく熱源の推定もできていない状態で，慢性経過の不明熱ではよく遭遇する病態です。この場合は，下手に抗菌薬を開始してしまうと病態を修飾してしまったり，後々確定診断をつけることを困難にしてしまったりしかねません。

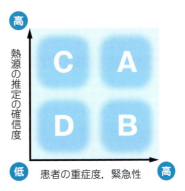

図1　エンピリック治療を考える2つの軸　（文献1より引用）

　感染症専門医の青木眞先生のクリニカルパールに「細菌感染症の経過はcreciendoかdecreciendo」というものがありますが，有効な治療がなされていない場合は，病状は悪化か改善のどちらかをたどります[6]。熱だけが出ていて，特に全身状態の悪化がない場合は「待てる」状況と考えることが多いです。AまたはBのような「待てない」病態では初期治療を遅らせないこと，外さないことが重要です。このような緊急性を要する細菌感染症（rapid killer）には，**表4**[7]のようなものが挙げられます。壊死性筋膜炎やガス壊疽

表4　緊急性を要する「待てない」細菌感染症：rapid killer

- 敗血症性ショック
- 細菌性髄膜炎
- 壊死性筋膜炎・ガス壊疽
- 発熱性好中球減少
- 急性感染性心内膜炎：主に黄色ブドウ球菌による
- トキシックショック症候群

（文献7より作成）

では，外科的治療の介入を遅らせないことが生死を分けます。感染性心内膜炎の中でも，主に黄色ブドウ球菌による「急性タイプ」のものは弁破壊および多発塞栓を特徴として急速に悪化します。弁膜症による急性心不全患者に発熱がある場合や，脳梗塞，脾梗塞，腎梗塞，手指・足趾への多発塞栓所見のある患者に発熱がある場合はこれを考えるべきです。

「待てる」感染症[1]

一方で，「待てる」感染症には**表5**[1]のようなものがあります。これらの疾患は治療期間が4〜6週間以上かかるため，可能な限り原因菌を特定してから治療を開始したいものです。

バイタルサインは安定しており発熱のみで，患者が比較的元気であれば，培養結果が判明してから（もしくは感染部位から検体を採取した後に）治療を開始するのが望ましいです。細菌感染症であれば時間が経過すればするほど熱源が局在化してくるはずです。

2つの感染性心内膜炎

感染性心内膜炎の初診時の主訴は**表6**のように大きく3つのタイプに分類することができます。かなり多彩な症状を呈するので，血液培養が陽性になってから診断に気づくこともあり，血液培養の重要性を教えてくれる疾患です。

「待てない」感染症にも「待てる」感染症にも感染性心内膜炎があるのはなんだかずるい感じがしますが，「急性」の心内膜炎と「亜急性」の心内膜炎は別の疾患だと思いたくなるほど病像が異なります。「急性」のほうは弁がどん

表5　「待てる」感染症の例

- 亜急性感染性心内膜炎
- 椎体炎
- 膿瘍性疾患

（文献1より引用）

表6　感染性心内膜炎の初診時の主訴による分類

不明熱タイプ	熱がダラダラと続く
塞栓症状タイプ	脳梗塞（麻痺）や腎梗塞，脾梗塞（側腹部痛）などの症状で受診する
心不全タイプ	急性〜亜急性の経過で呼吸困難で受診する

どん破壊されていって心不全症状が目立ちあちこちに塞栓所見が現れますが,「亜急性」のほうは局所症状がはっきりせず,糸球体腎炎が起きたり,自己抗体が陽性になったり,菌の毒性そのものというよりは免疫反応が前面に出るイメージで,血管炎に似た症状を呈するいわゆる「古典的不明熱」のタイプです。おそらく「かぜをひいた」または「かぜが治らない」と言って受診するタイプは「亜急性」のほうです。

ゆっくり進行する「亜急性」感染性心内膜炎でも数カ月治療がされずに熟成されると,いずれ臨界点を突破してある日突然弁破壊や大きな脳塞栓を起こして急変するので,早く診断するに越したことはありません。

「わからない」場合の対処法[1]

ここまでの考え方を図2[1]にまとめました。実のところ「待てる」か「待てない」かの判断が正しいかどうかは,後になって初めてわかることです。正確に言えば「待てそう」か「待てなさそう」かの判断になります。この判断には,何よりも経験が重要です。経験が乏しく,「待てる」感染症かどうかわからないとき(図2の一番下の矢印)にはどうしたらよいでしょうか? 信頼で

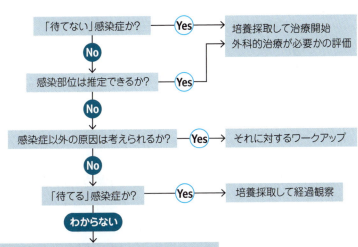

図2 エンピリック治療の考え方

(文献1より引用)

きる感染症医が傍にいれば，コンサルトすればよいのですが，そういう病院はなかなか少ないのが現状だろうと思います。

「わからない」場合には，「わかっていることは何か」を整理するところから始めましょう。肺炎の可能性はどうか，尿路感染症の可能性はどうか，カテーテル感染の可能性はどうか……，自分なりにでもよいのでこれらの順位付けをして，その中で可能性の高いものを狙ってできる限り培養をそろえてから（**表7**）[1]抗菌薬を開始します。

表7　エンピリック治療を開始する前のワークアップ

ルーチン検査	血液培養2セット採取（感染性心内膜炎を疑う場合は3セット採取） 尿検査，尿培養 胸部X線
オプション検査	肺炎を疑ったら痰培養 下痢があればCDトキシン（入院患者） 腹水があれば腹水検査，培養 膿貯留あれば膿培養，ドレナージ 異物があれば異物除去の必要があるか検討 髄膜炎を疑ったら髄液検査，髄液培養

（文献1より引用）

経験が乏しいうちは抗菌薬を投与するという行動に傾くことは仕方がないというか，むしろ健全だろうと思います。それでも，あらかじめ何を狙って何を指標に治療効果を判定していくかを考えておく必要があります。想定した疾患に矛盾せず軽快していけば，培養結果をふまえて治療を継続します。後になって臓器特異的な所見がはっきりしてきて診断がつくこともあります。

もし，思うように軽快しない場合にはもう一度振り出しに戻って考え直し，方針を修正します。最初から熱源の想定を諦めて抗菌薬を単なる解熱剤代わりに使っていると，うまくいかなかった場合の修正が非常に難しくなります。感染症診療におけるエンピリック治療では「わからない」ときほど治療開始前の培養採取が大切になってくるのです。そうすれば時間が解決してくれることも少なくありません（「**AL** 重症だから血培をとる余裕なんてなかったけどカルバペネムを投与した？」➡p.163）。

158　**I章** 成人の"かぜ"のみかた

具体的な処方例

▶セフトリアキソン（ロセフィン®）1回1～2gを1日1回点滴

　敗血症っぽいことはわかるのだけどいくら探しても熱源がわからない場合，市中感染症であれば筆者はセフトリアキソンを使用することが多いです。わけがわからないけど患者さんが死んでしまいそうなときには，ミノサイクリン（リケッチア感染症狙い）とバンコマイシン（MRSAなど耐性グラム陽性球菌狙い）を追加することも考慮します。グラム陰性桿菌のカバーをどこまで広げるかはケースバイケースです。

　もちろん，熱源の想定がある程度できているのであれば，疑った熱源に応じた培養を採取した後に抗菌薬を開始して下さい（表7）。具体的な初期治療に関しては，サンフォードのマニュアル[8]や日本の疫学をふまえて毎年改訂される感染症プラチナマニュアルもお勧めです[9]。培養結果が判明したら原因菌に絞った抗菌薬に変更します（de-escalation）。

説明を「処方」する

症例への説明例

咳や鼻水，喉の痛みはないようで，高い熱が目立ちますね。咳，鼻，喉の症状がないので，普通のかぜとは少し違う病気かもしれません。いつものかぜと比べて身体がとてもつらいのではないですか？　もう少し詳しく診察して，場合によっては血液検査や尿検査も必要になるかもしれません。
➡この後，表1（➡p.151）の項目を再度チェックする。

文 献

1) 山本舜悟：いつエンピリック治療に踏み切るか．臨床感染症ブックレット 2巻．細川直登，他，編．文光堂，2010, p35-40.

2) 田坂佳千："かぜ" 症候群の病型と鑑別疾患．今日の治療．2005；13（12）：17-21.

3) Tokuda Y, et al：The degree of chills for risk of bacteremia in acute febrile illness. Am J Med. 2005；118（12）：1417.[PMID：16378800]

4) Simon L, et al：Serum procalcitonin and C-reactive protein levels as markers of bacterial infection：a systematic review and meta-analysis. Clin Infect Dis. 2004；39（2）：206-17.[PMID：15307030]

5) Tokuda Y, et al：A simple prediction algorithm for bacteraemia in patients with acute febrile illness. QJM. 2005；98（11）：813-20.[PMID：16174688]

6) 青木 眞：Memo 細菌感染症は悪化か改善あるのみ. レジデントのための感染症診療マニュアル. 第3版. 医学書院, 2015, p34.

7) Schneider JI：Rapid infectious killers. Emerg Med Clin North Am. 2004；22（4）：1099-115. [PMID：15474784]

8) Gilbert DN, et al：〈日本語版〉サンフォード 感染症治療ガイド2018. 第48版. 菊池 賢, 他訳. ライフサイエンス出版, 2018.

9) 岡 秀昭：感染症プラチナマニュアル2019. メディカル・サイエンス・インターナショナル, 2019.

Advanced Lecture ①血液培養はいつ採ったらいいの？

筆者が研修医の頃，血液培養は自分で採らなければならない検査でした。受け持ち患者さんが発熱すると，呼んでもらって自ら採りに行ったものです。採血があまりうまくなかったので，2セットも採らないといけないと思うと毎回ブルーでした。その上，あんまり陽性にならないし，白状すると本当に嫌な検査だなぁと思っていました。

でも，血液培養は感染症の診療においてとても大事な検査です。治療方針に直結します。面倒なのでやらなくてすむならそれに越したことはありませんが，やっぱりやらないといけない検査です。

血液培養の適応は，極論をいえば「菌血症を疑ったとき」なのですが，「菌血症がないこと」を確認しておく意味合いで採ることもあるので，もう少し適応は広くなります。2セット採取するにはそれなりの労力が必要ですし，患者さんにも負担を強いる検査ですので，どんな人だと陽性になりやすいか，予測因子を知っておくと便利です。

表1はShapiroらによる菌血症の予測ルールです[1]。このルールで大基準が1つ以上または小基準が2つ以上あれば血液培養採取が勧められています。

ただし，Shapiroのルールは項目に桿状好中球が入っていて，夜間救急外来などで白血球分画の検査ができないことが多い日本の臨床現場では使いにくい印象があります。また，「感染性心内膜炎疑い」のような主観的な項目が入っていることも人によって判断のばらつきが起こる原因になるかもしれません。そこで，自治医科大学の竹島太郎医師らは日本独自の予測ルール

160 **I章** 成人の"かぜ"のみかた

（ID-BactERスコア：表2）を開発しました[2]。名古屋，沖縄，静岡の3病院の救急外来を受診した患者について予測ルールを作成し（derivation），奈良の病院のデータで妥当性検証を行いました（validation）。2点をカットオフにすると検証用データセットで感度は97%，特異度は14%，陽性尤度比が1.13，陰性尤度比が0.19で，6点をカットオフにすると感度36%，特異度90%，陽性尤度比3.64，陰性尤度比0.71でした[2]。

　これらのルールは血液検査の結果が出てからでないとわからないものが多いので，血液検査を用いないアルゴリズムであれば，図1のようなものが徳田安春先生によって提唱されています[3]。高リスク群，中リスク群，低リスク群によって菌血症の可能性がそれぞれ25.7%，10.9%，1.4%と予測されますので，中リスク群以上は血液培養を採取したほうがよいでしょう。

表1　Shapiroらによる菌血症予測ルール

大基準	小基準（各1点）
心内膜炎疑い（3点） 体温39.4℃以上（3点） 血管内カテーテル留置（2点）	体温38.3〜39.3℃ 年齢65歳以上 悪寒 嘔吐 低血圧（収縮期血圧＜90mmHg） 白血球数＞18,000/μL 好中球＞80% 桿状好中球＞5% 血小板数＜15万/μL 血清Cre値＞2.0mg/dL

● 菌血症の可能性：0〜1点→0.6〜0.9%，2〜4点→6.8〜9.1%，5点以上→15.4〜26%
● 大基準1つまたは，小基準が2つあれば血液培養の適応
● 上記の予測因子が1つもなければ，このルールでは血液培養の適応なしと判断

（文献1より作成）

表2　菌血症予測のためのID-BactERスコア

予測因子	スコア	予測因子	スコア
65歳以上	1点	腹部に圧痛あり	1点
悪寒	2点	白血球数≧15,000/μL	1点
嘔吐	1点	血小板数＜15万/μL	1点
意識障害	1点	BUN≧20mg/dL	1点
体温≧38℃	1点	CRP≧10mg/dL	1点
収縮期血圧＜90mmHg	1点		

（文献2より作成）

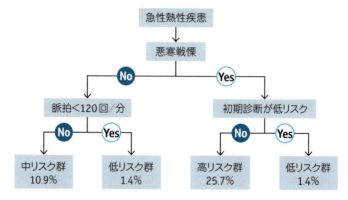

図1　菌血症予測アルゴリズム

悪寒戦慄：分厚い毛布が必要になるほどの悪寒，または全身が震えるような悪寒
以下の初期診断は低リスクに分類
（i）急性咽頭炎
（ii）急性気管支炎（COPD急性増悪を含む）
（iii）急性感染性下痢症
（iv）急性ウイルス性症候群（例：インフルエンザ）
（v）骨盤内炎症性疾患
（vi）急性中耳炎
（vii）急性副鼻腔炎
（viii）非感染症（例：アレルギー反応）

（文献3より作成）

　3つの予測ルールを紹介しましたが，感染症医にとっての血液培養は，循環器内科医にとっての心電図，呼吸器内科医にとっての胸部X線，脳外科医にとっての頭部CTみたいな感覚の検査です。予想外の人が予想外に血液培養陽性になるのを見ると，やっぱり採ってみないとわからないなぁと思うことがあります。予測ルールは参考にしつつ，ルールをちょっと超えたところでも血液培養を採っておいてほしいなぁというのが，一感染症医からのお願いです。

Advanced Lecture ②高熱のみ型のダークホース「細菌性腸炎」

　高熱だけが目立って他の局所症状が乏しい「高熱のみ型」の鑑別診断，言い換えると，「一見インフルエンザっぽいんだけど，インフルエンザではないときに考えるべき疾患」に細菌性腸炎があります。腸炎なのだから下痢をしておいてほしいのですが，実はカンピロバクター腸炎，サルモネラ腸炎で

は発熱だけが下痢より1日程度先行することがあります[4]。下痢のない腸炎の診断ははっきり言って難しいです。幸い，見逃してもそれがすぐ致命的になることは少ないのですが，そういうプレゼンテーションもあるということは知っておいて損はありません。

こういう患者さんに「この3日〜1週の間に生の鶏肉とか，焼き鳥とか焼き肉を食べに行ったりしませんでしたか？」と聞いて，「あ，4日前に飲み会で生のササミを食べました」という食歴がとれ，よく腹部を触診してわずかに圧痛があることが確認できると，「これはカンピロバクター腸炎だな」と，かなり自信を持つことができます。

感染性腸炎を考えて食歴を聴くときは，「何か変わったものを食べませんでしたか？」と聞いても，本人は変わったものだと思っていないことが多い（だから食べるのでしょう）ので，狙った病原体に応じて特異的に聴いたほうが有益な情報が得られます。なかなか3日前の夕食に食べたものを覚えている人は少ないものですが，どこかに外食に行った，飲み会があった，バーベキューをしたというエピソードは覚えていることが多いので，エピソードを尋ねるのがコツです。火を通していたつもりでも，生肉と焼けた肉を取る箸やトングを必ず区別して使う人はほとんどいませんから，「焼き肉を食べに行った」でも感染性腸炎を疑う根拠にはなります。

③重症だから血培をとる余裕なんてなかったけどカルバペネムを投与した？

重症例ほど原因菌の特定が大事

明らかに敗血症性ショックだろうと思う患者さんが目の前にいるときに，一刻も早く抗菌薬を投与したいという気持ちはわかります。しかし，血液培養をとらずにカルバペネムを投与しておけばいいかと言われると，重症だからこそ原因菌の特定にもこだわってほしいと思います。

表3は古典的な文献からですが，菌血症，真菌血症時にどのタイミングで適切な抗菌薬が投与されているかによって予後との関連性を示したもの

表3 菌血症，真菌血症時の適切な抗菌薬治療のタイミングと関連する死亡割合

初期抗菌薬が適切か？	培養陽性後の抗菌薬が適切か？	感受性結果判明後の抗菌薬が適切か？	死亡者数/患者数（死亡割合）	リスク比（95％信頼区間）
適切	適切	適切	65/620（10.5％）	1.0
不適切	適切	適切	6/45（13.3％）	1.3（0.6〜2.8）
適切	不適切	適切	7/35（20％）	1.9（0.9〜3.8）
適切	適切	不適切	7/35（20％）	1.9（0.9〜3.8）
不適切	不適切	適切	8/31（25.8％）	2.5（1.3〜4.7）
適切	不適切	不適切	4/14（28.6％）	2.7（1.2〜6.4）
不適切	適切	不適切	0/2（0％）	0
不適切	不適切	不適切	3/9（33.3％）	3.2（1.2〜8.2）

（文献5より，リスク比の信頼区間は筆者作成）

です[5]。最初から一貫して適切な抗菌薬が投与されていた場合を基準にすると，培養陽性後も不適切な抗菌薬が投与されている場合の死亡リスクは2〜3倍になることがわかります[5]。逆に，初期治療が外れていても培養陽性時点で修正することができれば，リスク上昇は最小限にくいとめられます。

たまたま治療がうまくいけばいいですが，うまくいかなかった場合に血液培養を採取していないと治療が適切かどうか，どのように修正すべきかの判断が難しくなります。重症例では特に致命的になりかねません。重症例で採血や静脈ライン確保をしないということはないでしょうから，その際に是非血液培養を採取しておいてほしいと思います。

文献

1) Shapiro NI, et al：Who needs a blood culture? A prospectively derived and validated prediction rule. J Emerg Med. 2008；35（3）：255-64.[PMID：18486413]

2) Takeshima T, et al：Identifying Patients with Bacteremia in Community-Hospital Emergency Rooms：A Retrospective Cohort Study. PLoS One. 2016；11（3）：e0148078. [PMID：27023336]

3) Tokuda Y, et al：A simple prediction algorithm for bacteraemia in patients with acute febrile illness. QJM. 2005；98（11）：813-20.[PMID：16174688]

4) Ryan ET, et al：Illness after international travel. N Engl J Med. 2002；347（7）：505-16. [PMID：12181406]

5) Weinstein MP, et al：The clinical significance of positive blood cultures in the 1990s：a prospective comprehensive evaluation of the microbiology, epidemiology, and outcome of bacteremia and fungemia in adults. Clin Infect Dis. 1997；24（4）：584-602.[PMID：9145732]

①敗血症の定義改訂（Sepsis-3）について

敗血症の定義の変遷

2016年初頭に敗血症の国際的な定義が改訂されました[1]。敗血症は症候群なので，診断のゴールドスタンダードはありません。専門家のコンセンサスにより定義されてきました。1991年の国際定義で「感染症による全身性炎症反応症候群（Systemic Inflammatory Response Syndrome：SIRS）」と定義され（表1, 2），長年使われてきました[2]。そして，臓器障害，低灌流または低血圧を伴う敗血症を重症敗血症，十分な補液にもかかわらず低血圧が続くものを敗血症性ショックと呼んできました。しかし，SIRSは熱傷，膵炎，その他の非感染症でも満たしてしまうため，特異性に欠けるという批判がありました。2001年に一度定義が改訂されましたが，複雑すぎて現場には根付きませんでした[3]。

SIRSを構成する要素は感染症に対する正常な生体防御ですが，敗血症は本来感染症に対する単なる宿主の反応ではなく，感染症に対する生体反応が，宿主の組織，臓器に障害をもたらし，生命を脅かすような状態であり，向炎症，抗炎症反応が共存し，免疫抑制状態をもたらすような病態であると

表1 Systemic Inflammatory Response Syndrome：SIRS

以下の4つのうち2つ以上を満たすもの
1）体温＞38℃または＜36℃
2）心拍数＞90/min
3）呼吸数＞20/minまたは$PaCO_2$＜32mmHg
4）末梢血白血球数＞12,000/μLまたは＜4,000/μL，あるいは未熟型白血球＞10%

（文献2より作成）

表2 旧基準における敗血症，重症敗血症，敗血症性ショックの定義

敗血症	感染症によるSIRS
重症敗血症	臓器障害，低灌流，または低血圧を伴う敗血症
敗血症性ショック	十分な補液にもかかわらず低血圧が続く敗血症

（文献2より作成）

いう理解も進みました。よって，敗血症は「臓器障害を伴う全身反応」と定義すべきと言われるようになりました[4]。

新しい敗血症の定義：Sepsis-3

Sepsis-3では，敗血症は「感染症に対する宿主の異常反応により生命を脅かす臓器障害」と定義されました（表3）[1]。臓器障害の判定には，SOFAスコアが用いられ，SOFAスコア2点以上は院内死亡リスクが10%を超えるとされます[1]。従来の重症敗血症という用語はなくなりました。敗血症性ショックは十分な補液にもかかわらず昇圧剤を要する遷延性の低血圧および血清乳酸値高値が基準で，院内死亡が40%を超えるとされます（表3）。SOFAスコアは1996年に提唱されたものですが，複雑で集中治療医以外には馴染みがないものです（表4）[1, 5]。このため，ベッドサイドでも評価可能な簡便な指標として，quick SOFA（qSOFA）が考案されました（表5）[1]。

前述の通り敗血症にはゴールドスタンダードと呼べる基準がないため，妥当性を評価するための外的な基準として院内死亡とICU滞在（3日間以上）をアウトカムにして，ROC曲線下面積（AUROC）が比較されました。AUROCの値と簡便さからICU内ではSOFAスコア，ICU外ではqSOFAが死亡予測指として優れているという結果になりました。ただし，注意すべき点は，論文中に示されているAUROCはスコア単独によるものではなく，年齢，性別，人種，併存疾患（Charlson index）で構成されるベースラインモデル込みの値である点です（表6）[6]。ベースラインモデルを含めない場合

表3　Sepsis-3による敗血症の定義

敗血症：感染症に対する宿主の異常反応により生命を脅かす臓器障害
"life-threatening organ dysfunction caused by a dysregulated host response to infection."
● 臓器障害は，感染症によるベースラインからSOFAスコア2点以上の急性の変化と定義
● 既存の臓器障害の有無が不明の場合，ベースラインSOFAスコアは0点と定義
敗血症性ショック：敗血症で，十分な補液にもかかわらず
● 平均動脈圧 ≧65mmHgを保つために昇圧剤を要する遷延性の低血圧
● 血清乳酸値＞2mmol/L（18mg/dL）

（文献1より作成）

166　**I章 成人の"かぜ"のみかた**

表4　SOFAスコア

	0点	1点	2点	3点	4点
呼吸器 PaO$_2$/FIO$_2$（mmHg）	≧400	<400	<300	<200 +呼吸補助	<100 +呼吸補助
凝固血小板数（×10^3/μL）	≧150	<150	<100	<50	<20
肝臓ビリルビン（mg/dL）	<1.2	1.2〜1.9	2.0〜5.9	6.0〜11.9	>12.0
心血管	MAP≧ 70mmHg	MAP< 70mmHg	DOA<5 or DOB	DOA 5.1〜15 or Ad≦0.1 or NOA≦0.1	DOA>15 or Ad>0.1 or NOA>0.1
中枢神経系GCS	15	13〜14	10〜12	6〜9	<6
腎臓　血清Cre（mg/dL） 　　　尿量（mL/日）	<1.2	1.2〜1.9	2.0〜3.4	3.5〜4.9 <500	>5.0 <200

FIO$_2$：吸気酸素濃度，GCS：Glasgow Coma Scale，Cre：クレアチニン，MAP：平均動脈圧，DOA：ドパミン，DOB：ドブタミン，Ad：アドレナリン，NOA：ノルアドレナリン（カテコラミンの量の単位はμg/kg/分）

（文献1，5より作成）

表5　quick SOFA (q SOFA)

感染症を疑う患者で以下のうち2つ以上を満たす

- 意識障害
- 収縮期血圧≦100mmHg
- 呼吸数≧22/分

注意：意識障害はスコア評価の過程では，GCS≦13と定義されていましたが，GCS≦14にしても予測精度は変わらないため，測定の負担軽減のためにqSOFAでは，GCS≦14と定義されています

（文献1より作成）

表6　ベースラインモデルに各基準を加えた場合の院内死亡に対するAUROC

基準	ICU内AUROC（95%CI）	ICU外AUROC（95%CI）
ベースラインモデル*	0.58（0.57〜0.60）	0.69（0.68〜0.70）
ベースラインモデル*＋SIRS	0.64（0.62〜0.66）	0.76（0.75〜0.77）
ベースラインモデル*＋SOFA	0.74（0.73〜0.76）	0.79（0.78〜0.80）
ベースラインモデル*＋qSOFA	0.66（0.64〜0.68）	0.81（0.80〜0.82）

LODSは省略
*：ベースラインモデルは年齢，性別，人種，併存疾患（Charlson index）で構成

（文献6より作成）

の死亡に対する感度，特異度は確かにSIRSよりもSOFA，qSOFAが若干よさそうですが，あまり大きな差ではないようにも見えます（**表7**）[6]。

qSOFAの外部検証

鳴り物入りで突然登場した感のあるqSOFAですが，ベースラインモデルを含まないモデルでは識別力は今ひとつです（**表8**）[7]。

発表されてから様々な検証研究が行われ，系統的レビューによるメタ分析も複数なされています[7-9]。おおむねqSOFAは死亡を予測する特異度はまあまあ高いのですが，SIRSのほうが感度は高いという結果です（**表8**）[7]。死亡リスクの高い人を，漏れが少ないように拾い上げるスクリーニングのための指標には高い感度が必要なので，SIRSのほうが向いています。

qSOFAが2点であれば，死亡のリスクが高いということは言えそうですが，感度はあまりよくないので，2点未満の場合に大丈夫とは言えません。

新しい基準での敗血症と敗血症性ショックの判定

Sepsis-3の定義に基づいた敗血症と敗血症性ショックの判定手順は**図1**のように提唱されました[1]。ただし，この基準は前向き研究で検証されたわけではないので，どのくらい臨床的に有用かはまだわかりません。

フローチャートは「感染症疑いの患者」から始まっており，感染症を疑わなければ始まりません。Sepsis-3を作成したもともとの研究が感染症と診断された患者または疑われた患者だけを対象にしているので，「どのように

表7 ICU内外患者別の死亡に対する各スコアの感度，特異度，陽性尤度比，陰性尤度比（陽性尤度比，陰性尤度比は筆者が計算）

		感度	特異度	陽性尤度比	陰性尤度比
ICU内	SIRS≧2	91%	17%	1.1	0.53
	SOFA≧2	98%	10%	1.09	0.2
ICU外	SIRS≧2	64%	65%	1.83	0.55
	qSOFA≧2	55%	84%	3.44	0.54

（文献6より作成）

表8 死亡を予測するqSOFA，SIRSの統合された感度・特異度

	統合された感度% （95%信頼区間）	統合された特異度% （95%信頼区間）
qSOFA	60.8%（51.4%～69.4%）	72.0%（63.4%～79.2%）
SIRS	88.1%（82.3%～92.1%）	25.8%（17.1%～36.9%）

（文献7より作成）

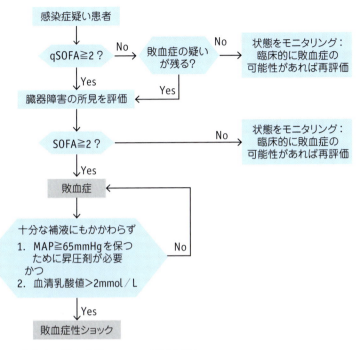

図1 敗血症と敗血症性ショックの臨床基準

感染症を診断するか」については別に考える必要があります。スコアは経時的に変化しますが,「どの時点」での測定が理想的なのかも不明です。また,qSOFAは急性のものと慢性のものを区別していないため,もともと認知症でGCSに異常があれば,qSOFAは最初から1点満たすことになってしまいます(SOFAスコアはベースラインからの急性の変化量で定義)[1]。いろいろ問題はありそうですが,『日本版敗血症診療ガイドライン2016』でもこの定義に準じているので,知っておく必要があります[10]。

敗血症におけるその他の予測スコア

MEDSスコアは救急外来で血液培養を採取後入院した患者を対象に,28日間入院死亡をアウトカムにしてAUROCは0.82(開発コホート),0.78(検証コホート)でした(表9)[11]。また,外部検証研究では感染症が疑われた患者を対象に,AUROC 0.849(95% CI 0.812~0.887)と良好な結果で

した[12]。ただし，終末期疾患の定義があいまいなことと，桿状好中球の測定が24時間測定できる日本の医療機関は多くないことから，このスコアの使い勝手はあまりよくないかもしれません。

市中肺炎の予後予測スコアであるCURB-65（表10）[13]はMEDSスコアよりも若干精度は劣るものの，肺炎以外の病態についても妥当性が検証されています。28日間または30日間死亡に対するAUROCとスコア別の死亡確率は表11の通りでした[14-17]。

Vital is vital!

バイタルサインの"vital"は「生命維持に必要な」とか，「不可欠な」という意味です。qSOFA，CURB-65，MEWS（表12）[18]，NEWS（表13）[19]，いずれもバイタルサインが文字通り死亡の予測因子として重要であることを物語っています。qSOFAが2点以上になると予後不良だとすれば，2点以上の人にはもちろん要注意ですが，2点になる前でもバイタルサインの異常

表9 Mortality in Emergency Department Sepsis (MEDS) スコア

終末期疾患あり（推定余命30日未満）	6点
頻呼吸（＞20/分）または低酸素血症（SpO_2＜90%）	3点
敗血症性ショック	3点
血小板数＜15万/μL	3点
桿状好中球＞5%	3点
年齢＞65歳	3点
下気道感染症	2点
ナーシングホーム入所中	2点
意識障害	2点

（文献11より作成）

表10 CURB-65　各1点

Confusion（意識障害）
Urea：BUN＞20mg/dL
Respiratory rate（呼吸数）≧30bpm
Blood pressure（血圧）：収縮期血圧＜90mmHgまたは拡張期血圧≦60mmHg
年齢≧65歳

（文献13より作成）

170　I章 成人の"かぜ"のみかた

表11 CURB-65の死亡予測に対するAUROCとスコア別の28日間または30日間死亡確率

研究	AUROC (95%CI)	CURB-65スコア 0	1	2	3	4	5
Yamamoto 2015[14] 日本：血培採取患者	0.76 (0.72~0.80)	0%	3%	8%	13%	30%	39%
Roest 2015[15] オランダ：SIRS	0.73 (0.67~0.78)	5.1%		13.5%	27%		
Marwick 2014[16] 英国：血培採取患者	0.72 (0.67~0.77)	3%	11%	23%	36%		
Armiñanzas 2013[17] スペイン：内科入院患者	0.79	0%		4%	27%		
Howell 2007[12] 米国：感染症疑いで入院した患者	0.79 (0.74~0.83)	0%	1.6%	4.1%	4.9%	18.1%	28%
Lim 2003[13] 肺炎入院患者	記載なし	1.5%		9.2%	22%		

表12 MEWS (modified Early Warning Score)

	3	2	1	0	1	2	3
収縮期血圧（mmHg）	<70	71~80	81~100	101~199		≧200	
心拍数（／分）		<40	41~50	51~100	101~110	111~129	≧130
呼吸数（／分）		<9		9~14	15~20	21~29	≧30
体温（℃）		<35		35~38.4		≧38.5	
意識レベルAVPU				A	V	P	U

A＝意識清明，V＝呼びかけに反応，P＝痛みに反応，U＝反応なし　　　　　　（文献18より作成）

表13 NEWS (National Early Warning Score)

	3	2	1	0	1	2	3
呼吸数（／分）	≦8		9~11	12~20		21~24	≧25
SpO_2（%）	≦91	92~93	94~95	≧96			
補助酸素？		あり		なし			
体温（℃）	≦35		35.1~36	36.1~38	38.1~39	≧39.1	
収縮期血圧（mmHg）	≦90	91~100	101~110	111~219			≧220
心拍数（／分）	≦40		41~50	51~90	91~110	111~130	≧131
意識レベルAVPU				A			V,P,U

A＝意識清明，V＝呼びかけに反応，P＝痛みに反応，U＝反応なし　　　　　　（文献19より作成）

には敏感になりましょう，というのがSepsis-3の改訂のキモなのではないかと思います．

Point ➡ Vital is vital! バイタルサイン（特に体温以外）に1つでも異常があれば，要注意！

② CRPは役に立つのか？

宗教論争から臨床研究へ

　日本では日常的に使用されている血清CRPですが，実際どれくらい役に立つのでしょうか？ CRPについて語られる場合，「私はCRPを使うから使う」vs.「私にはCRPは必要ないから必要ない」という議論に終始してしまいがちで，まるで宗教論争じゃないかと思ってしまいます（個人の感想です）．

　調べてみると，CRPの感染症における診断性能や予後予測に関する日本の臨床研究は数えるほどしかなく（あったとしても方法論的に問題があり），これだけ日本で使っているのに，議論の土台になるようなデータがほとんどないというのはマズいんじゃあないかと思いました．

　そこで筆者は大学院で，CRPの値が予後とどれくらい相関するのか？ について検証してみることにしました．個人的には日本でずっと臨床をやってきて，CRPが高い人はやっぱり重症の人が多いなぁという印象は持っていましたが，他のパラメーター（たとえばバイタルサイン）で重症度は評価できると言われればそんな気もしていました．CRPがなかったらなかったで，おそらく個人的にはそれほど困らないのですが，一方で未熟な研修医のプレゼンを聞くよりはCRPのほうが頼りになることもあります．自分自身も，眠れない救急当直で明け方にやってきた患者さんのCRPが30mg/dLあったときには，頭が回らない状態の目覚ましとして役に立ったことはあります．

　ということで，意外とCRPが予後と関連するんじゃないかなと思いつつ，実際どれくらい役に立つのかを調べてみました．国際的な流行りとしてはCRPよりプロカルシトニンの時代なのですが（実際今回の論文のレビュー

ワーにもなぜプロカルシトニンじゃなくてCRPなの？　と聞かれました），プロカルシトニンも考え方としてはCRPの延長線上にあるものなので，まずはCRPに決着をつけたいと思いました（あと，研究を行った病院ではプロカルシトニンが外注検査だったので，ほとんど測定されていなかったという問題もありました）。細菌感染症の診断に対して，プロカルシトニンのほうがCRPよりも優れているとする報告は多いですが，最近ではプロカルシトニンよりもCRPのほうが予後予測には優れていたという報告もありますし[20]，保険点数もプロカルシトニンが301点（3,010円）に対してCRPが16点（160円）と20倍近くも違います（2019年5月現在）。

敗血症疑い患者におけるCRPの予後予測能

論文の概要は以下の通りです（論文中のCRPの単位は国際的に用いられているmg/Lですが，わかりにくいので以下は日本で用いられているmg/dLに変換しています）[14]。

【目的】
血清CRPの敗血症における有用性は議論のあるところである。今回，敗血症疑い患者において，血清CRPがCURB-65に対して臨床的有用性の上乗せがあるかどうかをdecision curve analysis（DCA）を用いて評価した。

【デザイン】
過去起点コホート研究

【セッティング】
日本の教育病院の救急外来
対象患者：救急外来で血液培養を採取後に入院した15歳以上

【アウトカム】
30日間入院死亡割合

【結果】
最終的なスコア評価には1,262名が対象になった。30日間入院死亡割合は8.4%だった。多変量解析で血清CRP 15mg/dL以上は独立した予測因子だった（調整オッズ比2.0；95%信頼区間［CI］1.3〜3.1）。CURB-65と，これに血清CRP 15mg/dL以上を加えて作成した修正CURB-65の予後予測能を比較した。ROC曲線下面積はそれぞれCURB-65が0.76（95%CI 0.72〜0.80），修正CURB-65が0.77（95%CI 0.72〜0.81）だった。どちらもcalibrationは良好であり，0〜30%のthreshold probabilityにおいて有用だった。CURB-65にCRPを加えることにより，net reclassification improvementは0.387（95%CI 0.193〜0.582），integrated discrimination improvementは0.015（95%CI 0.004〜0.027）と統計学的に有意な改善がみられたが，DCAでは死亡の予測について両者のnet benefitはほぼ変わらなかった。

【結論】
血清CRPの測定は，感染巣によらない敗血症疑い患者の死亡の予測において，CURB-65に対する臨床的有用性の上乗せはほとんどなかった。

単に「CRPとアウトカム（死亡）の関連性を重症度で調整して死亡との関連性が統計学的有意に出しました」とすればシンプルでよくあるタイプの研究なのですが，それではどれくらい役に立つのか？　他のバイタルサインと比べて付加的な有用性があるのか？　という問いには答えられません。そこで，既存の予後予測スコアにCRPを加えることによって予測能がどうなるかを調べました。既存の予後予測スコアはCURB-65を用いました。CURB-65と言えば市中肺炎の予後予測スコアじゃないかと思われる方も少なくないと思いますが，肺炎以外の敗血症疑いや内科患者でも妥当性が検証されています[12, 21, 22]。少し意外に思われるかもしれませんが，CURB-65の予測因子は，年齢とバイタルサインとBUN（腎血流を反映？）と考えれば，肺炎特有の指標でなくてもいいというわけです。

予後予測スコアの評価方法

予後予測スコアの精度を比較するのに，従来はROC曲線下面積（AUROC）を比較することが多かったのですが，AUROCはdiscrimination（識別力）の指標です。予測スコアの統計学的な性能の一部を評価することはできますが，これだけで「予測スコアが臨床的に使えるか？」を判断することはできません[23]（「 AL 感度，特異度，SnNout，SpPin，AUROCの落とし穴」 ➡ p.209）。

予測確率と実際に観測された確率の一致度をみるcalibration（較正）という指標も大事です。というのは，臨床での判断を問題にした場合，予測される確率が1％の場合と10％の場合と50％の場合では次の行動が変わってくるからです。臨床での判断が変わるのが10％くらいのところであった場合，10％くらいのところの予測能はあまりよくない予測スコアでは，それ以上の確率の一致度がいくら高くても臨床的にはあまり使えるものではないということです。

若干専門的な話になりますが，数年前から既存の予測スコアに新しいバイオマーカーを加えて再分類能がどれくらい改善するかという指標としてnet reclassification improvement（NRI）やintegrated discrimination improvement（IDI）といった指標が使われるようになっています。しかし，

NRIやIDIも臨床での有用性を評価するものではありません[24]。

臨床上の有用性を評価するDCA

臨床上の有用性を評価できる解析として，Vickersらがdecision curve analysis（DCA）を提唱しています[25]。「疾患ありの人を正しく分類するbenefit」と「疾患なしの人を誤って疾患があると分類するharm」の重みは通常異なる，という考え方に基づき，真の陽性から誤分類のコストで補正した偽陽性を引いたものをnet benefit（正味の利益）として計算するものです。

たとえば，頭痛の患者さんに対するくも膜下出血を予測する予測スコアがあったとして，予測確率が何％あったら頭部CTを撮るか？　ということを考えてみたいと思います。「予測スコアに基づく事前確率が5％あれば頭部CTを撮る」という人は「5％当たればよい，あとの95％は空振りでも仕方がない」と考えていることになります。すなわち，20人に頭部CTを撮影して，1人のくも膜下出血を見つけることができれば，あとの19人の結果的に無駄な被曝，CT撮影費用は許容されると考えていることになります。人によってはくも膜下出血の事前確率が1％でも頭部CTを撮るというかもしれません。しかし，事前確率が50％ないと頭部CTを撮るという人はいないでしょう。

この「何％」で次の行動が変わるかどうかは，転帰の重大さや検査・治療の侵襲度のバランス，個人（医師や患者）の価値観によって異なります。このような「臨床での有用性」を評価するのに，従来は決断分析が用いられていましたが，方法論として複雑で，追加データ（患者の好み，検査・治療のコストなど）や様々な仮定が必要になるので，簡単にはできないのが難点でした。

VickersらのDCAによれば，「治療する」か「治療しない」かによるアウトカムのリスクがちょうどつりあうと判断されるポイントをrisk threshold（リスク閾値）として，このポイントで期待されるutility/costがつりあうと考えられます。前述の通り，この閾値は人によって異なります。横軸に閾値をとり，縦軸にnet benefitをプロットしていくとDCAを描くことができます。これを他の予測モデルと比較したり，「予測モデルと関係なく全員同じ治療」の線と比較したりします。結論だけ言えば，net benefitが大きいほ

ど（DCAのカーブが上にあればあるほど）予測モデルを使用する正味の利益
が多くなるという意味です。

結局CRPは役に立つのか？

本研究ではCRPが上昇すればするほど単調に死亡リスクは増加しまし
た。CRPはCURB-65の項目と独立して死亡と関連しました。CURB-65
と組み合わせるとNRIやIDIといった統計学的な指標も改善しました。し
かし，臨床的有用性を示すnet benefitはほとんど変わらないという結果で
した。すなわち，CRPにはCURB-65に上乗せされる臨床的な有用性はほ
とんどなかったということです。

CRPが高ければ高いほど死亡リスクの上昇と関連したことは事実なので，
一概に無視してもいいとは思いませんが，血圧や意識状態，呼吸数といった
バイタルサインはやはり重要なのです。

文献

1) Singer M, et al：The Third International Consensus Definitions for Sepsis and Septic Shock(Sepsis-3). JAMA. 2016；315(8)：801-10.[PMID:26903338]

2) [No authors listed]：American College of Chest Physicians/Society of Critical Care Medicine Consensus Conference：definitions for sepsis and organ failure and guidelines for the use of innovative therapies in sepsis. Criti Care Med. 1992；20(6)：864-74.[PMID: 1597042]

3) Levy MM, et al：2001 SCCM/ESICM/ACCP/ATS/SIS International Sepsis Definitions Conference. Crit Care Med. 2003；31(4)：1250-6.[PMID:12682500]

4) Vincent JL, et al：Sepsis definitions：time for change. Lancet. 2013；381(9868)：774-5. [PMID:23472921]

5) Vincent JL, et al：The SOFA(Sepsis-related Organ Failure Assessment)score to describe organ dysfunction/failure. On behalf of the Working Group on Sepsis-Related Problems of the European Society of Intensive Care Medicine. Intensive Care Med. 1996；22(7)：707-10.[PMID:8844239]

6) Seymour CW, et al：Assessment of Clinical Criteria for Sepsis：For the Third International Consensus Definitions for Sepsis and Septic Shock(Sepsis-3). JAMA. 2016；315(8)：762-74.[PMID:26903335]

7) Fernando SM, et al：Prognostic Accuracy of the Quick Sequential Organ Failure Assessment for Mortality in Patients With Suspected Infection：A Systematic Review and Meta-analysis. Ann Intern Med. 2018；168(4)：266-75.[PMID:29404582]

8) Serafim R, et al：A Comparison of the Quick-SOFA and Systemic Inflammatory Response Syndrome Criteria for the Diagnosis of Sepsis and Prediction of Mortality：A Systematic Review and Meta-Analysis. Chest. 2018；153(3)：646-55.[PMID:29289687]

9) Song JU, et al：Performance of the quick Sequential (sepsis-related) Organ Failure Assessment score as a prognostic tool in infected patients outside the intensive care

unit：a systematic review and meta-analysis. Crit Care. 2018；22(1)：28.[PMID：29409518]

10）日本版敗血症診療ガイドライン2016作成特別委員会：日本版敗血症診療ガイドライン2016 CQ1：定義と診断. 日救急医会誌. 2017；28(S1)：S13-S25.

11）Shapiro NI, et al：Mortality in Emergency Department Sepsis(MEDS)score：a prospectively derived and validated clinical prediction rule. Crit Care Med. 2003；31(3)：670-5.[PMID：12626967]

12）Howell MD, et al：Performance of severity of illness scoring systems in emergency department patients with infection. Acad Emerg Med. 2007；14(8)：709-14.[PMID：17576773]

13）Lim WS, et al：Defining community acquired pneumonia severity on presentation to hospital：an international derivation and validation study. Thorax. 2003；58(5)：377-82.[PMID：12728155]

14）Yamamoto S, et al：Prognostic utility of serum CRP levels in combination with CURB-65 in patients with clinically suspected sepsis：a decision curve analysis. BMJ Open. 2015；5(4)：e007049.[PMID：25922102]

15）Roest AA, et al：Risk stratification by abbMEDS and CURB-65 in relation to treatment and clinical disposition of the septic patient at the emergency department：a cohort study. BMC Emerg Med. 2015；15：29.[PMID：26464225]

16）Marwick CA, et al：Identifying which septic patients have increased mortality risk using severity scores：a cohort study. BMC Anesthesiol. 2014；14：1.[PMID：24383430]

17）Armiñanzas C, et al：CURB-65 as an initial prognostic score in Internal Medicine patients. Eur J Intern Med. 2013；24(5)：416-9.[PMID：23391474]

18）Subbe CP, et al：Validation of a modified Early Warning Score in medical admissions. QJM. 2001；94(10)：521-6.[PMID：11588210]

19）Smith GB, et al：The ability of the National Early Warning Score (NEWS) to discriminate patients at risk of early cardiac arrest, unanticipated intensive care unit admission, and death. Resuscitation. 2013；84(4)：465-70.[PMID：23295778]

20）Lichtenstern C, et al：Predictors of survival in sepsis：what is the best inflammatory marker to measure?. Curr Opin Infect Dis. 2012；25(3)：328-36.[PMID：22421751]

21）Armiñanzas C, et al：CURB-65 as an initial prognostic score in Internal Medicine patients. Eur J Intern Med. 2013；24(5)：416-9.[PMID：23391474]

22）Marwick CA, et al：Identifying which septic patients have increased mortality risk using severity scores：a cohort study. BMC Anesthesiol. 2014；14：1.[PMID：24383430]

23）Lobo JM, et al：AUC：a misleading measure of the performance of predictive distribution models. Global Ecol Biogeogr. 2008；17：145-51.

24）Vickers AJ, et al：Does the net reclassification improvement help us evaluate models and markers? Ann Intern Med. 2014；160(2)：136-7.[PMID：24592500]

25）Vickers AJ, et al：Decision curve analysis：a novel method for evaluating prediction models. Med Decis Making. 2006；26(6)：565-74.[PMID：17099194]

I章 成人の"かぜ"のみかた

14 気道症状 無し 高熱のみ型
B 海外渡航関連の感染症

渡航歴を聴取する

当たり前のことですが，渡航歴を聴取しなければ始まりません。帰国後すぐであれば患者さんのほうから訴えてくれることが普通ですが，帰国後時間がたってからの発症の場合，患者さん自身が渡航とは関係がないと思っていることがあります。発熱や下痢，黄疸を主訴とするような患者さんの場合は**最近3カ月以内の渡航歴の有無をルーチンにチェック**するようにしましょう。最近の海外渡航歴があるとわかれば，こうした患者さんの診療に不慣れな先生方は，この時点で専門家のいる施設に相談してよいと思います。

渡航内容，曝露歴を確認する

通常の既往歴，家族歴，個人歴以外に**渡航先，活動状況（現地の人との性行為も含む），動物・昆虫などとの接触歴，喫食歴，予防接種歴，予防内服歴など**の情報は診断上重要です。

熱帯熱マラリアを見逃さない

初診時に熱帯熱マラリアを見逃すと重症化，死亡の可能性が高くなります[1-3]。見逃さないために最も重要なことは，マラリア流行地域への渡航の有無の確認です。特にアフリカは危険性が高いです。熱帯熱マラリアの最短の潜伏期間の報告は6日間で，ほとんどが帰国後1カ月以内に発症します[4, 5]。渡航から6日以内に始まった発熱や3カ月以上経ってから起こった発熱では熱帯熱マラリアは考えにくくなります（3カ月以上では熱帯熱マラリア以外のマラリアの可能性はあります）。**表1**[6]に熱帯帰りの患者におけるマラリアの予

178　**I章 成人の"かぜ"のみかた**

表1　熱帯帰りの外来患者でのマラリア予測因子

- アフリカ旅行（OR＝11.9）
- 腹痛（OR＝14.1）
- 嘔吐（OR＝19.4）
- 筋肉痛（OR＝6.3）
- 不十分な予防（OR＝10.1）
- 血小板数＜15万/μL（OR＝25.2）

OR：オッズ比　　　　　　　　　　　（文献6より作成）

測因子をまとめました。アフリカ帰りでマラリア予防を十分にしていない人が血小板減少をきたしていたら，かなりマラリアの可能性が高いということになります。

　潜伏期間や渡航地域からマラリアの可能性があると考えた場合は，マラリア検索のために血液ギムザ染色（またはマラリア迅速検査）を行います。自施設でできない場合には，近隣の熱帯病治療薬研究班の病院に相談しましょう。

https://www.nettai.org

　マラリア流行地かどうかの検索については，Fit for TravelなどのWebサイトが詳しいです。

http://www.fitfortravel.scot.nhs.uk/home.aspx

潜伏期間から考える

　潜伏期間の数え方は，「発症日―現地到着日」が最長の潜伏期間，「発症日―帰国日」が最短の潜伏期間です（図1）。大雑把に，潜伏期間が短い（20日以

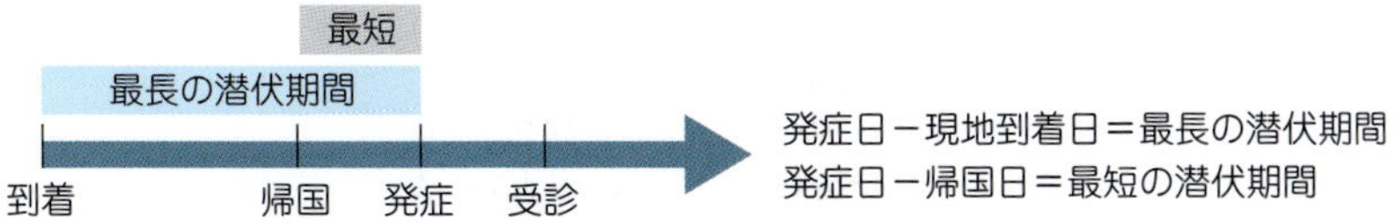

発症日−現地到着日＝最長の潜伏期間
発症日−帰国日＝最短の潜伏期間

図1　潜伏期間の数え方

内)場合には，マラリア，デング熱，インフルエンザ，リケッチア，腸チフスを考えます。特に**海外渡航から帰国後1週間以内の発熱では旅行者下痢症，インフルエンザ，デング熱の頻度が高いです**。熱帯地域では1年中インフルエンザが流行しており，渡航帰りの発熱患者という触れ込みで紹介受診した患者が単なるインフルエンザだったということもしばしばです。

潜伏期間が長い（21日以上）場合には，マラリア，腸チフス，結核，A型肝炎を考えます。

自分の感染防御も考える

非常に稀ですが，髄膜炎菌菌血症やウイルス性出血熱が医療従事者に感染した場合，重篤な転帰をもたらします。患者さんが初めから「ウイルス性出血熱の疑いです」と言って受診してくるわけではないので，**あらゆる患者に対する標準予防策の徹底は自らを守る意味で非常に重要**です。特に海外からの帰国者で発熱，出血症状を伴う場合には患者を隔離しつつ，専門家に相談しましょう。

渡航関連以外の疾患も忘れずに

渡航歴があっても実は渡航と関係のない感染症であることも少なくありません。自験例では，渡航歴があって感染症科にコンサルトされた症例の最終診断には，尿路感染症や気管支炎，肺炎，蜂窩織炎，副鼻腔炎，中耳炎，咽頭炎，PID（骨盤内炎症性疾患）などがありました。

潜伏期間と症状からの鑑別診断[7)]

潜伏期：14日未満	
局所症状なし	出血症状あり
● マラリア ● デング熱 ● チクングニヤ熱 ● ジカウイルス ● カンピロバクター，サルモネラ，赤痢（非特異的な発熱が腸管症状に12～24時間先行して起こることがある） ● 腸チフス ● 発疹熱（リケッチア感染症） ● 急性HIV感染症 ● つつが虫病 ● 東アフリカトリパノソーマ ● レプトスピラ症	● 髄膜炎菌菌血症 ● レプトスピラ症 ● その他の細菌感染症 ● マラリア ● ウイルス性出血熱（デング熱，黄熱病，ラッサ熱，ハンタウイルス，クリミア・コンゴ出血熱，リフトバレー熱，エボラ出血熱）➡これらを疑ったらすぐに保健所や各地の衛生研究所などに相談
中枢神経症状あり	呼吸器症状あり
● 髄膜炎菌髄膜炎，多くのウイルス性・細菌性髄膜炎 ● 脳炎 ● マラリア ● 腸チフス ● 発疹チフス ● 狂犬病（稀） ● アルボウイルス脳炎（日本脳炎，ダニ媒介脳炎，西ナイル熱など） ● 広東住血線虫症，好酸球性髄膜脳炎 ● 急性灰白髄炎（ポリオウイルス） ● 東アフリカトリパノソーマ	● インフルエンザ ● レジオネラ ● 急性ヒストプラズマ症 ● 急性コクシジオイド症 ● Q熱（*Coxiella burnetii*） ● その他：肺炎球菌，マイコプラズマ，類鼻疽（melioidosis），ペスト，炭疽，野兎病，つつが虫病，ハンタウイルス肺症候群

潜伏期：14日～6週間	潜伏期：6週間以上
● マラリア ● 腸チフス ● A型肝炎 ● E型肝炎 ● 急性住血吸虫症（片山熱） ● アメーバ肝膿瘍 ● レプトスピラ症 ● 急性HIV感染症 ● 東アフリカトリパノソーマ ● ウイルス性出血熱 ● Q熱 ● その他：結核，ブルセラ症，類鼻疽，急性トキソプラズマ症，急性CMV感染症，バルトネラ症，バベシア，エーリキア	● マラリア ● 結核 ● B型肝炎 ● 内臓リーシュマニア症 ● リンパ管フィラリア症 ● 住血吸虫症 ● アメーバ肝膿瘍 ● E型肝炎 ● 慢性真菌症（慢性ヒストプラズマ症，コクシジオイド症，クリプトコッカス，パラコクシジオイド症など） ● 狂犬病 ● アフリカトリパノソーマ ● その他：ブルセラ症，類鼻疽，バルトネラ，肝蛭症など

（文献7に筆者が一部追加）

渡航帰りの発熱患者の身体所見[8)]

部位	診断価値
バイタルサイン	比較的徐脈は腸チフスやリケッチア感染症を示唆
皮膚	斑丘疹状（maculopapular）の発疹はよくみられる（デング熱，レプトスピラ，発疹チフス，急性HIV感染，急性B型肝炎）。薬疹も考えておくべき。バラ疹は腸チフス。eschar（刺し口）はリケッチア感染症。デング熱，髄膜炎菌菌血症，ウイルス性出血熱では点状出血，斑状出血
目	結膜炎所見はレプトスピラ症
副鼻腔，耳，歯	副鼻腔炎，中耳炎，歯性膿瘍は旅行と関係なく見逃されやすい感染症
心臓，肺	肺の聴診ではラ音や喘鳴に注意，心臓では心雑音（心内膜炎）
腹部	脾腫は単核球症，マラリア，内臓リーシュマニア症，腸チフス，ブルセラ症
リンパ節腫脹	下記参照。局所，全身性のリンパ節腫脹は診断的に役に立つ
神経系	発熱，意識障害はエマージェンシー！

局所的な リンパ節腫脹	細菌感染症	バルトネラ症（猫ひっかき病），ペスト，ブドウ球菌感染症，連鎖球菌感染症，結核〔scrofula（瘰癧）：結核による頸部リンパ節腫脹〕，野兎病，発疹チフス
	寄生虫感染症	アフリカトリパノソーマ，アメリカトリパノソーマ，フィラリア症，トキソプラズマ症
全身性の リンパ節腫脹	細菌感染症	ブルセラ症，レプトスピラ症，類鼻疽，二期梅毒，結核，腸チフス
	ウイルス感染症	急性HIV感染症，デング熱，B型肝炎，ラッサ熱，麻疹，単核球症（EBウイルス，サイトメガロウイルス），風疹
	真菌症	ブラストミセス症，コクシジオイド症，ヒストプラズマ症
	寄生虫感染症	内臓リーシュマニア症
	非感染症	悪性腫瘍（リンパ腫，メラノーマ，転移性腫瘍），関節リウマチ，サルコイドーシス，SLE，薬剤性

（文献8より作成）

初期に考慮するべき検査

末梢血ギムザ染色	マラリア原虫検索 1回目の検査が陰性でも，疑わしければ12～24時間あけて2回目，さらに24時間後に3回目を確認
マラリア迅速診断キット	（利用可能なら）
インフルエンザ迅速検査	（気道症状があれば）
デング熱迅速診断キット	（利用可能なら）
血液培養2セット	腸チフスの検索
CBC，生化学，肝酵素，尿検査，尿培養	
血清保存	
胸部X線	
便培養	下痢がある場合（糞便そのものを提出することが原則だが，どうしても採取できない場合はスワブを用いて直腸から直接糞便の拭き取りを行ってもよい）

文献

1) Christen D, et al：Deaths caused by malaria in Switzerland 1988-2002. Am J Trop Med Hyg. 2006；75(6)：1188-94.[PMID：17172391]

2) Newman RD, et al：Malaria-related deaths among U.S. travelers, 1963-2001. Ann Intern Med. 2004；141(7)：547-55.[PMID：15466772]

3) Seringe E, et al：Severe imported *Plasmodium falciparum* malaria, France, 1996-2003. Emerg Infect Dis. 2011；17(5)：807-13.[PMID：21529388]

4) Leder K, et al：Malaria in travelers：a review of the GeoSentinel surveillance network. Clin Infect Dis. 2004；39(8)：1104-12.[PMID：15486832]

5) Lalloo DG, et al：UK malaria treatment guidelines 2016. J Infect. 2016；72(6)：635-49. [PMID：26880088]

6) Ansart S, et al：Predictive factors of imported malaria in 272 febrile returning travelers seen as outpatients. J Travel Med. 2010；17(2)：124-9.[PMID：20412180]

7) Ryan ET, et al：Illness after international travel. N Engl J Med. 2002；347(7)：505-16. [PMID：12181406]

8) Lo Re V 3rd, et al：Fever in the returned traveler. Am Fam Physician. 2003；68(7)：1343-50.[PMID：14567489]

Advanced Lecture ①海外帰国後感染症の各論

マラリア

4類感染症で，診断した医師は直ちに最寄りの保健所に届け出る必要があります。

世界で100カ国以上にみられ，WHOの推計では年間2億人以上が罹患し，約50万人が死亡するとされます。この大部分はサハラ以南アフリカの5歳未満児です。他にもアジア，特に東南アジアや南アジア，パプアニューギニアやソロモンなどのオセアニア，中南米でも発生があります。日本国内の輸入例は年間40〜80例で推移しています[1]。

【原因微生物】

熱帯熱（*Plasmodium falciparum*），三日熱（*P. vivax*），卵形（*P. ovale*），四日熱（*P. malariae*）マラリア原虫の4種とされてきましたが，近年サルマラリア（*P. knowlesi*）のヒトへの感染例も報告されています。媒介動物であるハマダラカの唾液腺に集まったマラリア原虫のスポロゾイトがメスの産卵に伴う吸血により唾液を介しヒトに侵入します。肝細胞で分裂し，細胞を破壊して血中に遊離し，赤血球に侵入し，輪状体，アメーバ体，分裂体の経過をたどり，その後赤血球膜を破壊して遊離します。メロゾイトが新たな赤血球に侵入してこのサイクルを繰り返します。三日熱と卵形マラリア原虫では，肝細胞で分裂を開始しない休眠原虫（ヒプノゾイト）も形成され，これが後に分裂を開始し血中に放出されると再発します。

【臨床症状】

流行地で生まれ育ち何度もマラリアに罹患して多少の免疫を得ている人（semi-immune）では発熱などの症状が軽度か，みられないことがあります。しかし流行地に居住したことがない人は免疫がなく（non-immune），発熱はほぼ必発です。発熱とともに倦怠感，頭痛，筋肉痛，関節痛も伴います。腹部症状（悪心，嘔吐，腹痛），呼吸器症状（乾性咳嗽）を伴うこともあり，これらがあるからといって腸炎や気管支炎と安易に決めつけるべきではありません。重症の熱帯熱マラリアでは，脳症，腎症，肺水腫／ARDS，DIC

様出血傾向，重症貧血，代謝性アシドーシス，低血糖，黒水熱(高度の血色素尿)もみられます。低血糖は脳症に合併することが多いです。

【病原診断】

　血液塗抹標本をギムザ染色し，光学顕微鏡で検査します。通常薄層塗抹標本を作製し，じっくり観察します。教科書的には厚層塗抹標本の作成も勧められますが，観察には熟練を要します。白血球もカウントし，白血球300〜400個程度の視野を観察して原虫がいなければ一応陰性と判断します。原虫の鑑別は熟練を要し，専門家に尋ねたほうがよいですが，判断がつかなければ熱帯熱マラリアとして対処しておいたほうが無難です。その他，抗原検出法やPCR法が用いられます。熱帯病治療薬研究班の薬剤使用機関には，マラリア迅速診断キットが準備されていることが多いです[2]。

【治療】

　治療の際には必ず専門家(熱帯病治療薬研究班)に相談して下さい[2]。

デング熱

　4類感染症で，診断した医師は直ちに最寄りの保健所に届け出る必要があります。

　デングウイルス感染症がみられるのは，媒介する蚊の存在する熱帯・亜熱帯地域，特に東南アジア，南アジア，中南米，カリブ海諸国ですが，アフリカ，オーストラリア，中国，台湾においても発生し，年間世界で1億人が発症し，25万人がデング出血熱(重症デング)を発症すると推定されています。最近は国内では年間数百例の発症で推移しています。

【病原微生物】

　デングウイルスは日本脳炎ウイルスと同じフラビウイルス科フラビウイルス属のウイルスです。ネッタイシマカ(*Aedes aegypti*)やヒトスジシマカ(*Aedes albopictus*)などのヤブ蚊属(*Aedes*属)によって媒介されます。4つの血清型(1〜4型)に分類され，1型にかかれば1型に対しては終生免疫を獲得しますが，他の血清型に対する交叉防御免疫は数カ月で消失し，その他の型には感染しえます。この再感染時に重症化するリスクが高くなると言われます。デングウイルスはヒト→蚊→ヒトの感染環を形成します。

【臨床症状】

　デングウイルス感染時は，かなりの割合で不顕性感染に終わると考えられていますが，その割合は不明です。発症すればデング熱と呼ばれる一過性熱性疾患になります。潜伏期間は3〜7日間，突然の発熱，頭痛，特に眼窩痛，筋肉痛，関節痛を伴うことが多く，食欲不振，腹痛，便秘を伴うこともあります。解熱する頃に胸部・体幹から始まる発疹が出現し，四肢・顔面に広がります（図1）。通常1週間程度で軽快します（図2）[3]。

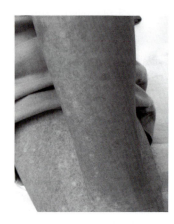

図1　デング熱患者に解熱する頃に現れる皮疹
紅斑の中に白い斑点が浮かぶように見えるので，"white island in a sea of red"と称される
➡カラー口絵

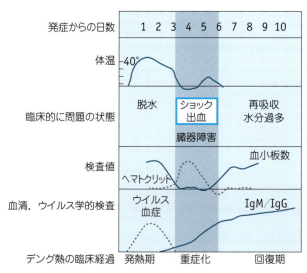

図2　デング熱の臨床経過　　　　　（文献3より作成）

デング熱とほぼ同様に発症し経過した患者の数％に突然，血液濃縮，血圧低下，全身浮腫，胸腹水貯留などが起こることがあります。**解熱するタイミングで起こることが多いです**。従来，デング出血熱と呼ばれてきましたが，出血症状よりは血管透過性の亢進と血漿漏出，それによる循環虚脱が主病態であり，「出血熱」という名前が病態とそぐわないため，最近は「重症デング」と呼ばれるようになりました。血小板減少，点状出血や，最重症例では鼻出血や消化管出血を伴うことがあります。血漿漏出が進行すると低容量性ショックに陥ります。

【重症化の警告症状】

腹痛や腹部の圧痛，持続する嘔吐，臨床的な体液貯留，粘膜出血，嗜眠・不穏状態，肝腫大（2cm以上），急速な血小板数の減少と同時に起こるヘマトクリットの上昇などがあり，これらの警告症状がある場合には重症化するリスクが高いため，入院が必要です（図3）[3]。警告症状がすべてなければ外来で安全に経過をみることができるとされます[4]。

【病原診断】

RT-PCR法，ウイルス分離，血清診断（IgM抗体の検出）によります。

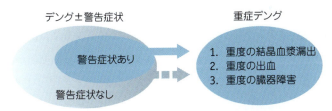

図3　デング熱の分類と警告症状　　　　　　　　（文献3より作成）

2015年6月からデング熱の血清抗原検査が保険適用になりましたが，当初に承認されたものはELISA法で結果が判明するまで数時間かかるのが難点でした。

2016年6月に15〜20分で結果が判明する抗原・抗体検査（イムノクロマト法）が承認されました。ただし，『国立感染症研究所が作成した「蚊媒介感染症の診療ガイドライン」に基づきデング熱を疑う患者が，当該患者の集中治療に対応できる下記（省略）のいずれかに係る届け出を行っている保険医療機関に入院を要する場合に限り算定できる』となっており，導入できる医療施設には限りがあるかもしれません。保健所を通じて，RT-PCR検査を依頼することができますが，ウイルス血症の期間は短いので，それ以降は血清診断によります（図2）。国内での検査についての詳細は「蚊媒介感染症の診療ガイドライン（第5版）」を参照して下さい[5]。

【鑑別診断】

チクングニア熱，ジカウイルス感染症があります。チクングニア熱は，トガウイルス科アルファウイルス属のチクングニアウイルスにより，ジカウイルス感染症はデング熱と同様フラビウイルス科フラビウイルス属のジカウイルスによります。いずれもデングウイルスと同様にネッタイシマカやヒトスジシマカなどのヤブ蚊属（*Aedes*属）によって媒介されます。

症状や潜伏期間はデング熱と類似しますが，チクングニア熱では関節痛が強くでるのが特徴です（表1）[6-9]。ジカウイルス感染症では結膜充血が目立ち，高熱になることは少ない（ほとんど38℃以下）ようです[10, 11]。しかし，臨床症状による区別は困難ですので，確定診断にはRT-PCR法，ウイルス分離，血清診断が必要になります。保健所を通じて検査を依頼します。

【治療】

デング熱の治療は支持療法で，輸液や解熱剤（アセトアミノフェン）が基本です。重症化した場合には循環血液量の減少，血液濃縮が問題になります。ヘマトクリットを見ながら適切な量の補液を行います。適切に治療をすれば死亡率は1％以下ですが，大量出血を起こした場合には輸血が必要になることもあります。

表1　デング熱，チクングニア熱，ジカウイルス感染症の潜伏期間と臨床症状の比較

症状	デング熱	チクングニア熱	ジカウイルス
潜伏期間	3〜7日間[6]	2〜6日間[7]	不明（おそらく1週間以内）[8]
発熱	++++	+++	+++ （高熱は少ない）
筋肉痛／関節痛	+++	++++	++
四肢の浮腫	0	0	++
紅斑	++	++	+++
眼窩後部痛	++	+	++
結膜炎	0	+	+++
リンパ節腫脹	++	++	+
肝腫大	0	+++	0
白血球減少／ 血小板減少	+++	+++	0
出血	+	0	0

（文献6-9より作成）

旅行者下痢症

　途上国に1カ月間滞在すると20〜60％の人が罹患すると言われ，帰国後の体調不良では最も頻度が高いです[12]。渡航先によってリスクは異なり，最初の2週間で発症する人は低リスク地域（中央・北ヨーロッパ，米国，カナダ，日本，オーストラリア）で8％以下，中リスク地域（南・東ヨーロッパ，ロシア，中国，イスラエル，カリブ海，南アフリカ）で8〜20％，高リスク地域（中東，南アジア，中央・南アメリカ，アフリカ）で20〜90％です[13]。

　到着から4〜7日後に最初の症状が始まることが多く90％が2週間以内に発症します[13]。平均罹病期間は3〜5日間なので，旅行中に軽快してしまうこともあります。短期間の旅行の場合，帰国直前か直後から下痢が始まり，医療機関を受診するパターンが多いようです。

　原因菌の多くは腸管毒素性大腸菌や腸管凝集性大腸菌，サルモネラ，カンピロバクターであり（表2），無治療でも自然軽快することが多いです[14]。

　患者が下痢を主訴に受診した際には通常の細菌性腸炎と同様に脱水の有

14 気道症状無し 高熱のみ型　**B 海外渡航関連の感染症**　**189**

表2　地域別の旅行者下痢症の推定される病原体の違い

微生物	報告されている病原体（%）			
	ラテンアメリカ/カリブ海	アフリカ	南アジア	東南アジア
腸管毒素性大腸菌	≧35	25〜35	15〜25	5〜15
腸管凝集性大腸菌	25〜35	<5	15〜25	データなし
カンピロバクター	<5	<5	15〜25	25〜35
サルモネラ	<5	5〜15	<5	5〜15
赤痢菌	5〜15	5〜15	5〜15	<5
ノロウイルス	15〜25	15〜25	5〜15	<5
ロタウイルス	15〜25	5〜15	5〜15	<6
ジアルジア	<5	<5	5〜15	5〜15

（文献14より作成）

無の評価と補液が重要です。

　発熱がある場合には他の発熱性疾患の存在に注意を払う必要があります。重症マラリアでも下痢を伴うことがあるので，落とし穴になりえます。

　有症状期間が1週間を超えるような場合はジアルジアやクリプトスポリジウム，サイクロスポーラ，アメーバ赤痢といった原虫感染を考えます。また，渡航中に抗菌薬投与歴があれば，*Clostridioides*（*Clostridium*）*difficile*感染症も考慮します。

　中には適切な治療を行っても下痢が遷延する人がおり，感染後過敏性腸症候群（postinfectious irritable bowel syndrome）に移行する人が3〜17%いるとされます[14]。

【検査】

　便培養を行います。発熱があればマラリアの検索や血液培養を考慮します。

【治療】

　経口摂取が可能であれば，経口での補液で構いません。脱水症状が強かったり，経口摂取が不可能だったりする場合は点滴により補液を行います。旅行者下痢症のほとんどが無治療でも3〜5日間で軽快します。抗菌薬投与により有症状期間を1〜2日間短縮することができると言われ，症状に応じて

考慮します。抗菌薬は1回投与と3回投与で効果の差はないとされるため，軽症では1回投与，重症例では3回（3日間）投与します[13]。治療例としては

▶レボフロキサシン1回500mg　1日1回　1〜3日間

または

▶アジスロマイシン1回500mg　1日1回　1〜3日間

カンピロバクターは東南アジア，インド，日本で高率にフルオロキノロン耐性菌が高率に分離されており，この場合の経験的治療にはアジスロマイシンのほうがよいです。

チフス性疾患（腸チフス・パラチフス）

3類感染症で，診断した医師は直ちに最寄りの保健所に届け出る必要があります。原因菌は，腸チフスが*Salmonella typhi*，パラチフスが*Salmonella paratyphi A*です。ヒトの糞便で汚染された食物・水が媒介します。

日本を除く東アジア，東南アジア，インド亜大陸，中東，東欧，中南米，アフリカなどで蔓延しています。

腸チフスのワクチンがありますが（国内未承認），腸チフスのみに効果があり，パラチフスには効果がありません。

【臨床症状】

潜伏期間は平均2週間ですが，1週間以内〜3週間以上になることもあり，幅があります[15]。初期から高熱，比較的徐脈，発疹（バラ疹），肝脾腫を生じ，乾性咳嗽を伴うこともあります。下痢は伴うことがありますが，むしろ便秘になることが多いです。重症例では意識障害を起こすこともあります。時に腸出血から腸穿孔（2〜3%）を合併することがあります。チフスでは典型的には白血球が正常からやや減少しますが，チフス患者で腹痛を伴って白血球上昇があれば腸穿孔を考えます。

【病原診断】

血液（末梢血，骨髄血），糞便，尿，胆汁培養検査による菌の検出です。血液培養から菌が検出されてから治療を開始しても間に合うので，重篤な例を除けば血液培養を繰り返して原因菌を捕まえたいものです。既に抗菌薬が投与されている場合には，骨髄液のほうが末梢血の培養よりも感度が高いとさ

れます[15]。

　以前は診断にWidal反応という血清診断が使われることがありましたが，腸チフスワクチン接種や過去のチフス感染症でも陽性になることがあり，非特異的な発熱性疾患や自己免疫疾患でも偽陽性になるので，信頼性は低いです。途上国ではまだ使われていることがあり，旅行中に「腸チフスと診断された」と患者から言われても「どの検査で診断されたか」を確認する必要があります。

【治療】

　長年フルオロキノロンが第一選択薬とされてきましたが，近年インドではフルオロキノロン低感受性株が高率に分離されるようになっており，インドから帰国後のチフス性疾患患者では特に注意を要します。フルオロキノロンに感受性を示してもナリジクス酸耐性株ではフルオロキノロン低感受性株と判断し，第3世代セファロスポリン（セフトリアキソンまたはセフォタキシム）を投与します。第3世代セファロスポリンに対する反応は遅く，解熱まで7～10日間かかることがあります[15]。最近ではアジスロマイシンも使用されるようになっています[16]。

▶セフトリアキソン　1～2g　24時間毎点滴　10～14日間

　または

▶アジスロマイシン　初回1,000mg，翌日以降500mg／日内服で6日間（計7日間）（保険適用外）

【除菌確認】

　発症1カ月以上経過し，治療終了後48時間以上経過した後，24時間以上あけた連続3回の糞便培養で陰性確認します。保健所との相談が必要になります。

Advanced Lecture ②海外渡航と多剤耐性菌保菌の問題

　近年，海外渡航者による多剤耐性菌の世界的な拡散が問題になっています。特にインドなど南アジアからの帰国者がESBL産生菌などの多剤耐性菌

を保菌して戻ってくるリスクが極めて高いです[17, 18]。旅行中の抗菌薬使用歴や帰国後も下痢の症状が続いている状態，もともと慢性腸管疾患を持っている患者は特にリスクが高いとされます。

帰国後のESBL産生菌の保菌期間は中央値で30日間（95％信頼区間［CI］28.9〜33.1日間）ですが，約1割の症例で1年間保菌状態が続いたそうです[18]。病院によっては海外からの帰国者が，いわゆる海外渡航関連以外の感染症（尿路感染症など）で入院した場合も多剤耐性菌のスクリーニングを行い，培養結果が判明するまで接触感染予防策を行っているところもあります。

旅行者下痢症への抗菌薬治療は有効性が確立されたものとして，推奨されることが多いですが[19]，効果としては前述の通り有症状期間を1〜2日間短縮する程度です[13]。得られるメリットと長期間多剤耐性菌を保菌するリスクを天秤にかけると今後は旅行者下痢症への抗菌薬適応も縮小されるかもしれません。

Advanced Lecture ③マラリアとデング熱の鑑別にCRPは使えるか？

デング熱ではCRPが著明高値になることは少ないです。Hoらによる南台湾のデング熱アウトブレイク時のコホート型研究では，血清CRP値<2.0mg/dLをカットオフ地に設定した場合，デング熱の診断について感度93.8％，特異度26.5％でした[20]。

これに対してマラリアでは一般にCRPが上昇することが多いです。Epelboinらによるフランス領ギアナの研究では，血清CRP値0.5mg/dL以上をカットオフにすると，マラリアのデング熱との鑑別について，感度99.5％（95％CI 99.1〜100％），特異度35％（95％CI 32〜39％）と報告されています（Hoらの研究と異なり，基準がマラリアになっているので，感度と特異度の解釈が逆になっていることに注意です）[21]（**表3**）。

日本からも国立国際医療研究センターの忽那医師が，血清CRP値のカットオフ値を2.4mg/dLにした場合，マラリアとデング熱との鑑別について，感度91.9％（95％CI 83.9〜96.7％），特異度90.6％（95％CI 82.3〜95.8％）

表3 デング熱と比較したマラリア診断のための血清CRP値の感度，特異度

CRPカットオフ値（mg/dL）	感度（95%CI）	特異度（95%CI）
≧0.5 [21]	99.5（99.1〜100）%	35（32〜39）%
≧0.6 [22]	100（95.8〜100）%	55.3（44.1〜66.1）%
≧1.0 [22]	97.7（91.8〜99.7）%	76.5（66〜85）%
≧2.4 [22]	91.9（83.9〜96.7）%	90.6（82.3〜95.8）%

と報告しています[22]（**表3**）。

　どちらもケース・コントロール型研究（two-gate study）なので，現実よりも診断精度を過大評価している可能性はありますが[23]（現実では，デング熱とマラリア以外の疾患がどれくらい入るか，それらの疾患で血清CRP値がどのような分布になるかで診断精度が変わる），マラリア診断についての感度は変わらないはずですので，血清CRP値が低ければマラリアの可能性はかなり下がると考えてよいと思います。ただし，CRPだけでマラリアを完全に否定してよいかというと，そこまで言い切れません（Epelboinらの研究ではマラリア患者208人中0.5mg/dL以下は1人）[21]。あくまで渡航地の流行状況や臨床症状やその他の検査所見をふまえて判断する必要があります。

文 献

1) 国立感染症研究所：マラリア 2006〜2017年. IASR. 2018；39：167-9.［https://www.niid.go.jp/niid/ja/malaria-m/malaria-iasrtpc/8366-464t.html］

2) 熱帯病治療薬研究班オーファンドラッグ中央保管機関.［https://www.nettai.org］

3) World Health Organization：Dengue Guidelines for diagnosis, treatment, prevention and control：2009.［http://www.who.int/tdr/publications/documents/dengue-diagnosis.pdf?ua=1］

4) Leo YS, et al：Utility of warning signs in guiding admission and predicting severe disease in adult dengue. BMC Infect Dis. 2013；13：498.［PMID：24152678］

5) 国立感染症研究所：蚊媒介感染症の診療ガイドライン（第5版）.［https://www.niid.go.jp/niid/images/epi/dengue/Mosquito_Mediated_190207-5.pdf］

6) Simmons CP, et al：Dengue. N Engl J Med. 2012；366(15)：1423-32.［PMID：22494122］

7) Weaver SC, et al：Chikungunya virus and the global spread of a mosquito-borne disease. N Engl J Med. 2015；372(13)：1231-9.［PMID：25806915］

8) Petersen LR, et al：Zika Virus. N Engl J Med. 2016；374(16)：1552-63.［PMID：27028561］

9) Ioos S, et al：Current Zika virus epidemiology and recent epidemics. Med Mal Infect. 2014；44(7)：302-7.［PMID：25001879］

10) Duffy MR, et al: Zika virus outbreak on Yap Island, Federated States of Micronesia. N Engl J Med. 2009; 360(24): 2536-43. [PMID:19516034]

11) Brasil P, et al: Zika Virus Infection in Pregnant Women in Rio de Janeiro. N Engl J Med. 2016; 375(24): 2321-34. [PMID:26943629]

12) Steffen R, et al: Health risks among travelers-need for regular updates. J Travel Med. 2008; 15(3): 145-6. [PMID:18494690]

13) Kollaritsch H, et al: Traveler's Diarrhea. Infect Dis Clin North Am. 2012; 26(3): 691-706. [PMID:22963778]

14) Steffen R, et al: Traveler's diarrhea: a clinical review. JAMA. 2015; 313(1): 71-80. [PMID: 25562268]

15) Beeching N, et al: Lecture Notes: Tropical Medicine. 7th ed. Wiley-Blackwell, 2014.

16) Trivedi NA, et al: A meta-analysis comparing the safety and efficacy of azithromycin over the alternate drugs used for treatment of uncomplicated enteric fever. J Postgrad Med. 2012; 58(2): 112-8. [PMID:22718054]

17) Laupland KB, et al: Community-onset extended-spectrum beta-lactamase (ESBL) producing Escherichia coli: Importance of international travel. J Infect. 2008; 57(6): 441-8. [PMID:18990451]

18) Arcilla MS, et al: Import and spread of extended-spectrum β-lactamase-producing Enterobacteriaceae by international travellers (COMBAT study): a prospective, multicentre cohort study. Lancet Infect Dis. 2017; 17(1): 78-85. [PMID:27751772]

19) Riddle MS, et al: ACG Clinical Guideline: Diagnosis, Treatment, and Prevention of Acute Diarrheal Infections in Adults. Am J Gastroenterol. 2016; 111(5): 602-22. [PMID: 27068718]

20) Ho TS, et al: Clinical and laboratory predictive markers for acute dengue infection. J Biomed Sci. 2013; 20: 75. [PMID:24138072]

21) Epelboin L, et al: Discriminating malaria from dengue fever in endemic areas: clinical and biological criteria, prognostic score and utility of the C-reactive protein: a retrospective matched-pair study in French Guiana. PLoS Negl Trop Dis. 2013; 7(9): e2420. [PMID: 24069477]

22) Kutsuna S, et al: The usefulness of serum C-reactive protein and total bilirubin levels for distinguishing between dengue fever and malaria in returned travelers. Am J Trop Med Hyg. 2014; 90(3): 444-8. [PMID:24420780]

23) Lijmer JG, et al: Empirical evidence of design-related bias in studies of diagnostic tests. JAMA. 1999; 282(11): 1061-6. [PMID:10493205]

I章 成人の"かぜ"のみかた

14 気道症状 無 高熱のみ型
C インフルエンザ

インフルエンザと普通感冒の違い

インフルエンザの潜伏期間は平均2日間（1～4日間）とされます。急激な発熱，筋肉痛，関節痛などの全身症状で発症します。典型例での自然経過は図1[1]のようになります。

インフルエンザは普通感冒よりも全身症状が強いことが特徴です（表1）。本書では分類上「気道症状が乏しいタイプ」として扱っていますが，「気道症状よりも全身症状が目立つ」という意味で，まったく気道症状がない場合は

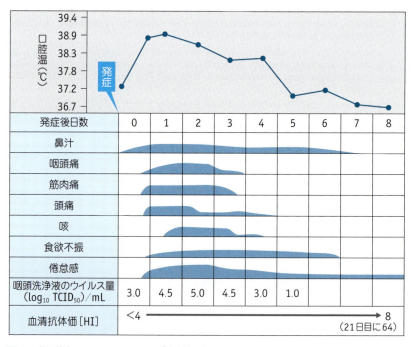

図1 典型例でのインフルエンザ自然経過 （文献1より作成）

別の疾患を考えるべきです。特に，発熱時に咳がまったくないインフルエンザはとても珍しいです[2]。

60歳以上の地域住民を2シーズン前向きに調査した研究（週1回の電話での聞き取りと質問紙による調査，体調不良があればできるだけ早く訪問し症状の確認と検体採取を行った）によると，インフルエンザは他のウイルス感染症と比べて全身症状が出やすく，日常生活に支障をきたしやすいことが確認されています（表2）[3]。

インフルエンザ流行シーズンに発熱，気道症状で受診した若い人が待合室でぐったりしていたら，かなりインフルエンザっぽいなと考えます（もちろん，それだけで診断するわけではありませんが）。

本項では主に鑑別診断について述べ，治療薬については「AL インフルエンザの治療薬」（➡p.215）に別途まとめました。

表1　インフルエンザと普通感冒の違い

	インフルエンザ	普通感冒
原因	インフルエンザウイルス	ライノウイルスなど
症状の出方	急激	ゆっくり
症状	全身症状+せき，はな，のど	上気道（せき，はな，のど）症状が主
関節痛，筋肉痛	強い	弱い
倦怠感	強い	弱い
発熱	38～40℃	あっても微熱程度
合併症	肺炎，脳症など	稀
ワクチン	あり	なし

表2　インフルエンザの診断に対する日常生活の支障度合いの感度，特異度

	感度	特異度	陽性尤度比	陰性尤度比
ベッド上で動けない（confined to bed）	63.2%	74.3%	2.5	0.5
洗濯，買い物，料理ができない	73.7%	68%	2.3	0.4

（文献3より作成）

薬局サーベイランス日報で流行状況を把握する

いいのか悪いのか，国内ではインフルエンザと診断されると自動的に抗インフルエンザ薬が処方されることが多いため，薬局での調剤情報を集計することによりインフルエンザ患者数を推計する調査が行われています。これにより都道府県別，政令指定都市別の流行状況を把握することができます。

薬局サーベイランス日報

http://prescription.orca.med.or.jp/kanjyasuikei/index.html

インフルエンザ流行期の迅速検査に意味はあるか？

以前当直していたときに，次のような患者さんをみました。

症例①：50歳代女性

3日前にインフルエンザの孫と接触し，2日前から39℃の発熱，咽頭痛，頭痛，全身の痛み，咳，鼻汁あり。近医を受診して**インフルエンザ迅速検査陰性だったが**，念のためオセルタミビル（タミフル®）を処方された。しかし，診断がはっきりしなかったので自己判断で内服しなかった。翌日も熱が下がらないので，同じ病院を再受診し，**再度インフルエンザ迅速検査をされたが陰性だった**。しかし，念のため**オセルタミビルをもう一度処方されたが**，やはり自己判断で内服しなかった。解熱剤を飲むと熱は下がりすぎるくらい下がるが，薬が切れるとまた熱が上がるので心配になって救急受診した。
喉を見るとインフルエンザ濾胞（後述）があり，「十中八九インフルエンザですよ」と伝え，「発熱してから48時間以上たっているので，抗インフルエンザ薬は効果がなさそうです」と言うと，「診断がわかって安心しました」と言って帰って行かれた。

インフルエンザ迅速検査が陰性でもインフルエンザと診断して抗インフルエンザ薬を出すなら，どうして検査をするのでしょうか？　陽性でも抗インフルエンザ薬，陰性でも抗インフルエンザ薬なら検査をする意味はどこにあるのでしょう？

流行期にインフルエンザ様症状（発熱＋咳，鼻閉，咽頭痛，筋肉痛，頭痛など）があれば約80％の可能性でインフルエンザです[4]。メタ分析によると，イ

198　　I章 成人の"かぜ"のみかた

ンフルエンザ迅速検査は感度62.3%，特異度98.2%と報告されています[5]。これらを用いて，検査前のインフルエンザの可能性の見積もりに応じた検査後のインフルエンザの可能性を表3にまとめました。

　流行期に典型的な症状があり検査陽性ならば，　検査をする前の可能性（80%）が99.3%まで上がり，ほぼ間違いないと確信できます。しかし，検査陰性のときには60.6%もインフルエンザの可能性が残ってしまいます。検査陰性でも約6割インフルエンザの可能性があるなら，抗インフルエンザ薬を処方しますという人はいるでしょうし，間違いではないと思います。

　しかし，もし陽性でも陰性でも抗インフルエンザ薬を処方すると心に決めているなら最初から検査をやる意味がありません。意味のない検査のために鼻に綿棒を突っ込まれる患者さんがかわいそうですし，検査結果が出るまで待合室で待ってもらっている間に救急外来で二次感染が起こるかもしれません。

　逆に考えると，検査陰性なら約4割は他の疾患の可能性があるということになります。では，インフルエンザではなかったら何なのでしょうか？　本項の高熱のみ型の鑑別診断，すなわち，敗血症ではないのか，マラリアやリケッチアなどの特殊な感染症ではないのか？　といったことを考える必要が出てきます。

　検査を行う前に，迅速検査が陰性だったらインフルエンザ以外に考えるべき病気があるか？　迅速検査が陰性だったら血液検査や尿検査，X線，血液培養を行う気になるか？　を考えてみて下さい。もし，迅速検査が陰性でも

表3　検査前のインフルエンザの可能性の見積もりに応じた検査後の可能性

検査前のインフルエンザの可能性の見積もり	感度	特異度	検査陽性時のインフルエンザの可能性	検査陰性時のインフルエンザの可能性
流行期に典型的症状あり 80%			99.3%	60.6%
五分五分 50%	62.3%	98.2%	97.2%	27.7%
非流行期 5%			64.6%	2.0%

まったく他の病気の評価をする気が起こらないほどインフルエンザに典型的と考えるなら，時間とお金の無駄ですから迅速検査を行わずにインフルエンザとして対処してしまったほうがよいと思います（「 AL インフルエンザの臨床診断に迅速検査は必須ではない」➡p.223）。

表3を見ると，インフルエンザかどうか判断に迷うとき，すなわち五分五分と見積もっている場合や，流行の初期にはインフルエンザを確定診断したり，除外したりするのに迅速検査は役に立ちます。

迅速検査が陰性だったときの説明のしかた

好ましくない説明例
発熱してから時間がたっていないから検査が陽性に出にくいのかもしれません。明日またインフルエンザの検査を受けに来て下さい。

　といった説明をしていないでしょうか？　インフルエンザの非流行期に来院したらきっと血液検査を受けたり，X線を受けたりするような患者さんが，インフルエンザの流行期に迅速検査が陰性の場合，なぜか陽性が出るまで迅速検査を繰り返されるようになってしまいます。インフルエンザが流行しているからと言って敗血症が減るわけではないでしょうから，そのやり方では重大な見逃しが起こりかねません。

　インフルエンザが流行している時期に次のような象徴的な症例がありました。

症例②：生来健康な39歳，女性
初診時の救急外来：
本日昼，仕事中に全身の関節痛を自覚した。その後頭痛が出現し，熱を測ると39℃台あったため，夜間救急外来を受診した。全身の痛みと頭痛は続いている。吸気時に前胸部に痛みがある。
体温39.4℃，血圧131/78mmHg，脈拍119回/分，SpO$_2$ 98%，診察では異常所見なし。
インフルエンザ検査は行わず，インフルエンザなどが疑われるが検査陽性に発熱から24時間かかることを説明。

水分摂取を励行し，アセトアミノフェンを処方し，発熱が持続するようであれば明日の昼以降に受診するよう説明し，帰宅してもらった。

翌日昼の救急外来：
「昨日の夜救急外来を受診しました。まだ熱が下がらないので，インフルエンザの検査をしてもらいたいです」と言って再受診。
診察ではこれといった異常所見を指摘されず，インフルエンザの迅速検査を施行され陰性だったので，NSAIDsとかぜ薬が処方されて帰宅した。

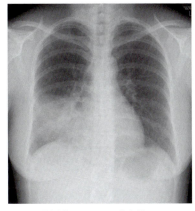

図2　症例②における肺炎像

さらに翌日の内科外来：
まだ熱が続くということで内科外来を受診。このときも特に診察では異常を指摘されず，インフルエンザ迅速検査を施行され，陰性だった。やはりNSAIDsを処方され帰宅した。

さらに翌日の内科外来：
前日の夜にも40℃の発熱があり，夜から強い咳も出てきたので外来を受診。このときの診察で右下肺野にラ音があることに気づかれ，胸部X線を撮ると図2のような所見で肺炎像が確認された。
血液検査は，白血球数が18,200/μL（Stab 12％，Seg 80％，Lymph 4％，Mono 3％，Myelo 1％），Hb 8.7g/dL，MCV 69.8，Plt 26.3万/μL，BUN 10.8mg/dL，Cre 0.68mg/dL，Na 137mEq/L，CRP 34.28mg/dL。入院・治療され，軽快した。**入院時の血液培養からは，なんと肺炎球菌が検出された。**

　結局肺炎だったのですが，この患者さんはいつから肺炎だったのでしょうか？　迅速検査は陰性でしたが，実はインフルエンザでインフルエンザ感染に続発した肺炎だったのでしょうか？

　初診時の記録をよく見て下さい。実は，「吸気時の前胸部痛」があり，胸膜痛を訴えていたのです。インフルエンザウイルス感染症で胸膜炎が起きたというよりは，最初から肺炎だったと考えるほうが妥当だと思います。

　ある疾患が流行しているとそれに引っ張られていつもよりも誤診が多くなりがちだと認識し，普段よりもいっそう慎重になることが必要です。

迅速検査が陰性で，翌日になっても改善していない場合に来院を促すとき，筆者なら次のように説明します．

好ましい説明例

　明日も熱が続いているか，症状が悪化していくようなら，**インフルエンザ以外の病気も考えないといけないので**，再度受診して下さい．

インフルエンザ濾胞を探す

　インフルエンザの診断に有用な所見として，日本から報告されたインフルエンザ濾胞があります（図3，4）．季節性インフルエンザ（A/H3N2，A/H1N1，B）の診断について感度95.46％，特異度98.42％（陽性尤度比60.42，陰性尤度比0.05），2009年新型インフルエンザについて初診時感度95.2％，特異度91.3％（フォローアップも含めると感度100％，特異度97％）と驚くほど高い診断性能が報告されています[6]．迅速検査が陽性になるより早く出現することもあるようです[7]．典型的なインフルエンザ濾胞の特徴は表4の通りです．この所見を報告なさった宮本昭彦先生が以下のサイトで，日本語で解説しておられますので，興味のある方はご覧下さい．

https://www.ibaho.jp/documents/newspaper/hns_201301_l2.pdf

　唾液の泡と紛らわしい場合は一度口を閉じて唾を飲み込んでもらうと，唾

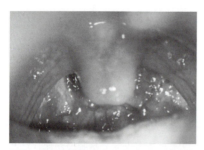

図3　発症早期のインフルエンザ濾胞（influenza follicle buds）
写真はインフルエンザA発熱3時間後のもの
（内科宮本医院　宮本昭彦先生のご厚意による）
➡カラー口絵

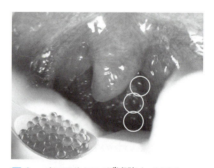

図4　インフルエンザ濾胞とイクラ
（国立国際医療研究センター病院　忽那賢志先生のご厚意による）
➡カラー口絵

液なら位置が変わるのに対して，インフルエンザ濾胞は位置が変わりません。

　筆者はこの所見を知ってから，インフルエンザを疑う患者さんの咽頭後壁を観察すると確かに濾胞を発見できるようになりました。今までも目には入っていたのでしょうが，見ようとしないと見えないのだと実感したものです。

　この咽頭後壁のリンパ濾胞はもともと，他のウイルスでも報告されており，むしろアデノウイルスに特徴的とも言われていました。その他，エコーウイルスやパラインフルエンザウイルス，ヒトメタニューモウイルスでもみられることがあるようです。詳しくは『アトラスさくま』をご参照下さい[8]。

　季節性インフルエンザについて，表3と同様の表を描くと表5のようになります。感度，特異度は慣れた先生による観察からの数値ですので，他の医師の観察ではもう少し低い数字になるだろうと予想されます。また，前述したように他のウイルス感染でもみられることがあるので，これがあったらインフルエンザで間違いないというわけではありません。しかし，仮にインフルエンザ以外のウイルス感染だったとしても鼻咽頭辺りで増殖するような

表4　典型的なインフルエンザ濾胞の特徴

- 咽頭後壁に丸く半球状の濾胞
- 境界明瞭でそれぞれが独立
- 米粒様，涙滴様の濾胞も
- 赤紫（マゼンタ）色でイクラに似ている
- 表面は緊満して光沢があり，半透明
- 特にインフルエンザ感染初期でみられる

表5　インフルエンザの可能性の見積もりに応じたインフルエンザ濾胞の有無によるインフルエンザの可能性

インフルエンザの可能性の見積もり	感度	特異度	濾胞（＋）のときのインフルエンザの可能性	濾胞（−）のときのインフルエンザの可能性
流行期に典型的症状あり 80%			99.6%	15.6%
五分五分 50%	95.46%	98.42%	98.4%	4.4%
非流行期 5%			76.1%	2.4%

ウイルス性疾患とわかり，その他の重篤な疾患ではなさそうだと自信を持つことができます。パラインフルエンザウイルス感染をインフルエンザ感染として対処してしまってもあまり問題はないでしょう。それに，流行期にインフルエンザ疑いの患者さんでインフルエンザ濾胞を観察できれば，インフルエンザの可能性が非常に高くなることは間違いないと思います。

　逆にインフルエンザ疑いの患者さんでインフルエンザ濾胞が見つからなかったらどうでしょうか？　本当にインフルエンザでよいのか，他の疾患，たとえば敗血症の可能性はないのかどうかを検討する必要が出てきます。

インフルエンザ流行期に

● インフルエンザ濾胞あり ➡ 迅速検査なしでもインフルエンザと診断可能

● インフルエンザ濾胞なし ➡ 他の疾患（敗血症など）の可能性も考える

インフルエンザの予測ルール

　表6のような，前向きコホート研究のデータを用いて作成されたインフルエンザの予測ルールが提唱されています[9]。流行期に診察前のインフルエンザの確率を30％と見積もった場合，スコアに応じた診察後のインフルエンザの確率は表7のようになります[9]。高リスク群では，迅速検査が陰性でもインフルエンザの検査後確率が25％残るので，合併症の高リスク患者（表8）[10]では迅速検査なしで治療を検討したほうがよいでしょう。抗ウイルス薬の適応は表9[11]の通りです。

表6　インフルエンザ予測ルール

症状	点数
急性発症（＜48時間）	1
筋肉痛	2
悪寒または発汗	1
発熱（37.8℃以上）と咳	2

（文献9より作成）

表7 インフルエンザ流行期に診察前のインフルエンザの確率を30%と見積もった場合の予測ルール（**表6**）に応じた診察後のインフルエンザの確率

	尤度比	診察後のインフルエンザの確率	対応
低リスク （0〜2点）	0.17	6.8%	検査も治療も必要なし
中リスク （3点）	0.83	26%	迅速検査施行 　（+）→検査後確率84% 　（−）→検査後確率8%
高リスク （4〜6点）	2.72	54%	●オプション1：合併症高リスク患者の場合 　検査なしで治療を考慮 ●オプション2：合併症高リスク患者ではない場合 　迅速検査施行 　（+）→検査後確率95% 　（−）→検査後確率25%

（文献9より作成）

表8 インフルエンザ合併症発症の高リスク患者

- ●5歳未満の小児（特に2歳未満）
- ●65歳以上の成人
- ●慢性肺疾患（気管支喘息含む），慢性心血管疾患（高血圧症のみは除く），慢性腎疾患，慢性肝疾患，慢性血液疾患，代謝性疾患（糖尿病など），神経疾患・神経発達障害がある者
- ●薬剤またはHIV感染症などにより免疫抑制状態にある者
- ●妊婦，産褥婦（分娩後2週間以内）
- ●18歳以下で長期にアスピリン内服中の者
- ●病的肥満（BMI 40以上）
- ●ナーシングホームやその他長期療養施設入所者

（文献10より作成）

表9 インフルエンザ確定または疑い患者における抗ウイルス薬の適応

投与が推奨される患者	●年齢や発症後の期間にかかわらず，インフルエンザで入院した患者 ●外来患者で年齢や発症後の期間にかかわらず，重度または進行性の患者 ●外来患者でインフルエンザ合併症高リスク患者（**表8**） ●2歳未満の小児と65歳以上の成人 ●妊婦，産褥婦（分娩後2週間）
高リスクでなくても投与を考慮してよい患者	●発症から2日間以内の外来患者 ●インフルエンザ合併症の高リスク患者（特に重度免疫不全患者）と家庭内接触する症状のある外来患者 ●インフルエンザ合併症高リスク患者（特に重度免疫不全患者）のケアをする医療従事者

（文献11より作成）

細菌感染症の合併をいつ考えるか？

インフルエンザ後の細菌性肺炎は若年者の0.5％，高齢者の2.5％に起こると言われます[12]。

いったん少し改善した後に悪化する（二峰性の悪化）は細菌感染症の合併を考えます。しかし，2009年のH1N1インフルエンザアウトブレイク時の報告によると，細菌との共感染があった群，なかった群の発症から入院までの平均期間はそれぞれ5.2日間と5.0日間で，臨床経過だけで細菌感染症の有無を判定するのは難しそうです[13]。インフルエンザ疑いまたは確定患者で細菌感染症の合併を考え検査と抗菌薬治療を考慮する状況は**表10**[11]の通りです。

肺炎などの合併症を伴わないインフルエンザウイルス感染症ではWBC，CRPはあまり上がらないことが多いです。米国の1999～2000年の研究では，WBC数のカットオフ値を8,000/μLにした場合，インフルエンザの診断について感度92％，特異度31％（陽性尤度比1.33，陰性尤度比0.26）と報告されています[14]。また，WBC数が10000/μLを超えたインフルエンザ患者は241人中6人（2.5％）でした。

2008～2011年に救急外来をインフルエンザ様症状で受診した患者を対象にした米国の研究によると，細菌感染症ではインフルエンザよりもWBC数，CRP値がともに高かったという結果でした（**表11**）[15]。CRP値が2mg/dL未満であれば，細菌感染症の可能性は低く，8mg/dLを超えていると細菌感染症の可能性が高いと考えられます。

インフルエンザ後の肺炎の原因として多いのは，黄色ブドウ球菌（MRSAを含む），肺炎球菌，インフルエンザ桿菌です[12, 13]。特に，MRSAは一般的

表10 インフルエンザ＋細菌感染症を疑い，抗ウイルス薬＋抗菌薬の併用を考慮する状況

- 重症の場合（広範囲の肺炎，呼吸不全，低血圧）
- いったん軽快したあとに悪化した場合（二峰性の悪化）
- 抗ウイルス薬での治療後3～5日経過しても改善がない場合

（文献11より作成）

表11 インフルエンザ様症状で救急外来を受診した患者のWBC数，CRP値（平均値と95％信頼区間）

検査値	細菌感染症 （n＝41）	インフルエンザ （n＝48）	その他のウイルス感染症（n＝42）	P値
WBC数， /μL	13,830 （11,180〜16,480）	7,410 （6,380〜8,440）	9,400 （7,500〜11,310）	＜0.01
CRP, mg/dL	13.6 （9.9〜17.2）	2.6 （1.9〜3.2）	1.9 （1.3〜2.4）	＜0.01

（文献15より作成）

　な市中肺炎のエンピリック治療ではカバーされないので，インフルエンザ流行期の重症肺炎では，気道検体のグラム染色がとても重要です。

説明を「処方」する

インフルエンザと診断した場合

診断の説明：（症状または検査結果から）インフルエンザだと思います。

適切な情報提供：インフルエンザの場合，通常2，3日高い熱が出てだんだん熱が下がってきて，4，5日かけて症状がよくなっていきます。

　ポジティブな説明：つまり，抗ウイルス薬といってウイルスを抑える薬を使うと，使わなかったときに比べて症状のある期間が平均1日くらい短くなります。

　ネガティブな説明：ただし，症状が出てから48時間以内でないと薬の効果は期待できません。また，抗ウイルス薬は吐き気や下痢などの副作用が出ることがあります。特に持病がない人であれば，必ずしも薬を飲まなくてもよくなることが多いです。

抗ウイルス薬を希望した場合

適切な情報提供：薬を服用したらすぐに熱が下がるわけではなく，2，3日は熱が続く場合があります。ただし，熱だけなら心配ありません。インフルエンザのあとに肺炎や副鼻腔炎が数十人に1人くらいの割合で起こります。

再診について具体的な指示：熱以外の症状，たとえば咳や痰が悪化したり息苦しさが出てきたり，4，5日たっても良くなっている感じがなければ肺炎や副鼻腔炎が起きていないかどうか，もう一度評価する必要がありますので，また受診して下さい。

抗ウイルス薬を希望しなかった場合

適切な情報提供：3，4日間は熱が続くかもしれませんが，だんだん下がってくると思います。熱だけなら心配ありませんが，インフルエンザのあとに肺炎や副鼻腔炎が数十人に1人くらいの割合で起こります。

再診についての具体的な指示：熱以外の症状，たとえば咳や痰が悪化したり息苦しさが出てきたり，4，5日たっても良くなっている感じがなければ，肺炎や副鼻腔炎が起きていないかどうかもう一度評価する必要がありますので，また受診して下さい。

漢方薬で対処するなら

　高熱のみ型では上述の通り，尿路感染や心内膜炎，敗血症，新興・輸入感染症，さらには感染症以外の結合組織疾患・腫瘍熱などの重篤疾患の検索が最優先事項です。十分な問診，診察，検査を行い，それらがいずれも否定的であると判断された前提で，インフルエンザやILIが「高熱のみ型」を呈することがあります。インフルエンザまたはILIではあるがせき・はな・のどの症状がまだ目立たないごく初期の状態と言えます。あるいは，高熱をきたすタイプのアデノウイルスで他症状が乏しい場合も当てはまるでしょう。

　こうした場合でも詳しく問診すると「全身の筋肉・関節痛」ないしは「後頸部～両僧帽筋縁（項背部）の痛み」を自覚しているケースがよくあります。それによってⅠ章**9**で触れた麻黄湯と葛根湯を使い分けると良いでしょう。

　でも，くれぐれもかぜ以外の疾患の検索を慎重に！

文献

1) Dolin R：Influenza：current concepts. Am Fam Physician. 1976；14(3)：72-7.[PMID：961563]

2) Maita H, et al：Self-diagnosis of seasonal influenza in a rural primary care setting in Japan：A cross sectional observational study. PLoS One. 2018；13(5)：e0197163.[PMID：29746573]

3) Nicholson KG, et al：Acute viral infections of upper respiratory tract in elderly people living in the community：comparative, prospective, population based study of disease burden. BMJ. 1997；315(7115)：1060-4.[PMID：9366736]

4) Monto AS, et al：Clinical signs and symptoms predicting influenza infection. Arch Intern Med. 2000；160(21)：3243-7.[PMID：11088084]

5) Chartrand C, et al:Accuracy of rapid influenza diagnostic tests:a meta-analysis. An Intern Med. 2012;156(7):500-11.[PMID:22371850]
6) Miyamoto A, et al:Posterior Pharyngeal Wall Follicles as Early Diagnostic Marker for Seasonal and Novel Influenza. General Medicine. 2011;12(2):51-60.
7) Miyamoto A, et al:Influenza follicles and their buds as early diagnostic markers of influenza:typical images. Postgrad Med J. 2016;92(1091):560-1.[PMID:27466411]
8) 佐久間孝久:アトラスさくま―小児咽頭所見. 第2版. 丸善プラネット, 2008.
9) Ebell MH, et al:Development and validation of a clinical decision rule for the diagnosis of influenza. J Am Board Fam Med. 2012;25(1):55-62.[PMID:22218625]
10) Fiore AE, et al:Antiviral agents for the treatment and chemoprophylaxis of influenza-recommendations of the Advisory Committee on Immunization Practices(ACIP). MMWR Recomm Rep. 2011;60(1):1-24.[PMID:21248682]
11) Uyeki TM, et al:Clinical Practice Guidelines by the Infectious Diseases Society of America:2018 Update on Diagnosis, Treatment, Chemoprophylaxis, and Institutional Outbreak Management of Seasonal Influenza. Clin Infect Dis. 2019;68(6):e1-e47.[PMID:30566567]
12) Metersky ML, et al:Epidemiology, microbiology, and treatment considerations for bacterial pneumonia complicating influenza. Int J Infect Dis. 2012;16(5):e321-31.[PMID:22387143]
13) Rice TW, et al:Critical illness from 2009 pandemic influenza A virus and bacterial coinfection in the United States. Crit Care Med. 2012;40(5):1487-98.[PMID:22511131]
14) Hulson TD, et al:Diagnosing influenza:the value of clinical clues and laboratory tests. J Fam Pract. 2001;50(12):1051-6.[PMID:11742606]
15) Haran JP, et al:C-reactive protein as predictor of bacterial infection among patients with an influenza-like illness. Am J Emerg Med. 2013;31(1):137-44.[PMID:22944552]

Advanced Lecture ①感度,特異度,SnNout,SpPin,AUROCの落とし穴

感度,特異度,SnNout,SpPinの落とし穴

　感度や特異度はいまや国家試験にも出題されるようになり,筆者が医学生の頃と比べるとだいぶ普及してきた感があります(表1)[1]。一般に,感度が高い検査は陰性の場合に診断除外に役立ち(SnNout:Sensitivityが高い検査がNegativeならrule outできる),特異度が高い検査は陽性の時に診断確定に役立つ(SpPin:Specificityが高い検査がPositiveならrule inできる)と言われますが,そこには落とし穴があります。

　実は,感度だけ高くても特異度が低ければまったく役に立たない検査ということがありえます。たとえば,感度99％,特異度1％の検査を有病割合20％の集団1,000人に行った場合,表2のようになります。検査前確率は有病割合の20％と一致します。検査が陽性の場合,疾患がある確率は198/

表1　2×2表と感度，特異度

	疾患あり	疾患なし	計
検査陽性	a	b	a＋b
検査陰性	c	d	c＋d
計	a＋c	b＋d	a＋b＋c＋d

感度＝$\dfrac{a}{a+c}$

感度は「疾患あり」の人の中で「検査陽性」になる割合（Positive In Disease：PIDと覚える）

特異度＝$\dfrac{d}{b+d}$

特異度は「疾患なし」の人の中で「検査陰性」になる割合（Negative In Health：NIHと覚える）

（文献1より作成）

表2　2×2表と感度，特異度 具体例

	疾患あり	疾患なし	計
検査陽性	198	792	990
検査陰性	2	8	10
計	200	800	1,000

990＝20％，検査が陰性の場合，疾患がある確率は2/10＝20％で検査が陽性，陰性にかかわらず検査前後で確率が変わりません。

このように感度，特異度をそれぞれ別に解釈していても診断に有用かどうかは実はわかりません。そこで役に立つのが尤度比（likelihood ratio：LR）です。尤度（ゆうど）は字面をみても意味がわかりにくいですが，簡単にいうと「もっともらしさ」とか「確からしさ」という意味です。英語の"likelihood"のほうがわかりやすいかもしれません。尤度比は文字通り尤度の比で，検査が陽性のときは陽性尤度比（positive LR：以下LR＋），陰性のときは陰性尤度比（negative LR：以下LR－）と呼びます。

LR＋は真陽性の割合を偽陽性の割合で割ったもの，LR－は偽陰性の割合を真陰性の割合で割ったもので，数式を変換すると以下の関係が成り立ちます[1]。

210　I章 成人の"かぜ"のみかた

$$
LR+ = \frac{\text{真陽性の割合}}{\text{偽陽性の割合}} = \frac{\dfrac{a}{(a+c)}}{\dfrac{b}{(b+d)}} = \frac{\text{感度}}{1-\text{特異度}}
$$

$$
LR- = \frac{\text{偽陽性の割合}}{\text{真陽性の割合}} = \frac{\dfrac{c}{(a+c)}}{\dfrac{d}{(b+d)}} = \frac{1-\text{特異度}}{\text{感度}}
$$

表2でLR＋とLR－を計算するとどちらも1になり，検査が陽性でも陰性でも検査前後の確率にまったく影響を与えないことがわかります(計算してみればわかりますが，感度と特異度を足して1になる場合，必ずLRは1になります)。

SnNoutは特異度が同じであれば，感度が高い検査のほうが除外に役立ち，SpPinは感度が同じであれば，特異度が高い検査のほうが確定に役立つというのが正しい解釈です。感度，特異度をそれぞれ単独でみるだけでは正確な解釈はできません。

LRは「陽性」「陰性」だけでなく連続的な値についても使うことができる

通常，インフルエンザウイルス感染症では血中の白血球数は上昇しません。白血球数が上昇している場合はインフルエンザ以外の原因(たとえば細菌性肺炎)を考えたほうがよいです。たとえば，白血球数≦8,000/μLをカットオフにした場合，インフルエンザの診断について感度92%，特異度31%(陽性尤度比1.33，陰性尤度比0.26)でした(この場合，白血球数が低い方が「陽性」)[2]➡p.206)。8,500/μLと13,000/μLではどちらも「陰性」になり，インフルエンザの可能性が下がりますが，臨床的な感覚からすると8,500と13,000では13,000のほうがよりインフルエンザ以外の疾患(細菌感染症)を疑いたくなります。

そこで層別化したLRの表(interval LRやstratum-specific LRなどと呼びます)をつくってみると，白血球数が8,500/μLのとき，LRは0.4，13,000/μLのとき，LRは0.1になります(表3)[2]。8,000をカットオフに「陽性」，

表3 末梢血白血球数とインフルエンザ感染の層別化LR

末梢血白血球数 (/μL)	インフルエンザ 陽性人数	インフルエンザ 陰性人数	LR (95%CI)
WBC≦4,000	47 (19.5%)	9 (7.7%)	2.5 (1.3〜5.0)
4,000＜WBC≦6,000	102 (42.3%)	36 (30.8%)	1.4 (1.0〜1.9)
6,000＜WBC≦8,000	73 (30.3%)	37 (31.6%)	1.0 (0.7〜1.3)
8,000＜WBC≦10,000	13 (5.4%)	16 (13.7%)	0.4 (0.2〜0.8)
10,000＜WBC≦12,000	3 (1.2%)	4 (3.4%)	0.4 (0.08〜1.6)
WBC＞12,000	3 (1.2%)	15 (12.8%)	0.1 (0.03〜0.3)
合計	241	117	―

〔文献2をもとに筆者が計算（論文中には%表記しかされていなかったので，実際の数とわずかにずれている可能性あり）〕

「陰性」と2つに分けてしまう（二値変数化）と情報量が減ってしまうことがわかります。

層別化したLRの欠点

一般に検査値は集団の中心（平均値または中央値）に近いほど多く分布し，両極端になればなるほど層に入る人が少なくなります。LRがとても低い，または高い層は検査後確率に大きな影響を与えやすいですが，その分その層に該当する人が少ないため，ちょっとした人数の変動で値が変わりやすいというデメリットがあります[1]。

推定の精度は信頼区間で表されます。表3のように層内の人数が多いと信頼区間の幅が狭くなり，人数が少ないと幅が広くなります。

暗算でLRを使う方法

検査前確率10〜90%の範囲ならLRによる確率の変動は表4で近似可能です[3]。LRは1に近いほど，たとえば0.5〜2の範囲では，検査前後の確率にほとんど影響を与えないことがわかります。検査前確率が10%未満あるいは90%を超える場合は実測とズレが大きくなるので使えませんが，ある程度の目安になります。たとえば，検査前確率が20%の時にLRが2の検査であれば，検査後確率は20＋15で約35%になります（実際に計算すると33.3%）。

表4 LRの値による確率変動の近似値（検査前確率10〜90％のときのみ）

LR	確率変動の近似値（％）	解釈
0.1以下	−45以上	除外にとても有用
0.2	−30	除外にまあまあ有用
0.3	−25	除外に少し有用
0.4	−20	除外に少し有用
0.5	−15	
1	0	検査前後の確率に影響なし
2	+15	確定に少し有用
3	+20	確定に少し有用
4	+25	
5	+30	確定にまあまあ有用
10以上	+45以上	確定にとても有用

（文献3より作成）

　最近ではスマホを持っている人も多いので，スマホアプリ（MedCalcなど）で計算したほうが早くて正確です。

陽性的中率（PPV），陰性的中率（NPV）は診断精度だけの指標ではない

　診断精度を評価した研究で，陽性的中率（positive predictive value：PPV），陰性的中率（negative predictive value：NPV）が報告されているものがありますが，これは事前確率（有病割合）に大きく左右されます。たとえば「NPVが99.5％なのでこの検査は陰性の場合，疾患除外に役立つ」と書かれていた場合を考えます。以下のシナリオ①，②は，ともに検査が陰性だった場合の検査後確率は0.5％になり，NPVは99.5％になります。シナリオ②のNPVの高さは検査精度よりも事前確率の影響が大きいことがわかります。

シナリオ①	事前確率50％の場合に感度99.5％，特異度99％（陽性尤度比99.5，陰性尤度比0.005）の検査を行って陰性だった→検査後確率0.5％
シナリオ②	事前確率0.6％の場合に感度50％，特異度60％（陽性尤度比1.25，陰性尤度比0.83）の検査を行って陰性だった→検査後確率0.5％

PPVやNPVと異なり，感度，特異度，尤度比は有病割合に影響を受けないので，診察法や検査法の診断精度を評価するにはこちらのほうが適切です（注：厳密には感度や特異度も疾患スペクトラムのために，有病割合の影響を受ける場合がありますが，やや専門的な話なので割愛します[4]）。

AUROCの落とし穴

連続的な値をとる検査値や予測モデルの評価にROC曲線下面積（area under the ROC curve：AUROC）が用いられます。受信者操作特性曲線（Receiver Operating Characteristic curve：ROC曲線）はカットオフ値を変えていき，感度と1－特異度をプロットして描いた曲線です。AUROCは0.5～1までの値をとり，1に近づくほど良い識別能を持った検査という意味になります（AUROCは感度100%，特異度100%の場合）。

一般にAUROCが高い検査のほうが精度は高い検査と考えられますが，臨床的に有用かどうかは単にAUROCが大きいか小さいかでは判断できません。

AUROCは臨床的に使わないようなカットオフ値まで含めて全体を評価します。たとえば，図1で偽陽性を少なくしたい場合（網掛けよりも左側）には，検査Aのほうが検査Bよりも感度が高くなり，好ましい検査と考えられます[5]。このように，ROC曲線が交差する場合は，単純なAUROCの大小と検査の優劣は必ずしも一致しないことに注意が必要です。

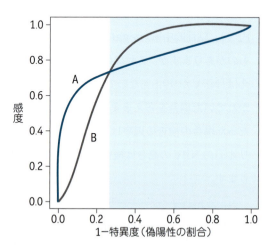

図1 2つの検査のROC曲線が交差する場合

（文献5より作成）

②インフルエンザの治療薬

オセルタミビル（タミフル®）（内服）

①RCTにおけるオセルタミビルの効果

　タミフル®の販売元である製薬会社ロシュが持っていた未発表データを含めたプラセボ対照ランダム化比較試験（RCT）のメタ分析を行ったJeffersonらによるコクランレビューによると，成人インフルエンザの治療について，プラセボと比べて有症状期間を16.8時間（95％信頼区間[CI] 8.4～25.1時間）短縮させるが，入院や重篤な合併症は減らさないという結果でした[6]。健康な小児については，有症状期間を29時間（95％CI 12～47時間）短縮させました[6]。副作用は吐き気（リスク差3.66％，95％CI 0.9～7.39％；NNTH＝28, 95％CI 14～112）や嘔吐（リスク差4.56％，95％CI 2.39～7.58；NNTH＝22, 95％CI 14～42）が多いです[6]。

　一方，Dobsonらによる個人患者データ（未発表のものを含む）を統合したメタ分析（対象は成人）では，有症状期間の短縮（17.8時間）だけでなく，抗菌薬が必要になる下気道感染症の減少（リスク比0.56, 95％CI 0.42～0.75；リスク差 －3.8％, 95％CI －5.0～－2.2），入院の減少（リスク比0.37, 95％CI 0.17～0.81；リスク差 －1.1％, 95％CI －1.4～0.3）効果も示しています[7]。ただし，このレビューの著者の中にはロシュ社から資金提供を受けている人がいました。

　世の中には同じトピックでも様々な系統的レビュー，メタ分析がありますが，評価者の中に金銭的利益相反がある人がいる場合，ノイラミニダーゼ阻害薬使用を「好ましい」と評価した割合が88％（7/8）で，金銭的利益相反がないグループによるレビューでは「好ましい」と評価した割合は17％（5/29）と報告されています[8]。1つひとつの論文を読むときと同様，系統的レビューを解釈する際にも利益相反を差し引いて考える必要がありそうです。

　厳密にどちらが正しい結果かを判断することは難しいですが，おそらく真実はその間のどこかにあるのでしょう。いずれにしてもRCTに組み入れられやすい，若くて基礎疾患がなく，重症例でない患者については，オセルタ

ミビルのメリットはあったとしても限られていると思います。

②観察研究におけるオセルタミビルの効果

より現実世界に近い，観察研究を対象にした系統的レビューによると，対象になったエビデンスの質は低かったものの，高リスク患者では

死亡リスクを減らし（オッズ比0.23；95％CI 0.13〜0.43）

入院を減らす（オッズ比0.75；95％CI 0.66〜0.89）

という結果でした[9]。

発症後48時間以上たっていてもインフルエンザ確定または疑い症例で，入院が必要なほど重症な場合は，年齢にかかわらず，発症後48時間を経過していても抗ウイルス薬による治療が推奨されます[10]。もちろん，なるべく早いに越したことはありません[11]。

ザナミビル（リレンザ®）（吸入）

前述のコクランレビューによると，成人インフルエンザの治療について，ザナミビルは有症状期間を0.6日間（95％CI 0.39〜0.81日間）短縮させるものの，小児では有意な結果ではありませんでした[6]。

複数のRCTからハイリスク症例（慢性閉塞性肺疾患，心血管障害，65歳以上）を統合した研究によると，有症状期間が中央値で2日半短くなり，日常生活に戻るまでの時間が3日早くなり，抗菌薬を必要とする合併症の頻度が43％減少したというものがあります[12]。

気管支喘息やCOPD患者では気管支攣縮の副反応，また，乳製品に過敏症の既往がある人ではアナフィラキシーが起こる可能性に注意が必要です。

ペラミビル（ラピアクタ®）（静注）

インフルエンザ発症後48時間以内の合併症のない20〜64歳に対する国内のランダム化比較試験では，ペラミビル300mg/日または600mg/日単回投与とプラセボの比較でペラミビル群はプラセボ群よりも有意に有症状期間を短縮させました（中央値の差で約1日間）[13]。

韓国，日本，台湾で行われた，ペラミビル300mg単回静注，ペラミビル600mg単回静注，オセルタミビル（75mg，1日2回，5日間内服）の3群を比較した第Ⅲ相RCTによると，有症状期間について，ペラミビル群は両群

ともオセルタミビル群に非劣性でした[14]。

インフルエンザによる入院症例を対象にペラミビル（600mg単回静注）とプラセボを比較したRCTでは臨床的軽快までの時間に有意差はつきませんでした。この研究では対象患者の約3分の2に，施設の標準治療薬としてオセルタミビルなどのノイラミニダーゼ阻害薬が投与されていたため，プラセボ群との差がつきにくかった可能性はあります。しかし，標準治療薬としてノイラミニダーゼ阻害薬を投与されなかった患者のみを比べても有症状期間や有熱期間，合併症の発生率，生存割合に差はありませんでした[15]。また，ペラミビル600mg単回静注とオセルタミビル（75mg，1日2回，5日間内服）を比較した日本の多施設RCTでも臨床的安定化までの時間はほとんど差がありませんでした[16]。

以上のように，オセルタミビルと直接比較してペラミビルが優れていたというRCTはありません。そうはいっても内服ができなくて静注薬を使わざるをえない重症例では筆者も使用しますが，重症例にペラミビルだけで十分かどうかはわかりません。場合によっては，経管からオセルタミビル投与の併用も考慮します。

診療所等でインフルエンザと診断して，外来で点滴されているケースをときどきみますが，経口摂取可能な軽症例でペラミビル静注薬を使用するメリットはありません。外来での感染伝播のリスクになるので，行うべきではないと筆者は考えます。

ラニナミビル（イナビル®）（吸入）

筆者は処方したことがありません。

成人では有症状期間について，ラニナミビル1回吸入はオセルタミビルに非劣性でした（日本，台湾，韓国，香港で行われたRCT）[17]。

小児でもラニナミビル1回吸入はオセルタミビル内服と有症状期間について有意差はなく，ザナミビル吸入と比べても解熱までの時間に有意差はありませんでした（ともに日本のRCT）[18, 19]。

しかし，海外12カ国で行われたRCTではラニナミビル40mg群，80mg群ともにプラセボ群と比べて，症状軽快までの期間について有意な短縮を

示せなかったため，海外では開発中止になったそうです（"IGLOO" trial，NCT01793883）[20]。プラセボと治療効果が変わりない薬でも，非劣性マージンの設定のしかたによっては，実薬には非劣性ということが起こりうる良い例です[21]。

ザナミビルと同様，気管支喘息やCOPD患者では気管支攣縮の副反応，また，乳製品に過敏症の既往がある人ではアナフィラキシーが起こる可能性に注意が必要です。

バロキサビル（ゾフルーザ®）（内服）

2018年2月に製造承認された，キャップ依存性エンドヌクレアーゼ選択的阻害薬という新しい作用機序の抗インフルエンザ薬です。メッセンジャーRNA合成阻害によりウイルスの増殖を抑制します。

①合併症高リスクでない人への有効性：CAPSTONE-1

2016/17シーズンに日本と米国で行われた第Ⅲ相試験（CAPSTONE-1）は12〜64歳のインフルエンザ合併症高リスクでない人を対象にしたRCTで，バロキサビル，オセルタミビル，プラセボが比較されました。症状軽快までの時間の中央値はバロキサビル群53.7（95％信頼区間 49.5〜58.5）時間，プラセボ群80.2（95％信頼区間 72.6〜87.1）時間でバロキサビル群が26.5時間短かったです（$P<0.001$）[22]。しかし，バロキサビル群とオセルタミビル群とを比較すると有症状期間はほぼ同じでした。バロキサビル群では，オセルタミビル群，プラセボ群よりも早くウイルス排泄が低下したことが喧伝されていました。しかし，バロキサビルへの感受性低下につながるI38のアミノ酸変異が起こるとウイルス価のリバウンド上昇，症状遷延の可能性が示唆されています[22, 23]。この変異は第Ⅱ相試験で2.2％（すべてインフルエンザA（H1N1）pdm09），第Ⅲ相試験で9.7％［すべてインフルエンザA（H3N2）］，12歳未満の小児が対象の国内第Ⅲ相試験で23.3％（すべてインフルエンザA）に出現していました。2018/19のシーズンでもA（H1N1）pdm09で1.5％，A（H3N2）で9％にバロキサビル耐性株が検出されました（B型では0％）[23]。

バロキサビルでウイルスの排泄が早く低下するなら理論的には流行を抑

えられそうな印象を受けますが，CAPSTONE-1では，家庭内感染の割合はバロキサビル群，オセルタミビル群，プラセボ群で有意差はなく，バロキサビルを飲むと人にうつしにくくなるとも言えません（**表5**）[24]。

②合併症高リスク者への有効性：CAPSTONE-2

これまで合併症高リスク者に対して抗インフルエンザ薬の効果を検証したRCTはほとんどありませんでした。2017/18シーズンに行われたCAPSTONE-2は12歳以上の高リスク患者を対象にしたものです（39.2%が喘息または慢性肺疾患，27.4%が65歳以上）。有症状期間はやはりバロキサビル群がプラセボ群より有意に短かった（中央値 73.2 vs 102.3時間，$P < 0.0001$）のですが，オセルタミビル群とは有意差はありませんでした（81.0時間，$P = 0.8347$）（**表6**）[25, 26]。

バロキサビル群はプラセボ群と比べて罹患後の抗菌薬使用やインフルエンザ関連合併症の発生は有意に少なかったのですが，オセルタミビル群と比べると有意差はありませんでした（**表6**）。

ウイルス排泄を早く抑える効果は，特に免疫不全患者では重要かもしれま

表5　家庭内感染の割合（CAPSTONE-1）

	バロキサビル	オセルタミビル	プラセボ	有意差
1〜3日目まで	3.9%	5.2%	6.8%	なし
15日目まで	9.0%	8.5%	9.3%	なし

注：日本のみのデータで，同居の家族がいない人は除外されている　　　　　（文献24より作成）

表6　高リスク患者での治療効果の比較（CAPSTONE-2）

	バロキサビル	オセルタミビル	プラセボ
症状軽快までの中央値	73.2時間	80.1時間	102.3時間
ウイルス排泄終了までの中央値	48時間	96時間	96時間
抗菌薬が必要な合併症発生	3.4%（13/388）	3.9%（15/389）	7.5%（29/386）
インフルエンザ関連合併症発生	2.8%（11/388）	4.6%（18/389）	10.4%（40/386）

（文献25，26，米国感染症学会2018発表スライドから作成）

せんが，気になるのは耐性株の検出です。CAPSTONE-2でもバロキサビル投与群全体で約5%，A型インフルエンザに限れば約9%にI38のアミノ酸変異がみられました。この変異があると5，6日目にウイルス価のリバウンド上昇が起きやすくなります[22, 23]。インフルエンザ後の重症肺炎は発症から5日目頃に起きやすいため，この時期にウイルス価のリバウンド上昇が起きることは不利に働きかねません。A型インフルエンザによる重症例ではノイラミニダーゼ阻害薬との併用を考慮した方がよいかもしれません。

いずれにしても，合併症リスクがない患者や軽症患者で気軽に使うのはもったいない薬だと思います。

③薬物相互作用

バロキサビルの薬物相互作用についてのデータは乏しいですが，吸収を阻害する可能性があるため，カルシウム，アルミニウム，鉄，マグネシウム，セレン，亜鉛など多価陽イオンを含む制酸剤，緩下剤，マルチビタミンなどとの併用は避けるべきとされます[26]。

④副反応

バロキサビル群の副反応やプラセボ群やオセルタミビル群と比べて多くはありませんでしたが，稀な重篤な副反応については，市販後調査の結果を待たなければいけません。承認前の1,000人の臨床試験で1,000人に投与しても，0.1%未満の稀な副反応は検出できません。筆者は「その薬でなければいけない理由」がない限り，新薬に飛びつくのは怖いと感じます。その上，バロキサビルの半減期は約4日間と非常に長いです[27]。この長い半減期が単回投与を可能にしていますが，重篤な副反応が起こってしまった場合は，非常に大きなデメリットになります。しかも，蛋白結合率が高いので，血液透析による除去は困難な可能性が高いようです[27]。まさに『「長所」と「短所」は表裏一体……ままならぬもの』なのです[28]。

表7に主な抗インフルエンザ薬についてまとめました。

220　**I章** 成人の"かぜ"のみかた

表7 抗インフルエンザ薬のまとめ（成人）

薬剤	剤形	腎機能正常な成人投与量（治療）	薬価*	治療1コースの薬価	健常（低リスク）者に対する効果
オセルタミビル	タミフル®75mg／カプセル	75mg 1日2回 ×5日間経口	先発品272円 後発品136円	先発品2,720円 後発品1,360円	プラセボと比べて有症状期間を平均約1日間短縮
ザナミビル	リレンザ®5mg／ブリスター	10mg 1日2回 ×5日間吸入	147.1円	2,942円	
ペラミビル	ラピアクタ®300mg／バッグ	300mg 単回点滴静注	6,216円	6,216円（+静脈注射手技料）	
ラニナミビル	イナビル®20mg／容器	40mg 単回吸入	2,139.9円	4279.8円	プラセボへの優越性示せず
バロキサビル	ゾフルーザ®20mg／錠	成人20mg錠2錠,体重80kg以上の患者には20mg錠4錠単回投与	2,394.5円／錠	4,789円 体重80kg以上では9,578円	プラセボと比べて有症状期間を平均約1日間短縮, オセルタミビルとほぼ同様の効果

*：薬価は, 「薬価基準収載品目リスト及び後発医薬品に関する情報について（平成30年8月29日適用）」を参照（https://www.mhlw.go.jp/topics/2018/04/tp20180401-01.html）

漢方薬

インフルエンザに漢方薬といえば麻黄湯が有名ですが, 2019年の系統的レビューによると効果を検証した研究は, RCTは小規模なものしかなく, 多くは観察研究でした。これによれば, ノイラミニダーゼ阻害薬と有効性で大きな遜色はなさそうです[29]。また, 麻杏甘石湯＋銀翹散にはオセルタミビルとほぼ同じ発熱期間短縮効果（プライマリーエンドポイントはランダム化から解熱までの時間）があったというRCTがあります[30]。銀翹散は医療用医薬品として販売されていないので病院では処方できませんが, 市販薬として販売されています（Amazon.co.jpでも買えます）。

その他の薬剤

アマンタジン（シンメトレル®）, ファビピラビル（アビガン®）については, 現在のところ日常的にインフルエンザ治療に使われるのは非常に稀です

ので割愛します。

曝露後予防

コクランレビューによると，オセルタミビルはインフルエンザ家庭内曝露の曝露後予防で発症13.6％（95％CI 9.52～15.47％）減少させました。NNTB（Number Needed to Treat to Benefit）は7（95％CI 6～11）でした[6]。

同様にザナミビルは，インフルエンザ家庭内曝露の曝露後予防で発症を14.84％（95％CI 12.18～16.55％）減少させました。NNTBは7（95％CI 7～9）でした[6]。

ラニナミビルのインフルエンザ家族内曝露の曝露後予防効果を検証した国内多施設RCTでは，ラニナミビル40mg 1回吸入群，20mg 1回吸入群，プラセボ群の3群が比較され，インフルエンザを発症したのはそれぞれ4.5％，4.5％，12.1％とラニナミビル吸入群で統計学的に有意な発症減少が示されました[31]。絶対リスク差は7.6％であり，NNTBは13でした（筆者が計算）。

ラニナミビルは1回吸入でよいとはいえ，予防効果についても，オセルタミビル，ザナミビルより劣るのかもしれません。

タミフル®（オセルタミビル），リレンザ®（ザナミビル），イナビル®（ラニナミビル）の添付文書の効能にはインフルエンザ感染症の「予防」がありますが，**予防目的で処方した場合は，いずれも保険給付されず，自費診療になります。**

ノイラミニダーゼ阻害薬による異常行動について

いずれの薬剤についても現在のところ因果関係は不明とされています。

薬剤を内服していなくても異常行動が出現することがあるので，小児・未成年者に処方する際には，少なくとも2日間は患者が一人にならないように保護者等は配慮する必要性について添付文書に記載されています。2018年8月の改訂でタミフル®の添付文書から「10歳以上の未成年の患者」への使用の「警告」が削除されました。

抗ウイルス薬でウイルスの排泄期間は短縮するか？

インフルエンザ感染症ではウイルスの排泄は通常，発症前日から発症後5

日間前後続くとされます。特に発症から2日間の排泄量が多いです[32]。

　抗ウイルス薬はプラセボや投薬なしと比べて、ウイルスの排泄期間を短縮するという報告[33]もあれば、影響しないという報告[34, 35]もあり、一定の結論は出ていません。また、抗ウイルス薬内服は、家庭内接触者の発症減少とも関連しませんでした[35]。

　抗ウイルス薬を内服しても人に感染させる期間が短縮するとは限らないので、感染管理は内服の有無にかかわらず同様に行ったほうがよさそうです。

インフルエンザ治療薬のまとめ
- 抗ウイルス薬の適応があれば、基本はオセルタミビル内服
- 吸入薬が好みの場合は、ザナミビル吸入でも可
- 内服できない人にはペラミビル点滴静注
- 内服可能な軽症例にペラミビル点滴はナンセンス
- ラニナミビルはプラセボ並みの治療効果である可能性が否定できない残念な薬
- バロキサビルは高リスク患者で期待されるが、耐性の問題と安全性はまだ未知数
- 漢方薬（麻杏甘石湯＋銀翹散）はオセルタミビルとほぼ同じ発熱期間短縮効果あり

Advanced Lecture ③インフルエンザの臨床診断に迅速検査は必須ではない

　抗ウイルス薬を処方する際に迅速検査施行の有無は必須ではありません。2009年の新型インフルエンザ流行時のものですが、以下のような事務連絡がだされています（厚生労働省新型インフルエンザ対策推進本部　事務連絡　平成21年9月18日）。

---

1. 臨床所見や地域における感染の拡がり等の疫学情報等から総合的に判断した上で、医師が抗インフルエンザウイルス薬による治療の開始が必要と認める場合には、治療開始にあたって簡易迅速検査やPCR検査の実施は必須ではないこと。
2. 診療報酬上も、抗インフルエンザウイルス薬の投与にあたり簡易迅速検査の実施は必須でないこと。

　また、感染症法に基づく医師の届け出についても、届け出のために必要な臨床症状「ア　突然の発症、イ　高熱、ウ　上気道炎症状、エ　全身倦怠感等の全身症状」の4つを満たし、医師がインフルエンザと診断すれば、やは

り検査による確定を必須にはしていません。

Advanced Lecture ④かくれインフルエンザ

　最近は迅速抗原検査やPCR検査などが利用できるようになり，従来典型的と考えられていたインフルエンザ（急に高熱が出て，全身筋肉痛や関節痛，咳，鼻汁，咽頭痛などを伴う）の病像よりも軽症のインフルエンザが見つかるようになってきました。こうした軽症のインフルエンザを巷では「かくれインフルエンザ」と称することがあるようです。

　ただ，「かくれインフルエンザ」の人の早期発見・早期治療について，何か良いことがあるのかどうかはまだわかっていないのが現状です。

　インフルエンザには意外と不顕性感染が多いとされます。PCR検査，ウイルス抗原検査，血清抗体検査，ウイルス培養で確定したインフルエンザ症例が母集団とすると，軽症（subclinical：疾患定義を満たさないもの）は25.4～61.8％もあり，「まったく無症状」の人は5.2～35.5％もあったそうです[36]。

　「軽症インフルエンザも重症化する前に治療すべきだ！」という考え方もあるかもしれません。しかし，軽症の範囲をどんどん拡大していくと，まったく無症状の人まで検査して治療しなければならなくなってしまいます。どこかで線を引く必要があります。

　そもそもインフルエンザ重症化のリスクがない人にとって，抗ウイルス薬の効果は有症状期間を平均約1日間短縮する程度しかなく，入院や重篤な合併症は減らしません。

　また，無症状，軽症患者は典型的なインフルエンザ患者に比べてウイルス排泄期間は短く，軽症患者は典型的なインフルエンザ患者と比べて早く治ると言われています[37, 38]。

　そもそも早く治る軽症インフルエンザを，早く見つけて抗ウイルス薬で治療するメリットはかなり小さいだろうと推測します。

　抗ウイルス薬を使うと他者への伝播が減るのではないか？　と期待したいところですが，典型的なインフルエンザでさえ，ウイルス排泄期間を短縮さ

224　　I章 成人の"かぜ"のみかた

せるかどうかはまだ決着がついていません[33-35]。

インフルエンザの流行に対してこれら無症状，軽症患者が及ぼす影響はまだよくわかっていないのです[37]。

インフルエンザ以外のウイルス性気道感染症なら人にうつしてよいというわけでもありませんし，感染対策上は軽症インフルエンザもインフルエンザ以外の呼吸器ウイルスも変わりないのでは？　と思います。すなわち，ウイルスの種類によらず「咳エチケット＋手指衛生」が大切です。

一方で，重症化の高リスクの人についてはどうでしょうか？

筆者が知る限り高リスクの人についても，軽症の段階で治療してどうなるか？　の質の高いRCTはないと思います。ただし，高リスクの人については，主に観察研究の知見で，死亡や入院リスクを低減させる可能性が示唆されています。高リスクの人に限っては，いつ重症化するかわからないので，軽症のうちに治療しておく，という戦略は一定の合理性があるかもしれません。

というわけで，まとめると，少なくとも合併症リスクのない人の「かくれインフルエンザ」はわざわざ見つけようとせずに，そっとしておくのがよいと思います。

文献

1) Grimes DA, et al：Refining clinical diagnosis with likelihood ratios. Lancet. 2005；365(9469)：1500-5.[PMID：15850636]

2) Hulson TD, et al：Diagnosing influenza：the value of clinical clues and laboratory tests. J Fam Pract. 2001；50(12)：1051-6.[PMID：11742606]

3) McGee S：Simplifying likelihood ratios. J Gen Intern Med. 2002；17(8)：646-9.[PMID：12213147]

4) Willis BH：Spectrum bias--why clinicians need to be cautious when applying diagnostic test studies. Fam Pract. 2008；25(5)：390-6.[PMID：18765409]

5) Obuchowski NA：Receiver operating characteristic curves and their use in radiology. Radiology. 2003；229(1)：3-8.[PMID：14519861]

6) Jefferson T, et al：Neuraminidase inhibitors for preventing and treating influenza in healthy adults and children. Cochrane Database Syst Rev. 2014；(4)：CD008965.[PMID：24718923]

7) Dobson J, et al：Oseltamivir treatment for influenza in adults：a meta-analysis of randomised controlled trias. Lancet. 2015；385(9979)：1729-37.[PMID：25640810]

8) Dunn AG, et al：Financial conflicts of interest and conclusions about neuraminidase inhibitors for influenza：an analysis of systematic reviews. Ann Intern Med. 2014；161(7)：513-8.[PMID：25285542]

9) Hsu J, et al:Antivirals for treatment of influenza:a systematic review and meta-analysis of observational studies. Ann Intern Med. 2012;156(7):512-24.[PMID:22371849]

10) Uyeki TM, et al:Clinical Practice Guidelines by the Infectious Diseases Society of America: 2018 Update on Diagnosis, Treatment, Chemoprophylaxis, and Institutional Outbreak Management of Seasonal Influenza. Clin Infect Dis. 2019;68(6):e1-e47.[PMID:30566567]

11) Chaves SS, et al:Impact of Prompt Influenza Antiviral Treatment on Extended Care Needs After Influenza Hospitalization Among Community-Dwelling Older Adults. Clin Infect Dis. 2015;61(12):1807-14.[PMID:26334053]

12) Lalezari J, et al:Zanamivir for the treatment of influenza A and B infection in high-risk patients:a pooled analysis of randomized controlled trials. Arch Intern Med. 2001;161(2):212-7.[PMID:11176734]

13) Kohno S, et al:Efficacy and safety of intravenous peramivir for treatment of seasonal influenza virus infection. Antimicrob Agents Chemother. 2010;54(11):4568-74.[PMID:20713668]

14) Kohno S, et al:Phase III randomized, double-blind study comparing single-dose intravenous peramivir with oral oseltamivir in patients with seasonal influenza virus infection. Antimicrob Agents Chemother. 2011;55(11):5267-76.[PMID:21825298]

15) de Jong MD, et al:Evaluation of intravenous peramivir for treatment of influenza in hospitalized patients. Clin Infect Dis. 2014;59(12):e172-85.[PMID:25115871]

16) Nakamura S, et al:Efficacy and Safety of Intravenous Peramivir Compared With Oseltamivir in High-Risk Patients Infected With Influenza A and B Viruses:A Multicenter Randomized Controlled Study. Open Forum Infect Dis. 2017;4(3):ofx129.[PMID:28761899]

17) Watanabe A, et al:Long-acting neuraminidase inhibitor laninamivir octanoate versus oseltamivir for treatment of influenza:A double-blind, randomized, noninferiority clinical trial. Clin Infect Dis. 2010;51(10):1167-75.[PMID:20936975]

18) Sugaya N, et al:Long-acting neuraminidase inhibitor laninamivir octanoate(CS-8958) versus oseltamivir as treatment for children with influenza virus infection. Antimicrob Agents Chemother. 2010;54(6): 2575-82.[PMID:20368393]

19) Katsumi Y, et al:Effect of a single inhalation of laninamivir octanoate in children with influenza. Pediatrics. 2012;129(6):e1431-6.[PMID:22614774]

20) Zumla A, et al:Emerging novel and antimicrobial-resistant respiratory tract infections:new drug development and therapeutic options. Lancet Infect Dis. 2014;14(11):1136-49.[PMID:25189352]

21) Piaggio G, et al:Reporting of noninferiority and equivalence randomized trials:extension of the CONSORT 2010 statement. JAMA. 2012;308(24):2594-604.[PMID:23268518]

22) Hayden FG, et al:Baloxavir Marboxil for Uncomplicated Influenza in Adults and Adolescents. N Engl J Med. 2018;379(10):913-23.[PMID:30184455]

23) 国立感染症研究所:2018/2019シーズン　抗インフルエンザ薬耐性株検出情報.[https://www.niid.go.jp/niid/images/flu/resistance/20190614/dr18-19j20190614-1.pdf]

24) Center for drug evaluation and research. Application number:210854Orig1s000 Clinical microbiology/virology review(s).[https://www.accessdata.fda.gov/drugsatfda_docs/nda/2018/210854Orig1s000MicroR.pdf]

25) Ison MG, et al:LB16. Phase 3 Trial of Baloxavir Marboxil in High Risk Influenza Patients (CAPSTONE-2 Study). ID Week 2018; 2018 October 6, 2018; San Francisco, CA.

26) [No authors listed]:Baloxavir marboxil (Xofluza) for treatment of influenza. Med Lett Drugs Ther. 2018;60(1561):193-6.[PMID:30653474]

27) 医薬品インタビューフォーム ゾフルーザ 2018年2月作成（第1版）.

28) 荒木飛呂彦：ジョジョの奇妙な冒険. 13巻. 集英社, 1989. p73.

29) Yoshino T, et al：The use of maoto (Ma-Huang-Tang), a traditional Japanese Kampo medicine, to alleviate flu symptoms：a systematic review and meta-analysis. BMC Complement Altern Med. 2019；19(1)：68.[PMID:30885188]

30) Wang C, et al：Oseltamivir compared with the Chinese traditional therapy maxingshigan-yinqiaosan in the treatment of H1N1 influenza：a randomized trial. Ann Intern Med. 2011；155(4)：217-25.[PMID:21844547]

31) Kashiwagi S, et al：Long-acting Neuraminidase Inhibitor Laninamivir Octanoate as Post-exposure Prophylaxis for Influenza. Clin Infect Dis. 2016；63(3)：330-7.[PMID: 27118785]

32) Lau LL, et al：Viral shedding and clinical illness in naturally acquired influenza virus infections. J Infect Dis. 2010；201(10)：1509-16.[PMID:20377412]

33) Fry AM, et al：Efficacy of oseltamivir treatment started within 5 days of symptom onset to reduce influenza illness duration and virus shedding in an urban setting in Bangladesh：a randomised placebo-controlled trial. Lancet Infect Dis. 2014；14(2)：109-18.[PMID: 24268590]

34) Ng S, et al：Effects of oseltamivir treatment on duration of clinical illness and viral shedding and household transmission of influenza virus. Clin Infect Dis. 2010；50(5)：707-14.[PMID:20121573]

35) Cheung DH, et al：Association of Oseltamivir Treatment With Virus Shedding, Illness, and Household Transmission of Influenza Viruses. J Infect Dis. 2015；212(3)：391-6.[PMID: 25646354]

36) Furuya-Kanamori L, et al：Heterogeneous and Dynamic Prevalence of Asymptomatic Influenza Virus Infections. Emerg Infect Dis. 2016；22(6)：1052-6.[PMID:27191967]

37) Patrozou E, et al：Does Influenza Transmission Occur from Asymptomatic Infection or Prior to Symptom Onset?. Public Health Rep. 2009；124(2)：193-6.[PMID:19320359]

38) Ip DK, et al：Viral Shedding and Transmission Potential of Asymptomatic and Paucisymptomatic Influenza Virus Infections in the Community. Clin Infect Dis. 2017；64(6)：736-42.[PMID:28011603]

I章 成人の"かぜ"のみかた

15 気道症状 無し 微熱, 倦怠感型

症例①：26歳男性

3週間ほど前にかぜをひき，近医を受診して扁桃炎の診断でレボフロキサシン，ロキソプロフェンを処方された。咽頭痛は2～3日でよくなったが，倦怠感はとれず，37℃台前半の微熱が続いていた。2週間前に別の病院を受診したところ，モキシフロキサシンを処方された。10日前からは全身の関節痛を感じるようになった。倦怠感も続くため，受診した。既往歴は特になし。飲酒はビール350mLを週3回ほど。喫煙なし。
【診断】急性B型肝炎
【診断の経緯】
眼瞼結膜に黄染があり，急性肝炎を考えた。輸血歴はなかったが，MSM（Men who have Sex with Men：男性間性交渉者）であることがわかり血液検査を行ったところ，AST124IU／L，ALT340IU／L，HBs抗原（＋），HBe抗原（＋），HBc-IgM抗体（＋）で急性B型肝炎と診断した。HIVは陰性だった。

症例②：42歳女性

3週間ほど前にかぜをひき，咳や咽頭痛，鼻汁があった。上気道症状は10日間ほどでおさまったものの，微熱が続き身体がだるい状態が続いている。平熱が35.0℃なのに，熱を測ると36.5℃くらいまでしか下がらない。「熱が下がらない」と言って内科外来を受診した。食欲，睡眠，便通に異常はなく，体重減少もなし。他のバイタルサインも異常なし。診察所見もこれといった異常なし。
【診断】この時点では不明

病型の説明と診断のポイント

　文字通り，微熱と倦怠感を主訴に来院するタイプです。「かぜをひいた後に熱が下がらない」あるいは，「とにかく身体がだるい」「なんとなく熱っぽい」などの訴えで受診することが多いです。

228 I章 成人の"かぜ"のみかた

外来患者の平熱？

「自分の平熱は35℃台なので、36.5℃でもつらい」と外来で言われることがありますが、自分の平熱を正確に知っている人はどれだけいるでしょうか？ 基礎体温をつけている女性は平熱を知っているかもしれませんが、基礎体温の測定は通常1日1回でしょうから、日内変動まで含めて自分の平熱を測定している人はあまりいないでしょう（長期療養施設に入所している人は測定しているかもしれません）。

健常日本人の腋窩温については3,094人（10～50歳）の調査で平均が36.89℃（標準偏差0.342）で、全体の73.6％が36.6～37.2℃の間にありました（図1）[1]。午後のほうが午前よりも平均0.16～0.25℃高く、口腔温は腋窩温よりも0.1℃高かったという結果です[1]。別の報告では、65歳以上の高齢者の腋窩温の平均は36.66℃（標準偏差0.42）で成人の平均値よりも0.23℃低いという結果でした[2]。平熱が37℃を超えている人はそれなりの数がいて、逆に平熱が35℃台というのは少ないようです。

体調がまったく悪くないのに熱を測ろうと思う人はそれほど多くはないと思います。身体の調子が悪いからこそ熱を測るのです。「36.5℃でもつらい」というよりは「身体の調子が悪いから36.5℃でもつらく感じる」と言っ

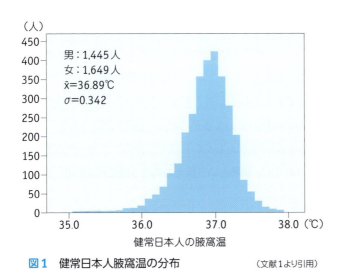

図1 健常日本人腋窩温の分布　　　　　　（文献1より引用）

たほうが真実を表しているように思います。ときどき「その人の平熱を基準として体温上昇があれば，36℃台でも発熱として扱うべき」と一見正しそうなことを主張される方がいらっしゃいますが，その「平熱」があてにならなければ意味がないと思います。熱に囚われすぎてしまうと，大事なことから目をそらすことになりかねません。

とはいえ，「自分は平熱が低いから36℃台後半でもつらい」と訴える人に対して上記のことを説明して言いくるめようとするのは得策とは言えません。ケンカになりかねませんから。「そうなんですか。身体の調子が悪いんですね。微熱以外にどこか異常を感じることはないですか」と，とりあえず右から左へ受け流しておいたほうがよいと思います。

微熱の向こう側にあるもの

微熱を訴えて受診する人には「なぜ熱を測ろうと思ったのか？」を確認するようにしましょう。身体の調子が悪いから熱を測ったのであれば，その「身体の調子の悪さ」に対処しなければ熱だけ見ていても解決しません。

もし倦怠感を訴えるのであれば，それが「不眠」「呼吸困難」「脱力（筋力低下）」を意味していないかどうかのチェックが必要です[3]。鑑別のアプローチが異なってきます。

純粋に「微熱の訴え」だけであれば，血圧，脈拍，呼吸数，SpO_2，意識状態といったバイタルサインに異常がないかどうかの確認に加えて「食欲」「便通」「睡眠」「体重の変化」といった4つの「医療面接のバイタルサイン」もチェックします[4]。これらの体温以外のバイタルサインにすべて異常がなければあまり重大なものは隠れていなさそうだと一安心です。逆に，どれか1つのバイタルサインに異常をきたしていればそこからアプローチします。微熱の訴えに振り回されずに，**微熱という訴えの向こう側にあるもの**に目を向けて下さい。

見逃したくないもの

急性の微熱・倦怠感

　表1にこのタイプで受診する病態で見逃したくない疾患をリストアップしました。女性であれば，妊娠の確認から始めるのがよいと思います。妊娠に気づかずに不要な薬剤を投与してしまったり，X線検査をしてしまったりしたら目も当てられません。

　「なんだかよくわからないけど，とにかく身体がだるい，つらい」という人が救急外来を受診したら，筆者の場合とりあえず「血液検査，尿検査，心電図」を行います。すべて異常がなければ，すぐに悪化しそうなものはなさそうだと少し安心できます。

　一般外来にそういう人が受診した場合には，全例そこまで検査しないかもしれませんが，「これはちょっと異常なまでの訴え方だなぁ」と感じるほど強い訴えであれば，やはり検査してしまうだろうと思います。劇症型心筋炎や劇症型1型糖尿病は検査してみないとわかりません。

表1　微熱・倦怠感型診察時に注意すべきポイント・見逃したくない疾患

急性	● 妊娠：女性を見たら疑う ● 急性肝炎：黄疸がないか ● 心筋炎：胸痛があればわかりやすいが，ない場合もある ● 高血糖緊急症〔糖尿病性ケトアシドーシス（DKA），高浸透圧性高血糖症候群〕：劇症型1型糖尿病の約7割に感冒様症状，腹部症状を伴う[5] ● 伝染性単核球症様症候群（EBV，CMV，HIV）：I章11を参照 ● 亜急性感染性心内膜炎：微熱のみのこともあり ● 甲状腺機能異常 ● 薬剤性：不要な投薬は診断を混乱させる
慢性：まず炎症反応の評価から	● CRP，血沈が陰性：心身症，うつ病，神経症，慢性疲労症候群といった病態，更年期障害，貧血，結核 ● CRP，血沈が陽性：結核，感染性心内膜炎，亜急性甲状腺炎，慢性Q熱，膠原病，悪性腫瘍

慢性の微熱・倦怠感

　慢性経過の微熱患者さんでCRPや血沈といった炎症マーカーが複数回まったく正常であれば，少なくとも炎症性疾患ではなさそうだと考えます

（ただし，家族性地中海熱などの周期性発熱症候群では発作の間欠期には炎症マーカーは正常です）。こうした場合には，「医療面接のバイタルサイン」に異常がなければ，重厚な検査を積み重ねるよりも経過をフォローしていくことが多いです。

忘れた頃にやってくる亜急性感染性心内膜炎

緑色連鎖球菌や腸球菌による感染性心内膜炎は亜急性の経過をたどることが多いです。病初期には微熱や倦怠感しかないこともあり，血液培養を採取してみて初めて気づくことも少なくありません。ゆっくりとした経過をたどりますが，外来で2，3カ月間，血液培養以外のあらゆる検査（全身CT，内視鏡，腫瘍マーカー，自己抗体検査など）をされて原因不明，弁破壊が進行し，心不全症状が出てきてようやく感染性心内膜炎の可能性に気づかれたものの，多発脳梗塞も起きていて，イチかバチかで弁置換術を行ったものの，術後脳出血で亡くなったというケースを年に1人くらい経験します。血液培養が採取されるのがあと1カ月早ければ救命できたのではないか？　と悔しい思いをします。

原因不明の微熱，炎症反応上昇をみたら，抗菌薬を投与する前に是非血液培養の採取をお願いします。

> **ピットフォール**
> ➡感染性心内膜炎や結核でもANCA，抗核抗体，リウマトイド因子，抗CCP抗体などの自己抗体が陽性になることがある！[6-8]
> ➡原因不明の発熱，炎症反応陽性で自己抗体陽性だからといって，膠原病，自己免疫疾患と決めつけないで！

何でもありの結核

例外は結核で，結核は何でもありです。塗抹陽性肺結核でCRP陰性が13.3％，塗抹陰性培養陽性でCRP陰性が73.0％だったという報告があります[9]。肺結核については血沈のほうがCRPよりも感度がよいのですが，血沈も低値にとどまる例があるようです[10]。こうすれば結核を見逃さないという方法は残念ながら存在しません。

232　Ⅰ章 成人の"かぜ"のみかた

肺結核の予測ルールがいくつも提唱されていますが，外部検証を行うとどれも精度はあまりよくありません[11]。複数回検証されていて，比較的感度に優れるものとしてWisniveskyのルールがあり，1点以上を隔離対象にします（表2）[12]。4つの研究結果を統合した診断特性は感度94.1％（95％ CI 89.7〜96.7％），陰性尤度比0.22（95％ CI 0.12〜0.40）でした（論文中に特異度，陽性尤度比は記載されていませんが，筆者が計算すると特異度27％，陽性尤度比1.29です）[11]。「息切れあり」「診察でラ音あり」で点数がマイナスになっているのは，肺結核では普通の肺炎よりも息切れやラ音を伴いにくいという意味で，これらの所見があると肺結核の可能性は下がるという意味です（もちろん，進行すれば低酸素血症や呼吸困難を伴うことはあります）。BCGを接種している日本人では「ツ反陽性」の項目が使いにくいですが，ある程度参考になります。

表2　Wisniveskyの肺結核予測ルール：1点以上が隔離対象

項目	点数
結核のリスク因子または症状あり（結核曝露歴あり，過去3年以内の施設［刑務所，救護施設，ナーシングホーム］入所，ホームレス，体重減少［理想体重の10％］，3週間続く寝汗，3カ月続く倦怠感または脱力，持続する発熱）	4点
ツ反陽性	5点
息切れあり	−3点
発熱　　　＜38.5℃ 　　　　　38.5〜39℃ 　　　　　＞39℃	0点 3点 6点
診察でラ音あり	−3点
胸部X線で上葉の陰影あり	6点

（文献12より作成）

月経のある女性と鉄欠乏性貧血

　月経のある女性では鉄欠乏性貧血が隠れていることがあります。実際に貧血があれば，鉄剤で補充します。他に説明のできない疲労感を訴える女性に対して，貧血がなくても血清フェリチン値が低ければ，鉄を補充することによって疲労感が改善するというランダム化比較試験があります[13]。鉄剤の副

作用である吐き気とのトレードオフになりますが，試してみてもよい治療だと思います。

　男性（または閉経後の女性）で鉄欠乏性貧血を見つけたら消化管出血，特に消化器系の悪性腫瘍の検索が必要になります。

治療の考え方：抗菌薬を使うべき病態，使わなくてもよい病態

　表1にリストアップした疾患を見ればわかるように抗菌薬が必要になる疾患はほぼありません。亜急性感染性心内膜炎についても血液培養を採取して，原因菌を捕まえてから治療します。微熱に対する解熱剤的抗菌薬の投与はやめましょう。特に，微熱に対してレボフロキサシン（クラビット®）やシプロフロキサシン（シプロキサン®）などのフルオロキノロンを投与すると，結核が隠れていた場合に診断を遅らせることが知られており[14]，さらには死亡リスクを上昇させるという報告もあります（オッズ比1.82，95% CI 1.05～3.15）[15]。**単なる微熱にフルオロキノロンは感染症科的禁忌です。**

　また，不要な薬剤は薬剤性肝障害や薬疹などをまねきかねず，診断を混乱させる結果につながりますので，余計な薬剤は投与せずにできるだけシンプルにしたほうがよいでしょう。

具体的な処方例

　原因次第です。

説明を「処方」する

症例②への説明例：原因不明の微熱

拝見したところ，体温が少し高めのほかには，これといった異常はなさそうですね。血圧も脈拍も呼吸の速さも普通くらいです。
微熱や身体のだるさ以外には，睡眠や食欲，体重や便通も普段と変わりない

234　I章 成人の"かぜ"のみかた

ということですので，一見したところ，あまり心配するようなものはなさそうです。

人間の体温は1日の間でも上がったり下がったり変動しますし，中には平熱が37℃台という人もいるんですよ。36.5℃くらいならもしかしたら平熱の範囲内かもしれませんね。最近検診などで採血したことはありますか？ もしご心配でしたら，血液検査はしておきましょうか。甲状腺という首にあるホルモンを出す臓器の乱れや貧血が微熱や倦怠感の原因になることもありますので。

→血液検査（血算，生化学，TSH，フェリチン）をオーダーし，1週間後再来。

→Hb 9.6g/dL，MCV 67fL，フェリチン 5ng/dL，TSH異常なし。おそらく慢性的にあった鉄欠乏性貧血なので，今回の倦怠感の原因とは断定できないが，鉄剤を処方して様子を見ることにした。

漢方薬で対処するなら

Ⅰ章14C同様に，重篤な疾患が否定的という前提で漢方を選択します。微熱が主体であれば，Ⅰ章9で触れた漢方のうち，小柴胡湯，小柴胡湯加桔梗石膏，柴胡桂枝湯が選択肢となります。

ここでは，微熱よりも倦怠感が目立つ場合に適応になる補中益気湯を紹介します。かぜが長引き倦怠感が目立つ場合に漢方が考えるのは，以下の2通りです。

①かぜが長引き，消耗して気力と体力が低下している

②治癒に必要な温熱産生ができず「冷え」がある

倦怠感とともに冷えがあれば②で，Ⅰ章10で紹介した麻黄附子細辛湯が適応になります。**注意して頂きたいことは，漢方では体温計で実際に測定した体温よりも自覚的・他覚的な熱感や冷えを重視します。**体温37℃台の微熱があっても，冷えの自覚や他覚的な冷感があれば冷えがあると判断します。倦怠感が目立ち，明らかな冷えがなければ①と考えて，補中益気湯が適応になります。

補中益気湯（ほちゅうえっきとう）

　かぜで消耗した気力・体力を補うことで全身状態を改善させる漢方薬です。倦怠感に加え，食欲不振，微熱などの症状がある場合に適応になります。また，普段より眼に勢いがない，声が弱いといったなんとなく活気がない状態にも適しています。筆者はかぜに限らず，高齢者が肺炎や尿路感染症の治療後に倦怠感，食欲不振があり，活気がない場合に頻用しています。また，倦怠感とともに長引く咳がある場合にはⅠ章⓭で紹介した麦門冬湯，半夏厚朴湯を併用します。

▶補中益気湯　常用量（メーカーにより異なる）1日3回毎食間または毎食前，5〜7日間

文献

1）田坂定孝, 他：健常日本人腋窩温の統計値について. 日新医学. 1957；44（12）：635-8.

2）入来正躬, 他：老人腋窩温の統計値. 日老医誌. 1975；12（3）：172-7.

3）松村理司, 他編：診察エッセンシャルズ. 第1版. 日経メディカル開発, 2004.

4）前野哲博, 他：帰してはいけない外来患者. 医学書院, 2012.

5）Hanafusa T, et al：Fulminant type 1 diabetes：a novel clinical entity requiring special attention by all medical practitioners. Nat Clin Pract Endocrinol Metab. 2007；3（1）：36-45. [PMID：17179928]

6）Mahr A, et al：Brief report：prevalence of antineutrophil cytoplasmic antibodies in infective endocarditis. Arthritis Rheumatol. 2014；66（6）：1672-7.[PMID：24497495]

7）Elkayam O, et al：Auto-antibody profiles in patients with active pulmonary tuberculosis. Int J Tuberc Lung Dis. 2007；11（3）：306-10.[PMID：17352097]

8）Elkayam O, et al：Positive anti-cyclic citrullinated proteins and rheumatoid factor during active lung tuberculosis. Ann Rheum Dis. 2006；65（8）：1110-2.[PMID：16361276]

9）伊藤邦彦, 他：肺結核診断における炎症反応測定の意義. 結核. 2004；79（4）：309-11.

10）柳澤直志, 他：肺結核患者の赤血球沈降速度についての検討. 感染症誌. 1996；70（9）：955-62.

11）Gonçalves BdD, et al：Systematic review with meta-analyses and critical appraisal of clinical prediction rules for pulmonary tuberculosis in hospitals. Infect Control Hosp Epidemiol. 2015；36（2）：204-13.[PMID：25633004]

12）Wisnivesky JP, et al：Prospective validation of a prediction model for isolating inpatients with suspected pulmonary tuberculosis. Arch Intern Med. 2005；165（4）：453-7.[PMID：15738377]

13）Verdon F, et al：Iron supplementation for unexplained fatigue in non-anaemic women：double blind randomised placebo controlled trial. BMJ. 2003；326（7399）：1124. [PMID：12763985]

14）Dooley KE, et al：Empiric treatment of community-acquired pneumonia with fluoroquinolones, and delays in the treatment of tuberculosis. Clin Infect Dis. 2002；34（12）：1607-12.[PMID：12032896]

15）van der Heijden YF, et al：Fluoroquinolone exposure prior to tuberculosis diagnosis is associated with an increased risk of death. Int J Tuberc Lung Dis. 2012；16（9）：1162-7. [PMID：22794509]

I章 成人の"かぜ"のみかた

16 気道症状 無し 下痢型

症例：27歳男性

朝5時頃から心窩部がムカムカして，腹痛で目が覚めた。整腸剤を飲んでもう一度寝たが吐き気はおさまらず，嘔吐した。その後，水様下痢が2回あった。周囲に同じような症状の人はなし。水分摂取は可能。既往歴は特になし。体温36.2℃，血圧106／63mmHg，脈拍86回／分，呼吸数12回／分，腹部は蠕動音亢進，平坦・軟，圧痛はないが，心窩部には少し不快感あり。

【診断】ウイルス性腸炎

【処方例】

▶整腸剤（採用薬の中から何かを）

▶メトクロプラミド（プリンペラン®），1回1錠，吐き気・嘔吐時に内服

病型の説明と診断のポイント

　文字通り下痢が主な症状のタイプです。このタイプで来院する患者さんは圧倒的にウイルス性腸炎が多いのですが，稀に違う病気が紛れ込むので誤診の宝庫でもあります。「吐き気」「嘔吐」「頻回の水様下痢」の3つがそろって初めてウイルス性腸炎と呼ぶようにしましょう。

　WHOによる下痢の定義は「軟便または水様便が1日3回以上（その人の普段の排便回数より多い回数）排泄されること」です。便性状や回数の増加だけでなく，1回当たりの排泄量も増えているかどうかを確認することは大切です。腸管の通過障害のために水様便が少量ずつ出ているということがありえます。

ノロウイルス腸炎の経過

　潜伏期間は通常，12〜48時間です（**表1**）[1-3]。ノロウイルスによる腸炎の場合，まず胃の動きが悪くなるので，急に吐き気と嘔吐が襲ってきて，水

16 気道症状無し 下痢型　**237**

表1　感染性腸炎および食中毒の潜伏期間

	原因微生物	国内で報告されている主な原因食品	潜伏期間
毒素性	*Bacillus cereus*（セレウス菌）	穀類およびその加工品（焼飯類，米飯類，麺類等），複合調理食品（弁当類，調理パン）など	1～2時間
	黄色ブドウ球菌	にぎりめし，寿司，肉・卵・乳などの調理加工品および菓子類など	2～6時間
	ボツリヌス菌	保存食品・発酵食品（いずし，サトイモの缶詰，辛子レンコンなど）	18～36時間
非毒素性	ノロウイルス	牡蠣などの二枚貝	12～48時間
	Vibrio parahaemolyticus	魚介類（刺身，寿司，魚介加工品）	2～48時間
	Yersinia enterocolitica	加工乳，リンゴサラダ，生の豚肉から二次的に汚染された食品	2～144時間
	Clostridium perfringens（ウェルシュ菌）	カレー，シチューおよびパーティ・旅館での複合調理食品	8～22時間
	サルモネラ菌	卵，食肉（牛レバー刺し，鶏肉），うなぎ，すっぽん，乾燥イカ菓子など	12～48時間
	腸管出血性大腸菌	生や加熱不十分な牛肉	1～7日間
	カンピロバクター	生や加熱不十分な鶏肉，バーベキュー・焼き肉，牛レバー刺し	2～7日間

（文献1, 2, 3を参考に筆者が作成）

様下痢の出現はそれよりも少し遅れます。下痢が出現する前に受診されてしまった場合，他に曝露歴や食物摂食歴（特に生牡蠣）がないと腸炎の診断が難しいことがあります。虫垂炎の手術歴がなければ，虫垂炎の初期の可能性があることは伝えておいたほうがよいでしょう。

　大部分で嘔吐は1日でおさまります[1]。下痢は多くの場合2～3日でおさまりますが，長い人では1週間～10日間かかることもあるようです[1, 4]。発熱は初日のみ伴うことがありますが，長くても2日以内のことが多いので，それ以上熱が続く場合には単なるウイルス性腸炎と考えるべきではありません[1]。

ノロウイルス迅速抗原検査

ノロウイルスについては，便の迅速抗原検査が保険収載されています（保険適用は，3歳未満，65歳以上，悪性腫瘍のある患者，臓器移植後の患者，抗癌剤・免疫抑制薬投与中の患者）。「AL 免疫抑制患者の慢性ノロウイルス感染症」（➡p.254）を参照して下さい。以前の検査キットの感度は66〜78.9％（特異度は96.4〜100％）とあまり高くありませんでした[5]が，最近のキットはRT-PCR法を基準に感度が90％前後と改良されているようです（表2）[6-9]。とはいえ，ノロウイルス感染症が流行している時期に典型的な症状の患者にこの検査を行うことはあまり意味がありません。

そもそも感染性腸炎の症状のある人では，原因が何であれ排泄物は感染性があるものとして対処する必要があります。とはいえノロウイルスは少量のウイルスでも感染しうる強い感染力を持ち，最近では集団感染例がマスコミでも報道され，社会的なインパクトが大きいことから，ノロウイルスかそうでないかがわかっていれば対策の心構えが異なってくるという意見もあるかもしれません。

表2　国内で承認されているノロウイルス迅速検査（イムノクロマト法）の感度，特異度

研究	製品名	対象患者	参照基準	感度	特異度
田中 2012[6]	クイックナビ™−ノロ2	国内医療機関（16施設）を受診し，感染性胃腸炎症状を呈した患者	RT-PCR法	92%	98.3%
山崎 2013[7]	イムノキャッチ®−ノロ	4つの医療機関を受診した急性胃腸炎症状のある患者（2カ月〜37歳）	RT-PCR法	87.4%	100%
渡部 2014[8]	クイックチェイサー® Noro	小児科医院でノロウイルス感染が疑われた患者	RT-PCR法	89.5%	96.4%
	クイックナビ™−ノロ2			85.5%	96.4%
山崎 2016[9]	イムノキャッチ®−ノロ	小児科医院を受診し，急性胃腸炎と診断された小児患者	RT-PCR法	93.1%	100%

筆者が検索した中で臨床検体を対象にした研究を選択
注：GII.17型など新しい遺伝子型の株が流行した場合，現在市販のイムノクロマト法では陽性になりにくく，感度はもっと低い可能性がある。

仮に迅速検査の精度を感度90％，特異度100％とします。検査前確率が80％なら検査結果が陰性でもノロウイルス感染症の可能性は28.6％残ります（表3）。加えて，今後流行する可能性のある新しい遺伝子型GII.17株では，十分なウイルス量があっても市販のイムノクロマト法で陽性になりにくいため，さらに感度が低くなる恐れがあります[10, 11]。

表3　ノロウイルスの事前確率80％の場合

	検査陽性	検査陰性	合計
ノロウイルス感染症あり	72	8	80
ノロウイルス感染症ではない	0	20	20
合　計	72	28	100

迅速検査の結果によるノロウイルス感染症の確率（感度90％，特異度100％として計算），検査陰性の場合でも8／28＝28.6％ノロウイルス感染症の可能性が残る

流行期に典型的な症状の患者さんを見た場合，ノロウイルスを本当に恐れるのであれば，検査結果にかかわらずノロウイルスありきとして対策するのが賢明です。「検査陰性＝感染なし」と誤解して感染対策がおろそかになることは避けなければなりません。インフルエンザの迅速検査と同様に，使い方を知らずに使うと混乱のもとです。

> **ピットフォール**
> ➡「ノロウイルスの検査陽性で対策の心構えができる」メリットと『「ノロウイルスの検査陰性＝感染なし」と誤解して感染対策がおろそかになる』デメリットを天秤にかけると，後者のデメリットのほうが大きい
> ➡すべての吐物，排泄物は感染性があるものとして対処する！

見逃したくないもの

吐き気や嘔吐は曲者で，心筋梗塞でも頭蓋内病変でも敗血症でも電解質異常でも薬剤性でも具合が悪くなれば，どんな疾患でも嘔吐することがあります。「嘔吐＝消化器疾患」と単純に結びつけてしまうと誤診につながりかねま

せん。特に，下痢がないのに「急性胃腸炎」という病名をつけてしまうのがよく見る誤診のパターンです。

英国の研究によると，急性胃腸炎の診断で感染症病棟に紹介入院した594人のうち175人（29％）が腸管感染症以外（内訳は90人が非感染性の消化器疾患，50人が全身性感染症，35人が非感染性全身性疾患）でした[12]。嘔吐や下痢があるからといって「胃腸炎」と決めつけないほうが無難です。

前述のように，腸閉塞で水様便が少しずつ排泄されることがあるので，**水様でも「ほんの少しずつしか出ない」という訴えは要注意**です。また，高齢者の場合，血便を「下痢」と誤認していることがありますので，血性ではないかどうかを確認することも必要です。下痢があったとしても「頻回の水様下痢」でなければ要注意です。腸管周囲の炎症のために腸管蠕動が亢進して下痢をしているだけのこともあります。**下痢をみたら一度は腸管の外に原因がないかを考えましょう**（「AL 下痢＋αで要注意なもの」➡p.248）。

治療の考え方：抗菌薬を使うべき病態，使わなくてもよい病態

> **抗微生物薬適正使用の手引き 第1版[13]**
> ➡急性下痢症に対しては，まずは水分摂取を励行した上で，基本的には対症療法のみ行うことを推奨する

ノロウイルスやロタウイルスなど，ウイルス性腸炎に対して抗菌薬は無効です。無効なだけでなく，余計な抗菌薬を投与してしまうと今度はそれ自体が抗菌薬関連下痢症を起こしてしまうかもしれません。

細菌性腸炎でも軽症であれば多くの場合抗菌薬なしで治ります。細菌性腸炎なのに抗菌薬不要と言われると意外に思われる方もいるかもしれません。しかし，抗菌薬ができるのは細菌を殺すことだけです。抗菌薬を出すべきかどうかは，細菌を殺したら何か良いことがあるかどうか？　を考えておく必要があります。この場合の「良いこと」はもちろん患者さんにとっての良いことです。これがなければ単なる「無差別殺菌」になってしまいます（表4）。軽症の細菌性腸炎のほとんどは抗菌薬なしで治ってしまうので，抗菌薬投与

16 気道症状無し 下痢型　**241**

表4 抗菌薬投与による「良いこと」と「弊害」

患者にとって良いこと	・症状が早く治る ・命の危険性が減る ・合併症のリスクが減る ・再発の可能性が減る
無差別殺菌の弊害	・抗菌薬の副作用 ・抗菌薬関連下痢症：CDI など ・費用 ・耐性菌の増加

表5 細菌性腸炎の抗菌薬適応

重症の大腸型の下痢を疑う場合	腹痛が強い
	高熱（＞38.5℃）
	血便，粘血便
	テネスムス（しぶり腹）

による「良いこと」よりも「弊害」のほうが大きくなるため，抗菌薬投与は推奨されません。一方で，重症の大腸型の下痢を疑う場合には抗菌薬が適応になります（表5）。抗菌薬を投与する前には便培養を採っておきましょう。水様下痢で腹痛がそれほど強くなく，血便もない場合は通常抗菌薬の適応はありません。

サルモネラ

鶏卵や食肉からの感染が多くみられます（表1）。非チフス性サルモネラ菌による腸炎では，危険因子がなければ抗菌薬の投与はかえって保菌状態を長引かせる結果につながるとして推奨されません。一方，敗血症を疑うような重症例や危険因子がある場合には抗菌薬投与の適応になります（表6）[14]。

表6 サルモネラ腸炎重症化の危険因子→抗菌薬治療の適応

3カ月未満の小児
炎症性腸疾患
ヘモグロビン異常（鎌状赤血球症など）
65歳以上の高齢者
免疫抑制薬使用者
腹部大動脈瘤がある患者
ステロイド使用者
血液透析患者
心臓人工弁置換後患者

（文献14より作成）

カンピロバクター

　大部分が抗菌薬なしで治りますが，抗菌薬投与はプラセボと比較して有症状期間を1.32日短縮するというメタ分析があります[15]。筆者の場合は症状が強ければ抗菌薬を投与することがありますが，それほど強くない場合や受診時に症状のピークが過ぎているような場合は投与しないことも多いです。

O157（志賀毒素産生性大腸菌）：腸管出血性大腸菌（EHEC）

　生肉や加熱不十分の肉を食べて感染することが多い（表1）ですが，海外では生野菜が原因で発生した食中毒事例もあります。

　志賀毒素はベロ毒素とも言います。ご存知の通り，溶血性尿毒症症候群（HUS）を起こすので怖い存在です。典型的には高熱を伴うことは少なく，腹痛や血便が目立ちます（all blood，no stool）。

　抗菌薬投与の適応については議論のあるところです。海外ではST合剤やフルオロキノロンといった抗菌薬がHUSを誘発するのではないかという懸念から，O157による腸炎では基本的には抗菌薬投与は推奨されていません。国内ではアウトブレイク事例の検討から，発症2日以内のホスホマイシン投与がHUS発症のリスク低下と関連したという報告があります[16]。このため国内では発症早期（3日以内）のホスホマイシン投与を勧める専門家が多いようです[17]。ただし，EHEC感染症発症4日以降の抗菌薬投与はHUS発症のリスクを上げる可能性があり，国内でも勧められていません[17]。

　2016年のメタ分析によれば，抗菌薬投与はHUS発症増加と関連しないという結果でした（オッズ比1.33，95％CI 0.89〜1.99；I2＝42％）[18]。しかし，バイアスリスクが低くて適切なHUSの定義を用いている研究のみを限定して結果を統合するとオッズ比は2.24（95％CI 1.45〜3.46；I2＝0％）になり，抗菌薬投与がHUS発症増加と有意に関連したという結果になります。発症3日以内に抗菌薬を投与した研究だけに限定しても，オッズ比1.83（95％CI 0.99〜3.4；I2＝26％）と抗菌薬がリスク減少につながるとは言いがたく，むしろリスク増加と関連しそうな結果です。

　EHECによる腸炎に対する止痢薬はHUSの発症リスクを増加させるため

禁忌です[19]。

具体的な処方例

補液，経口摂取について

補液と電解質補正が何よりも大切です。腹痛や嘔吐が強い場合には無理に食べないほうがよいですが，食べられそうであれば消化のよいものを食べてもらってかまいません。米国ではこういうときにBanana（バナナ），Rice（米），Applesauce（アップルソース），Toast（トースト）の頭文字をとって"BRAT"が勧められます。日本ではお粥に梅干しでよいでしょう。

水分摂取は水分だけでなく，塩分と糖分が適度に入っているもののほうが吸収がよいです。スポーツドリンクでもかまいませんが糖分が多すぎるため，経口補水塩（oral rehydration salts：ORS）に近い組成のものを飲んでもらうほうがよいかもしれません。手作りすることも可能です。ORSははっきり言っておいしくありませんが，筆者の場合，下痢でつらいときはなぜか飲めます。

抗菌薬

サルモネラ腸炎を疑い，重症化の危険因子（表6）がある場合

▶レボフロキサシン（クラビット®）1回500mgを1日1回，7〜10日間（免疫抑制患者では14日間）

＊入院症例では

▶セフトリアキソン（ロセフィン®）1回2gを1日1回点滴，7〜10日間

カンピロバクター腸炎を疑い，症状が強い場合

▶アジスロマイシン（ジスロマック®）1回500mgを1日1回，3日間内服

整腸剤

急性の感染性下痢症に対して，小児を中心としたデータによれば，有症状期間を約1日間短くするとされていました[20]。ただし，いろいろな研究で用

244 Ⅰ章 成人の"かぜ"のみかた

いられている整腸剤（プロバイオティクス）の中身が実に様々で，どれがよいのかはよくわかっていません。

2018年に発表された2つのRCTによると，*Lactobacillus rhamnosus* が主な成分のプロバイオティクスは，小児の急性胃腸炎に対して，プラセボと比べて有効性を示せませんでした[21, 22]。少なくとも *L. rhamnosus* を主成分とするプロバイオティクス（日本では未承認）は効果がなさそうです。ただし，他の種類のプロバイオティクスについては，今後の検証を待つ必要があります。

副作用はほとんどないと考え，個人的には患者さんの希望に応じて処方してしまいます。国内で承認販売されている整腸剤のうち，ラクトミン・酪酸菌・糖化菌が成分のビオスリー®配合錠はRCTでプラセボよりも症状軽快が早かったと報告されていて，筆者はこれを処方することが多いです（ただし，この研究ではサルモネラとロタウイルスでサブグループに分けるとロタウイルス群では有効そうでしたが，サルモネラでは有効性が乏しかったです）[23]。

ただし，新生児や極度の免疫不全患者では乳酸菌による菌血症の報告もあり，そのような患者さんでは避けておいたほうが無難です[24-26]。

制吐剤

▶メトクロプラミド（プリンペラン®）1回1錠を吐き気・嘔吐時に内服

または

▶ドンペリドン（ナウゼリン®）1回1錠を吐き気・嘔吐時に内服

薬は食後に内服しないといけないと思って，「吐き気で何も食べられないから吐き気止めも飲めませんでした」と言う患者さんがときどきおられます。吐き気止めは食事をとらなくても飲んでもいいですよ，と伝えておくとよいと思います。

メトクロプラミドは中枢へ移行しやすく，ドンペリドンよりも薬剤性パーキンソン症候群を引き起こしやすいと言われていますので，特に高齢者での連用は避けましょう。

説明を「処方」する

説明例：ウイルス性腸炎

診断の説明とポジティブな推奨：症状からはウイルス性腸炎の可能性が高いと思います。基本的には対症療法になります。脱水にならないように水分をしっかりとるようにして下さい。下痢をしているときは胃腸からの水分吸収能力が落ちているので，単なる水やお茶よりも糖分と塩分が入っているもののほうがいいですよ。食べられるようでしたら，お粥に梅干しを入れて食べるとよいと思います。

適切な情報提供：おそらく強い吐き気は今日明日くらいでおさまってくると思います。下痢は最初の2〜3日がひどいと思いますが，だんだんおさまってきて1週間前後で治ることが多いです。

ご家族の人になるべくうつさないようにトイレの後の手洗いをしっかりすることと，タオルは共用しないようにして下さい。

再診について具体的な指示：便に血が混じったり，お腹がとても痛くなったり，高熱が出てくるようならバイ菌による腸炎とか，虫垂炎，俗に言う「モウチョウ」など他の病気の可能性も考える必要が出てきますので，そのときは再度受診して下さい。万が一，水分が飲めない状態になったら点滴が必要になりますので，そのときも受診して下さい。

漢方薬で対処するなら

感染性腸炎としての下痢型には，五苓散が良い選択肢となります。昨今では広く処方されていることと思います。感染性腸炎に対して五苓散は下痢や嘔気・嘔吐が目立つ場合に適応になりますが，さらに下痢とともに，発熱と腹痛が目立つ場合に用いる黄芩湯を紹介します。

五苓散（ごれいさん）

五苓散は下痢と嘔気・嘔吐，双方の症状に効力を発揮します。病初期で嘔気が強く，すぐに吐いてしまうような場合にはエキス製剤をお湯で溶かしたあと，冷ましてから少量ずつ内服してもらうとよいでしょう。また，エキス顆粒を直接舐めてもらっても構いません。

246 **I章** 成人の"かぜ"のみかた

▶五苓散　常用量（メーカーにより異なる）1日3回毎食間または毎食前，1〜3日間

黄芩湯（おうごんとう）

　黄芩湯は下痢に加え，腹痛や38℃以上の発熱がある場合に適しています。さらに排便時に肛門の灼熱感があるなど五苓散よりも熱感の強い状態に用いる漢方薬です。黄芩湯を扱う製薬会社が1社に限られているためか，黄芩湯の認知度はかなり低いのが現状です。しかし，ノロウイルスによる腸炎の急性期で症状が激しい場合には黄芩湯の適応病態になることも多く，即効性も期待できますので，もっと普及してほしいと感じます。

▶黄芩湯　常用量1日3回毎食間または毎食前，1〜3日間

文献

1) Rockx B, et al：Natural history of human calicivirus infection：a prospective cohort study. Clin Infect Dis. 2002；35(3)：246-53.[PMID:12115089]

2) Kelly P：Infectious diarrhoea. Medicine. 2011；39(4)：201-6.

3) 食品安全委員会：ファクトシート（科学的知見に基づく概要書）．[https://www.fsc.go.jp/factsheets/]

4) Lopman BA, et al：Clinical manifestation of norovirus gastroenteritis in health care settings. Clin Infect Dis. 2004；39(3)：318-24.[PMID:15306997]

5) 貝　芳明：ノロウイルス抗原．感度と特異度からひもとく感染症診療のDecision Making. 細川直登，編. 文光堂, 2012, p234-6.

6) 田中智之，他：ノロウイルス抗原検出診断薬クイックナビ-ノロ2の評価. 医と薬学. 2012；68(6)：1033-9.

7) 山崎　勉，他：金コロイドを用いた新規イムノクロマト法による便中ノロウイルス検出試薬の有用性. 感染症誌. 2013；87(1)：27-32.

8) 渡部雅勝，他：イムノクロマトグラフィーを用いたノロウイルス迅速診断キットの臨床評価. 医と薬学. 2014；71(10)：1917-26.

9) 山崎　勉：イムノクロマト法による便中ノロウイルス検出キットの評価　検体種による差の検討. 感染症誌. 2016；90(1)：92-5.

10) Théry L, et al：Evaluation of immunochromatographic tests for the rapid detection of the emerging GII.17 norovirus in stool samples, January 2016. Euro Surveill. 2016；21(4). [PMID:26848594]

11) 楠原　一，他：ノロウイルスGII.17型の流行とその特徴について−三重県. IASR. 2015；36：91-2. [http://www.nih.go.jp/niid/ja/id/1023-disease-based/na/norovirus/idsc/iasr-in/5695-kj4233.html]

12) Felton JM, et al：Acute gastroenteritis：the need to remember alternative diagnoses. Postgrad Med J. 1990；66(782)：1037-9.[PMID:2084649]

13) 厚生労働省健康局結核感染症課：抗微生物薬適正使用の手引き. 第1版. 2017.[https://www.mhlw.go.jp/file/06-Seisakujouhou-10900000-Kenkoukyoku/0000166612.pdf]

14) DuPont HL：Acute infectious diarrhea in immunocompetent adults. N Engl J Med. 2014；370(16)：1532-40.[PMID:24738670]

15) Ternhag A, et al:A meta-analysis on the effects of antibiotic treatment on duration of symptoms caused by infection with Campylobacter species. Clin Infect Dis. 2007;44(5):696-700.[PMID:17278062]

16) Ikeda K, et al:Effect of early fosfomycin treatment on prevention of hemolytic uremic syndrome accompanying *Escherichia coli* O157:H7 infection. Clin Nephrol. 1999;52(6):357-62.[PMID:10604643]

17) 清田 浩, 他:腸管出血性大腸菌感染症の諸問題. 感染症誌. 2011;85(6):611-9.

18) Freedman SB, et al:Shiga Toxin-Producing *Escherichia coli* Infection, Antibiotics, and Risk of Developing Hemolytic Uremic Syndrome:A Meta-analysis. Clin Infect Dis. 2016;62(10):1251-8.[PMID:26917812]

19) Bell BP, et al:Predictors of hemolytic uremic syndrome in children during a large outbreak of *Escherichia coli* O157:H7 infections. Pediatrics. 1997;100(1):E12.[PMID:9200386]

20) Allen SJ, et al:Probiotics for treating acute infectious diarrhoea. Cochrane Database Syst Rev. 2010;(11):CD003048.[PMID:21069673]

21) Freedman SB, et al:Multicenter Trial of a Combination Probiotic for Children with Gastroenteritis. N Engl J Med. 2018;379(21):2015-26.[PMID:30462939]

22) Schnadower D, et al:*Lactobacillus rhamnosus* GG versus Placebo for Acute Gastroenteritis in Children. N Engl J Med. 2018;379(21):2002-14.[PMID:30462938]

23) Huang YF, et al:Three-combination probiotics therapy in children with salmonella and rotavirus gastroenteritis. J Clin Gastroenterol. 2014;48(1):37-42.[PMID:23632352]

24) Land MH, et al:Lactobacillus sepsis associated with probiotic therapy. Pediatrics. 2005;115(1):178-81.[PMID:15629999]

25) Vahabnezhad E, et al:Lactobacillus bacteremia associated with probiotic use in a pediatric patient with ulcerative colitis. J Clin Gastroenterol. 2013;47(5):437-9.[PMID:23426446]

26) Lee AC, et al:Food-borne bacteremic illnesses in febrile neutropenic children. Hematol Rep. 2011;3(2):e11.[PMID:22184532]

Advanced Lecture ①下痢＋αで要注意なもの

　本文中でも述べたように下痢があるからといって消化器疾患とは限りません。消化器疾患ではなかった場合には重篤な場合があり（マラリアでも下痢をすることがあります），下痢＋αがあれば，＋αに注目すべきです。ここでは筆者の経験から印象深い3症例と，最近見つかり注目度が上がっている重症熱性血小板減少症候群についてご紹介します。

下痢＋横紋筋融解＋腎障害

症例①：ADLは自立していた73歳男性
【主訴】筋肉痛，動けない
もともと便秘気味で緩下剤を飲んでいたが，5日前から緩下剤を飲まなくて

も排便があり，水様下痢になった。水様下痢になった頃から四肢の筋肉痛もあった。来院前日から食事摂取ができなくなり，水様下痢も持続，筋肉痛が強くて動けなくなったので，救急搬送され入院した。血便はなかった。
【血液検査】白血球数 8,400/μL，Hb 14.3g/dL，血小板 11.4万/μL，BUN 31.5mg/dL，Cre 2.53mg/dL，CK 78,471U/L，CRP 14.4mg/dL。
担当した研修医は，感染性腸炎によって脱水になり，動けなくなって倒れていたことにより横紋筋融解症，急性腎障害が起きたと考え補液を行っていた。単なる感染性腸炎でよいか？

　下痢＋腎障害なので，腸管出血性大腸菌腸炎による溶血性尿毒症症候群（HUS）という鑑別ですが，血便がなかったこと，HUSが起こるにしてはやや早すぎる印象を持ちました。担当研修医により，脱水→倒れた→横紋筋融解症→急性腎障害とアセスメントされていましたが，筆者がこのケースを見たときに思ったのは，倒れる前から強い筋肉痛を感じていたという違和感です。筋肉痛（横紋筋融解症）→倒れた，の順番ではないかと考えました。

　筆者が研修医1年目の頃，同期の研修医が担当していた，横紋筋融解と腎障害を合併したサルモネラ腸炎・敗血症の症例が思い浮かびました。当時の指導医だった清田雅智先生（麻生飯塚病院）が「昔，同じような患者をみたことがある。そのときは助けられなかったが，今度こそ絶対助けてみせる！」とおっしゃって，早い段階からサルモネラ腸炎を疑い，救命できたのでした。

　それから約10年後にみたこの症例，「もしかしてサルモネラかもよ」と，血液培養と便培養の結果が出るまでサルモネラ腸炎狙いでセフトリアキソンを投与することにしました。入院3日目に無尿になり，一時的に透析を導入しましたが徐々に軽快し，無事に退院されました。血液培養は陰性でしたが，便培養から *Salmonella enteritidis O9* が検出されました。少し回復してから患者に聞くと，卵かけご飯を食べることが多かったそうです。

敗血症と横紋筋融解症

　横紋筋融解症による入院患者の原因の約5％が感染症だった（3％がウイルス感染症，2％が敗血症）という報告があります[1]。文献レビューによれば横紋筋融解症を起こしやすい細菌はレジオネラ属，野兎病菌，肺炎球菌，サルモネラ属，黄色ブドウ球菌などです[2]。細菌の筋肉への直接浸潤やトキシ

ンによる機序が推定されています。

　サルモネラ腸炎全体で横紋筋融解症を合併する割合は決して大きくないですし，横紋筋融解症を分母にしてもサルモネラ腸炎が原因になる割合は少ないと思いますが，知っておくと10年に1度くらいは役に立つかもしれません。

下痢＋昨日元気で今日ショック

症例②：生来健康な21歳男性
発熱，下痢のために他院に入院し，翌日40℃の発熱があり，ショック状態になって意識レベルも低下した。臀部膿瘍があり，これによる敗血症性ショックと診断され，メロペネム，昇圧剤で治療され改善した。膿瘍は切開排膿され抗菌薬は5日間で終了された。退院予定の前日再度40℃の発熱があり，ショック状態，意識レベル低下があり，転院してきた。
転院時手指の落屑があり，トキシックショック症候群と考え治療を行った。切開された膿瘍の培養からメチシリン感受性の黄色ブドウ球菌が検出され，TSST-1（toxic shock syndrome toxin 1）が陽性だった。

　典型的なトキシックショック症候群です（Ⅰ章⓲「発疹型」➡ p.267）。いったん軽快した後に再度ショックになったのは，膿瘍ドレナージが不十分だったことと治療期間が短かったことによると思います。

　昨日まで元気だった人が突然ショックになった場合，考えるべき原因は比較的限られています（表1）。下痢を伴っている場合には，「胃腸炎による脱水」と安易に片付けようとすると，（患者さんが）痛い目を見ます。

表1　昨日元気で今日ショック，皮疹があればもうけもの

- トキシックショック症候群（黄色ブドウ球菌，連鎖球菌）
- 髄膜炎菌菌血症
- 黄色ブドウ球菌などによる急性感染性心内膜炎
- リケッチア感染症
- 脾臓がない人の肺炎球菌，インフルエンザ桿菌，髄膜炎菌，*Capnocytophaga* 感染症
- 肝臓が悪い人の *Vibrio vulnificus*, *Aeromonas hydrophila* 感染症

（青木眞先生のレクチャーより作成）

下痢はあるが，発熱，吐き気，嘔吐がない

症例③：68歳男性
排尿障害に対して1週間前にジスチグミン（ウブレチド®）5mg／日，ナフト

ピジル（フリバス®）を処方された。その後，腹痛，頻回の水様下痢のために救急搬送された。吐き気や嘔吐はなし，周囲に同じ症状の人はなし。
来院時血圧103/54 mmHg，脈拍64回/分，体温36.4℃，呼吸数14回/分，SpO₂ 100％，WBC 13,000/μL，CRP 0.14mg/dL。

　当初，ウイルス性腸炎の疑いとして補液で経過をみられていました。しかし，それにしては吐き気や嘔吐，発熱がありません。よく見ると唾液分泌過多があり，下痢をしているのに頻脈になっていないがあることに気づきました。1週間前にジスチグミンが開始されていたことに注目し，血中のコリンエステラーゼを測定すると17U/L（男性の基準値242〜495U/L）と著明に低下していて，ジスチグミン（コリンエステラーゼ阻害薬）によるコリン作動性クリーゼと診断しました。

コリン作動性クリーゼ

　有機リン中毒やカーバメート系農薬，サリンでも同様の症状を起こします。治療は徐脈に対してアトロピン投与，気道確保による支持療法です。

　ジスチグミンによるコリン作動性クリーゼは，筆者が研修医の頃に精神科病棟の入院患者さんがときどき起こしていました。抗精神病薬には抗コリン作用のあるものが多く，尿閉になるので，ジスチグミンが増量されていって起こるというパターンです。この事態を受けて，2010年3月にジスチグミンの添付文書が改訂され，排尿困難に使うときは1日5mgまでになりました。1日5mgでの死亡例はなかったという根拠で5mgまでに制限されたようですが，コリン作動性クリーゼは1日5mgの投与でも起こるので注意は必要です。投与開始から2週間以内に起こることが多いようで，初期症状は下痢が最も多いです[3]。

下痢＋血球減少

　筆者自身はまだ診療経験がありませんが，発熱＋下痢に血球減少を伴っていれば，重症熱性血小板減少症候群（severe fever with thrombocytopenia syndrome：SFTS）を考えます。

　SFTSウイルスは，ブニヤウイルス科フレボウイルス属で，マダニが媒介します。潜伏期間は5〜14日間です[4]。発症から死亡までの期間は8日（四

分位範囲6〜10日）と報告されています。国内170例の報告のうち，マダニの刺し口があったのは66例（39%）でしたが，マダニに咬まれる機会があった症例は154例（90%）だったそうです[5]。発症時期はマダニが活動する5〜8月に多く，西日本での報告が多いです[4]。届け出症例の中では，発熱，消化器症状，血球減少の頻度が多く，これらの症状のある患者をみたらマダニに咬まれるような機会がなかったかどうかの確認が必要です（表2）[4]。高齢，神経学的異常，血小板低下，AST上昇，血清クレアチニン値上昇が予後不良因子である可能性が示唆されています[6, 7]。

感染経路が日本紅斑熱と共通で検査データも日本紅斑熱と類似したパターンを取るので，疑えば診断がはっきりするまで日本紅斑熱の治療も行ったほうがよいかもしれません。治療に関わった医療スタッフへの感染例も報告されており，感染対策上も重要です[8, 9]。疑い症例ではまずは標準予防策の徹底ですが，蓋然性が高い症例や確定例では，標準予防策（状況に応じ，アイガード）・飛沫感染予防策・接触感染予防策・空気感染予防策（エアロゾル発生手技の際）が勧められています[10]。

表2　SFTSの届け出症例の臨床的特徴

臨床的特徴		全体 n=170
発熱		99%
頭痛		18%
神経学的症状		35%
筋肉痛		18%
全身倦怠感		66%
消化器症状	全体	88%
	腹痛	19%
	下痢	59%
	嘔吐	25%
	食欲不振	65%
出血傾向		23%
紫斑		14%
消化管出血		11%
リンパ節腫脹		35%
血液学的所見	血小板減少	95%
	白血球減少	88%

（文献4より作成）

②嘔吐，下痢の際の水分補給に「経口補水塩（oral rehydration salts：ORS）の作り方」

手作り経口補水塩（oral rehydration salts：ORS）の作り方

　1Lの水に，小さじすり切り6杯の砂糖と小さじ1/2杯の塩を入れて混ぜるだけです。小さじ（5cc）がない場合は，ペットボトルのフタがちょうど同

じ5ccにあたりますので，これで代用可能です。

　もしあれば，上記に100cc程度のオレンジジュースを混ぜると味がよくなり，カリウムを補充することもできます。

　目分量で多少不正確になってもかまいませんが，塩分が濃すぎるよりは薄目のほうが飲みやすいです。きちんと作れば，涙よりも塩辛くならないはずです。

小さなお子さんへの飲ませ方

　スプーンでゆっくり飲ませて下さい。

　吐いてしまったら，10分ほど待ってから繰り返し飲ませて下さい。

　下痢をする度に少しずつ飲ませるとよいでしょう。

　下痢が止まったら終了です。

点滴が必要な可能性

　以下の場合には，点滴が必要になる可能性が高く，また，他の病気がないかの診察が必要になりますので医療機関を受診しましょう。

- 尿が出ないような重度の脱水
- 意識がおかしい場合
- 続けて吐いてしまって飲めない場合
- 強い腹痛や腹部膨満がある場合
- 以下は，もっと詳しく知りたい人へ

経口補水塩（ORS）って何ですか？

　下痢や嘔吐時の脱水に対して，水分，塩分補給のために用いられるものです。

　特に途上国で点滴が困難な場合に重宝しますが，先進国でも乳幼児で長時間の点滴が困難な場合に役立ちます。きちんと飲めれば，点滴をせずに脱水を改善することができます。もちろん大人が飲んでも大丈夫です。

　普通の水よりもはるかによく吸収されます。

　市販のスポーツドリンクは糖分が高めで塩分が低いので下痢のあるときの脱水補正には向きません（糖分が高いと浸透圧により下痢が悪化することがあり，塩分が低いと，特に乳幼児では低ナトリウム血症を起こすことがあります）。

16 気道症状無し 下痢型　253

経口補水塩の欠点はあまりおいしくないことです。味の問題でどうしても飲めないようであれば，飲めるものを飲むことも大事です。

軽症胃腸炎の小児を対象に，「半分に薄めたリンゴジュース」と「リンゴ味の電解質維持液」を比較したRCTでは，「半分に薄めたリンゴジュース」のほうが良いアウトカムでした（点滴が必要になる割合，入院，再診，症状遷延などが少なかった）[11]。理論的に優れていても飲めなければ意味がないということですね。

ORSの様々なレシピ

インターネットではいろいろな経口補水塩（ORS）の作り方が紹介されていますが，どれがよいのでしょう？

どれでもよいです。

上記のレシピは2003年以降のWHO/UNICEFの低浸透圧ORSのハンドメイド版に従ったものです。浸透圧が低いもののほうが嘔吐，下痢が減少し，点滴の減少につながったという報告があります。

参考ウェブサイト（英語です）

http://www.who.int/cholera/technical/en/

http://www.rehydrate.org/solutions/homemade.htm

Advanced Lecture ③免疫抑制患者の慢性ノロウイルス感染症

ノロウイルス迅速検査の保険適用に「臓器移植後の患者，抗癌剤・免疫抑制薬投与中の患者」があるのは，実は結構重要です。というのもこのような免疫抑制患者では，ノロウイルス感染症による下痢が数カ月間続く場合があるからです（**表3**）[12]。根拠になったのは腎移植後患者の観察研究で，下痢は平均262日間続き，ウイルス排泄は，中央値で289日間（107～581日間）続きました[13]。

細胞性免疫不全患者における慢性下痢症は鑑別診断が多岐にわたり，感染管理上も，ノロウイルス感染かどうかの鑑別は重要です。もっとも，免疫抑制患者，高齢者，海外渡航後ではオッカムの剃刀（「複雑な説明と単純な説明

254 Ⅰ章 成人の"かぜ"のみかた

表3 ノロウイルス感染症の免疫状態による特徴の比較

特徴	免疫正常者	免疫抑制患者
季節性	冬に多い	一年中
臨床的特徴	急性発症, 24〜48時間で軽快	急性発症, 有症状期間は不定
ウイルス排泄期間	20〜40日間	数週間から数年間
ウイルス量	1gの便中に10^8〜10^9コピー	1gの便中に10^5〜10^8コピー（免疫抑制治療の程度による）

（文献12より作成）

があれば後者を採用すべきだ」というもの）が鈍るので，このような患者でノロウイルス感染症が見つかったとしても，症状が続くのであれば，他に原因がないかどうか，探す必要はあります。

文献

1) Gabow PA, et al: The spectrum of rhabdomyolysis. Medicine(Baltimore). 1982;61(3):141-52.[PMID:7078398]

2) Singh U, et al: Infectious etiologies of rhabdomyolysis: three case reports and review. Clin Infect Dis. 1996;22(4):642-9.[PMID:8729203]

3) 大坪博子: ジスチグミン臭化物によるコリン作動性クリーゼ報告の解析. 日病薬師会誌. 2010;46(11):1493-5.

4) 国立感染症研究所: 重症熱性血小板減少症候群(SFTS). [http://www.nih.go.jp/niid/ja/sfts/3143-sfts.html]

5) 国立感染症研究所: 国内の発生動向調査よりみられるSFTSの疫学情報. IASR. 2016;37:41-2. [http://www.nih.go.jp/niid/ja/iasr-sp/2342-related-articles/related-articles-433/6309-dj4331.html]

6) Gai ZT, et al: Clinical progress and risk factors for death in severe fever with thrombocytopenia syndrome patients. J Infect Dis. 2012;206(7):1095-102.[PMID:22850122]

7) Kato H, et al: Epidemiological and Clinical Features of Severe Fever with Thrombocytopenia Syndrome in Japan, 2013-2014. PLoS One. 2016;11(10):e0165207. [PMID:27776187]

8) Wang Y, et al: Person-to-person asymptomatic infection of severe fever with thrombocytopenia syndrome virus through blood contact. Intern Med. 2014;53(8):903-6.[PMID:24739616]

9) Kim WY, et al: Nosocomial transmission of severe fever with thrombocytopenia syndrome in Korea. Clin Infect Dis. 2015;60(11):1681-3.[PMID:25694652]

10) 加藤康幸: 重症熱性血小板減少症候群(SFTS)診療の手引き 改訂版. 第4版. 2016.

11) Freedman SB, et al: Effect of Dilute Apple Juice and Preferred Fluids vs Electrolyte Maintenance Solution on Treatment Failure Among Children With Mild Gastroenteritis: A Randomized Clinical Trial. JAMA. 2016;315(18):1966-74.[PMID:27131100]

12) Bok K, et al: Norovirus gastroenteritis in immunocompromised patients. N Engl J Med. 2012;367(22):2126-32.[PMID:23190223]

13) Roos-Weil D, et al: Impact of norovirus/sapovirus-related diarrhea in renal transplant recipients hospitalized for diarrhea. Transplantation. 2011;92(1):61-9.[PMID:21555974]

Column 筆者のしくじり「"急性胃腸炎"は誤診の元」[1]

症例：53歳女性

【主訴】吐き気

【現病歴】

受診の5日ほど前から咳，痰，鼻汁，咽頭痛があった。市販のかぜ薬を飲んで様子を見ていたが症状は改善がなく，3日前から吐き気のために食事がとれなくなった。同じ頃から水様下痢もあったが，前日から下痢はおさまっていた。経過中発熱，頭痛，腹痛，嘔吐はなかった。吐き気はあるものの水分はなんとかとっている。夫と2人暮らしで，周りに同じ症状の者はいない。既往歴は特になく，アレルギー歴もなし。体温36.1℃，血圧130/80mmHg，脈拍120回/分，呼吸数16回/分。診察ではこれといった異常はなかった。

【経過】

全身状態はそれほど悪くなく，吐き気と下痢があり，急性胃腸炎と考えました。水分摂取は可能ということでしたが，頻脈もあり脱水はあるだろうと考えて補液を行いました。軽い脱水だろうと思って，特に血液検査は行いませんでした。制吐剤，整腸剤を処方し，水分摂取が不可能になったら再受診するように伝えて帰宅してもらいました。2日後，患者さんは救急外来に戻ってきました。外来受診後に嘔吐と下痢を繰り返して，自分で起き上がれなくなったそうです。

採血されたところ，血糖601mg/dL！

動脈血液ガス検査は，pH7.003，$PaCO_2$ 12.7mmHg，HCO_3^- 7.0mEq/L，尿ケトン体陽性ということで糖尿病性ケトアシドーシス（DKA）でした。

もう一度よく話を聞いてみると，7年前に500mg/dL以上の高血糖で他院に入院歴がありました。インスリンで治療をされ，1カ月ほど入院したそうですが，以後薬が合わないことを理由に自己判断で通院を中断していたということでした。DKAの患者さんを見たら誘因を検索する必要がありますが，結局インフルエンザBが迅速検査陽性でした。

【教訓】

①「急性胃腸炎」は誤診の元

「急性胃腸炎」と診断したことによる誤診の典型例です。ゴミ箱診断的に「胃腸炎」としてしまうとこのような結果になります。

青木眞先生のクリニカルパールに『「急性胃腸炎」様症状（＝発熱，悪心・嘔吐など）をみたら腸管の外側の非感染性病態から鑑別診断を挙げる』というものがあります[2]。点滴が必要なほどの脱水と判断したのであれば，同時に血液検査をすればよかったと反省しています。

② 既往歴の聴き方

このときは最初「何か大きな病気にかかったことはありませんか？」と尋ね，特にないという答えでした。しかし患者さんによって「大きな病気」という言葉から受ける印象は随分異なるようです。筆者は「大きな病気にかかったことはない」という別の患者さんに「今まで手術を受けたり，入院したりということはありましたか？」と尋ね直したところ「破傷風で入院したことがあります」と答えられ，驚いたことがあります。入院歴と手術歴については個別に確認したほうがよさそうです。

③ DKAと診断したら誘因の検索を

余談ですが，DKAと診断したら必ず誘因を探しましょう。これは高浸透圧性高血糖症候群のときも同じです。筆者は研修医の頃に大野博司先生（洛和会音羽病院）から教わったように，"5つのIと妊娠"と記憶しています。

DKAの誘因 "5I ＋ Pregnancy"

Infection：感染症

Infarction：急性心筋梗塞，脳梗塞

type **I** DM：1型糖尿病（激症型1型糖尿病を含む）

Insulin deficiency：インスリン欠乏（インスリン注射や血糖降下薬内服不足）

Iatrogenic：医原性（ステロイドやサイアザイドなど薬剤性）

Pregnancy：妊娠

文献

1) 山本舜悟：[心に残る症例]「胃腸炎」は危険な病名！/熱がなくても……．medicina．2009；46(9)：1414-7．

2) 青木　眞：レジデントのための感染症診療マニュアル．第3版．医学書院，2015，p685．

17 頭痛型

症例①：27歳男性

1週間ほど前から発熱があり，かぜだろうと思っていた。3日前から頭痛があり，だんだんひどくなっていった。目の奥がズキズキ痛む感じがある。咳，咽頭痛，鼻汁はない。こんなに頭痛がひどいのは初めてなので，内科外来を受診した。既往歴やアレルギー歴はなし。海外渡航歴なし。発熱37.5℃，意識清明，その他バイタルサイン異常なし。項部硬直なし。首を横に振ってもらおうとしたが，痛みで振ることができない。

【診断】ウイルス性髄膜炎の疑い

【方針】

ウイルス性髄膜炎の疑いで髄液検査を施行したところ，外観は無色透明，細胞数89/μL（単核球98％，多核球2％），蛋白103mg/dL，糖67mg/dL，（血糖値98mg/dL），グラム染色陰性。無菌性髄膜炎と診断して入院，痛みのコントロールを行った。

症例②：49歳男性

午後3時頃から頭痛を感じ，だんだん痛みが強くなってきた。その後寒気があり，39℃の発熱があった。1回嘔吐した後，呼びかけに反応が悪く眠ったような状態になったので，家族に連れられて午後4時半頃に救急車で搬送された。既往歴は特になく，機会飲酒。喫煙は1日10本程度。アレルギー歴なし。体温39.3℃，血圧160/80mmHg，脈拍120回/分，呼吸数24回/分，意識レベルはGCSでE3V4M5だった。項部硬直は3横指陽性。その他は身体所見では異常なし。

【診断】細菌性髄膜炎の疑い

【方針】

細菌性髄膜炎を疑い，救急外来の医師を集め静脈ライン確保，血液培養2セット採取した後，デキサメタゾン10mg，セフトリアキソン2g，バンコマイシン1gを点滴で投与を開始した。頭部CTで占拠性病変がないことを確認し腰椎穿刺を施行したところ，外観は日光微塵あり，細胞数1,304/μL（単核球6％，多核球94％），蛋白189mg/dL，糖14mg/dL（血糖値145mg/dL），グラム染色でグラム陽性双球菌がみられた。肺炎球菌髄膜炎の診断で治療を継続した。

病型の説明と診断のポイント

せき，はな，のどの症状が乏しく，頭痛が主症状の病型です。副鼻腔炎も頭痛や顔が痛いといった主訴で来院することがあります。発熱を伴うことは少ないですが，頭部の帯状疱疹もこのタイプで受診することがあります。

見逃したくないもの

頭痛で見逃したくないものはなんと言っても細菌性髄膜炎とくも膜下出血です。

危険な頭痛のスクリーニング法

危険な頭痛の鑑別に，「経験したことのない最悪の頭痛か（最悪）」「増悪しているか（増悪）」「突然発症か（突発）」の3つの質問が有用であるとする報告があります[1]。この3つの質問がすべて陰性であれば，危険な頭痛は1例もなかったということでした（**表1**）[1]。

「突然発症」に関してはよく「バットで殴られたような突然の痛みか？」という聴き方をしますが，患者さんが常にこのように答えるわけではありません。くも膜下出血患者の頭痛発症からピークまでの時間を「瞬時に」と答えたのは半数にすぎず，1分未満が24%，1〜5分以内と答えたのが19%だったという報告があります。「瞬時に」でなくとも5分以内にピークに達するようなものは「突然発症」として扱ったほうがよさそうです[2]。

表1　危険な頭痛のスクリーニングのしかた

- 最悪：人生最悪の頭痛
- 増悪：だんだん増悪
- 突発：突然発症

*この3つがすべて陰性であれば危険な頭痛は1例もなかった！

（文献1より作成）

髄膜炎のスクリーニング法

細菌性髄膜炎の三徴は発熱，項部硬直，意識障害で，これらすべてがなければ細菌性髄膜炎は否定できると言われます[3]。逆に言えば，1つでもあれば疑わなくてはならなくなってしまうのですが，頭痛に発熱を伴って受診する患者さんはたくさんいるので，さらにスクリーニングする方法が必要になります。そこで，身体所見を駆使する必要が出てくるのですが，研究によって診断精度のばらつきがあります（表2）[4-8]。

髄膜炎に関して感度の高い身体所見として，jolt accentuationが知られています。これは発熱，頭痛のある患者さんに1秒間に2～3回頭を左右に振ってもらい，頭痛が増強するかどうかをみる診察手技です。最初の報告では髄膜炎（厳密には髄液細胞数増加）に対する感度は97％，特異度60％と報告されており，外来に歩いてくる発熱，頭痛の患者さんに有用と言われます[5]。ただし，頭を振ってもらって痛みが強くなる発熱，頭痛の人は髄膜炎以外の感冒患者さんでも結構いらっしゃるように思います。そのすべての人に腰椎穿刺をするのもなかなか骨が折れます。しっかりとした根拠に基づいているわけではありませんが，個人的な経験からは，症例①のように「痛くて頭が振れない」という人は髄膜炎の可能性が高い（特異度が高い）印象を持っています。

また，jolt accentuationについて注意しなければならないのは，「頭痛の増強」をみるので症例②のような意識障害がある患者さんに対しては用いることができない点です。ときどき，意識障害のある患者さんの頭を医師が他動的に振って頭痛の増強を尋ねている場面を目にしますが，意味がありません。実際，内原俊記先生の原著論文[5]では外来に歩いてやってきた意識障害のない患者さんが対象でした。筆者もお手伝いしているjolt accentuationの急性髄膜炎に対する診断精度のコクランレビューによると，まだ最終結果が出ていませんが，当初の報告ほど感度は高くなさそうです[9]。

細菌性髄膜炎は髄液検査をしない限り否定することはできません。発熱と意識障害で運ばれてきたような患者さんでほかに意識障害の説明ができなければ，腰椎穿刺をするしかないと思います。

無菌性髄膜炎と診断したら

　ほとんどのウイルス性髄膜炎は自然軽快しますが，HSV-2（単純ヘルペスウイルス2型）とHIVについては治療介入することができます。HSV-2による髄膜炎は陰部ヘルペスの初感染時に合併することが多く，仙髄神経根に病変が及ぶと尿閉をきたすことがあります（Elsberg症候群）。一般に再燃時は初感染時よりも症状が弱いと言われます。また，急性HIV感染症の際に無菌性髄膜炎を伴うことがあります。無菌性髄膜炎の中でHIV感染がどれくらいの割合を占めるのかは年齢や地域によって異なるでしょうから，全例にHIV感染の検査をすべきかどうかは微妙な問題です。最低限，問診でHIV感染のリスクがあるかどうかは確認する必要があると思います。

治療の考え方：抗菌薬を使うべき病態，使わなくてもよい病態

　細菌性髄膜炎が疑わしければ，初回抗菌薬投与までの時間が勝負です。人手が要りますので，ACLS並みに病院のスタッフを集めることから始めましょう。髄液検査の結果を待って抗菌薬の投与が遅れると予後を悪くするかもしれません。最低限血液培養を2セット採取し，点滴をとり，抗菌薬を開始しながら頭部CTへ行って腰椎穿刺をするという順番がよいと思います。人手が必要なのです。

　細菌性髄膜炎を強く疑うものの，自施設で腰椎穿刺ができない場合には，血液培養を採取して，抗菌薬を始めた上で基幹病院へ転送を依頼するのがよいと思います。

　症例①のように，髄膜炎は髄膜炎のようだけど，緩やかな経過で意識状態もよいし，細菌性髄膜炎ではないなという自信があれば，一気にすべてやってしまわなくてもかまわないと思います。しかし，細菌性髄膜炎を診たことがない，自信がないという人は，逆に間違えるよりはマシなので，初回の抗菌薬を投与しつつ髄液検査の結果を見てから治療の手を引くというアプローチのほうが安全だと思います。

　症例①のような場合にヘルペス脳炎の治療を開始しておくかどうかにつ

17 気道症状無し 頭痛型

表2 髄膜炎の身体所見

所見	研究	対象患者	参照基準
項部硬直	Thomas 2002[4]	髄膜炎疑いで髄液検査をされた患者	髄液細胞数 6WBCs/μL
			髄液細胞数 100WBCs/μL
			髄液細胞数 1,000WBCs/μL
	Uchihara 1991[5]	急性発症の頭痛，発熱（37℃以上）の外来患者で，意識障害や局所的神経症状のある患者は除外	髄液細胞数 6WBCs/μL
	Waghdhare 2010[6]	発熱，頭痛，意識障害，痙攣，局所的神経学的症状などがあり，髄液検査を受けた患者	
	Tamune 2013[7]	救急外来で髄液検査を受けた患者	
	Nakao 2014[8]	救急外来で，髄膜炎疑いで髄液検査を受けた患者で，意識障害がある患者は除外	
Jolt accentuation	Uchihara 1991[5]	急性発症の頭痛，発熱（37℃以上）の外来患者で，意識障害や局所的神経症状のある患者は除外	髄液細胞数 6WBCs/μL
	Waghdhare 2010[6]	発熱，頭痛，意識障害，痙攣，局所的神経学的症状などがあり，髄液検査を受けた患者	
	Tamune 2013[7]	救急外来で髄液検査を受けた患者	
		上記から意識障害がない患者に限定した場合	
	Nakao 2014[8]	救急外来で，髄膜炎疑いで髄液検査を受けた患者で，意識障害がある患者は除外	

感度（%） （95% CI）	特異度（%） （95% CI）	陽性尤度比 （95% CI）	陰性尤度比 （95% CI）
30 （20.3〜41.3）	68 （61.6〜74.3）	0.94 （0.6〜1.4）	1.0 （0.9〜1.2）
51.7 （32.5〜70.6）	70.9 （65.1〜76.3）	1.8 （1.2〜2.7）	0.7 （0.5〜1.0）
100 （39.8〜100）	69.6 （64.0〜74.8）	3.3 （2.8〜3.9）	0
14.7 （5.0〜31.0）	100 （83.2〜100）	∞	0.9 （0.7〜0.98）
39.4 （29.7〜49.7）	70.3 （59.8〜79.5）	1.3 （0.9〜2.0）	0.9 （0.7〜1.1）
52.6 （42.1〜63）	74.1 （67.4〜80.1）	2.0 （1.5〜2.8）	0.6 （0.5〜0.8）
12.8 （4.8〜25.7）	79.7 （73.1〜85.3）	0.6 （0.3〜1.4）	1.1 （0.96〜1.3）
97 （84.7〜99.9）	60 （36.1〜80.9）	2.4 （1.4〜4.2）	0.05 （0.01〜0.4）
6.06 （2.26〜12.7）	98.9 （94〜100）	5.5 （0.7〜45）	0.95 （0.9〜1.0）
63.9 （51.9〜76）	43.2 （34.7〜51.6）	1.1 （0.9〜1.4）	0.8 （0.6〜1.2）
67.3 （54.2〜80.5）	36.5 （27.3〜45.8）	1.1 （0.8〜1.4）	0.9 （0.6〜1.4）
20.9 （10.0〜36.0）	81.8 （74.8〜87.6）	1.2 （0.6〜2.3）	0.97 （0.8〜1.2）

（文献4-8より作成。論文中に信頼区間や尤度比の記載がないものは筆者が計算）

いても悩ましい問題です。髄液のHSV-PCR検査陰性を確認できるまでアシクロビルを投与するという専門家もいますし，あまり疑わしくなければ投与せず経過をみるという人もいます。筆者の場合はケースバイケースです。

細菌性副鼻腔炎については，Ⅰ章⑩を参照して下さい。

具体的な処方例

抗菌薬

初期治療例：血液培養2セット採取後

50歳未満の成人

▶デキサメタゾン10mg静注＋セフトリアキソン2g静注＋バンコマイシン＊1g静注

50歳以上の成人（免疫不全のある患者も）

▶デキサメタゾン10mg静注＋セフトリアキソン2g静注＋アンピシリン2g静注＋バンコマイシン＊1g静注

＊バンコマイシンは1時間かけて緩徐に点滴静注する必要があるので最後に投与。

注意：培養結果が判明したら原因菌に最適な抗菌薬に変更する。

発熱，頭痛に対して（無菌性髄膜炎の場合）

▶アセトアミノフェン（カロナール®）1回500mgを1日3回内服

頭痛がコントロールできなければ

▶トラマドール37.5mg／アセトアミノフェン325mg（トラムセット®）1回1錠を1日2～4回内服（副作用で吐き気と便秘があるので，それに対する予防策も）

NSAIDsは薬剤性の無菌性髄膜炎の報告があり，筆者は避けることが多いです。

説明を「処方」する

説明例

腰椎穿刺前

発熱に加えてこれまでにないほどの強い頭痛ということで，最も考えないといけないのは髄膜炎という病気です。髄膜というのは脳みそを包んでいる膜のことで，その部分に炎症が起きているのを髄膜炎と言います。

原因はいろいろでウイルスによるものが最も多く，その場合はほとんど自然によくなりますが，バイ菌やその他変わった微生物によるものであれば，抗生物質などによる治療が必要になり，場合によっては命に関わることもあります。今の症状からするとおそらく髄膜炎があったとしてもウイルス性の可能性が高そうですが，検査してみないとはっきりしたことは言えません。

検査をする場合は，腰椎穿刺といって，麻酔をして腰の部分に針を刺して髄液という液をとって調べます。検査の結果，もし髄膜炎がなければ必ずしも入院する必要はありませんが，髄膜炎があった場合には，症状が落ち着くまでは基本的に入院をお勧めすることになると思います。

髄液検査判明後

検査の結果髄液の中に白血球という炎症細胞が増えていて，やはり髄膜炎のようです。髄膜炎はいろいろ原因があって，バイ菌が起こすものは命に関わるような重症のタイプですが，今回の検査の結果からはウイルスによるものの可能性が高そうで，この場合は特別な治療をしなくても自然に治ることが多いです。頭痛がよくなるまで，1週間から，長い人で2週間ほどかかることがあります。その間は痛み止めでなるべく痛みを和らげていきましょう。

ウイルスが原因の場合，エンテロウイルスというウイルスによるものが多いのですが，これは特に治療薬がなく，自然によくなるのを待つしかありません。ただし，HIVというエイズのウイルスも感染初期に髄膜炎を起こすことがあります。

髄膜炎という病気の中でHIVが原因になることはそれほど多くはないのですが，ちょっとでも可能性があるなら見逃したくない病気ですのできちんと確認しておいたほうがいいと思います。ちょっと立ち入ったことをお聞きしますが，ここ1カ月から2カ月くらいの間にコンドームを使わずにセックスをしたことがありましたか？

漢方薬で対処するなら

上述のように，頭痛は重篤疾患の検索が最優先事項です。「せき・はな・のど・熱のかぜ」に加えて頭痛も少し，という場合は，発熱や身体ストレスに伴う緊張型の機序での頭痛と判断できるでしょう。

しかし，頭痛が主訴の前面に立っている場合，かぜではない病態がほとんどです。したがって筆者は通常，漢方では治療しません。原疾患に応じて適宜，後方病院への搬送などの対応を行っています。

急性細菌性副鼻腔炎が頭痛を主体に訴えられることはありますが，その場合は抗菌薬治療が優先となります。Ⅰ章⑩をご参照下さい。

文献

1) 馬杉綾子, 他：Usefulness of three simple questions to detect red flag headaches in outpa-tient settings. 日頭痛会誌. 2006；33(1)：30-3.

2) Linn FH, et al：Headache characteristics in subarachnoid haemorrhage and benign thun-derclap headache. J Neurol Neurosurg Psychiatry. 1998；65(5)：791-3.[PMID：9810961]

3) Attia J, et al：The rational clinical examination. Does this adult patient have acute men-ingitis? JAMA. 1999；282(2)：175-81.[PMID：10411200]

4) Thomas KE, et al：The diagnostic accuracy of Kernig's sign, Brudzinski's sign, and nuchal rigidity in adults with suspected meningitis. Clin Infect Dis. 2002；35(1)：46-52.[PMID：12060874]

5) Uchihara T, et al：Jolt accentuation of headache：the most sensitive sign of CSF pleocytosis. Headache. 1991；31(3)：167-71.[PMID：2071396]

6) Waghdhare S, et al：Accuracy of physical signs for detecting meningitis：a hospital-based diagnostic accuracy study. Clin Neurol Neurosurg. 2010；112(9)：752-7.[PMID：20615607]

7) Tamune H, et al：Absence of jolt accentuation of headache cannot accurately rule out meningitis in adults. Am J Emerg Med. 2013；31(11)：1601-4.[PMID：24070978]

8) Nakao JH, et al：Jolt accentuation of headache and other clinical signs：poor predictors of meningitis in adults. Am J Emerg Med. 2014；32(1)：24-8.[PMID：24139448]

9) Iguchi M, et al：Diagnostic test accuracy of jolt accentuation for headache in acute meningitis in the emergency setting (Protocol). Cochrane Database Syst Rev. 2017；(10)：CD012824.

18 気道症状無し 発疹型

症例：34歳女性

X-15～7日まで三重県I市に子どもキャンプに出かけていた。X-7日から高熱があり，解熱剤を内服していた。X-5日から全身に7mm前後の紅斑が出現し，39℃台の発熱，頭痛，筋肉痛，関節痛も続いたので，X-2日にA病院を受診した。血小板数9.5万/μL，血清Na133mEq/Lと，血小板低下と低ナトリウム血症があり，リケッチア感染症を疑われ，同日からミノサイクリン200mg/日の内服が開始された。発熱が続くため，X日に当院内科外来に紹介受診した。四肢，腹部，背中に紅斑があり，手掌，左足底にも紅斑あり。左腓腹部に中心に痂皮を伴う周囲の発赤した5mm大の皮疹あり（図1～3）。
【診断】日本紅斑熱

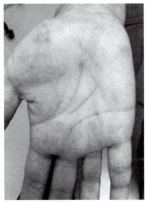

図1 右手掌
➡カラー口絵

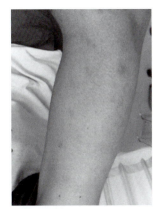

図2 左前腕
➡カラー口絵

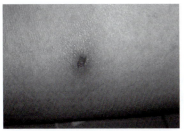

図3 左腓腹部の刺し口（痂皮）
➡カラー口絵

病型の説明と診断のポイント

　発疹を伴うタイプです。患者さん自身が発疹の存在を訴えてくれればまだよいのですが，一見目立たない場合では I 章 🔟「高熱のみ型」で受診することもあります。中には紅斑を見つけてそれを指摘しても「いえ，普段からこんな感じです」と紅斑の存在を自ら否定する患者さんもおられて，惑わされることがあります。写真に撮っておいて治療して紅斑が軽快してから写真を見せると「ああ，赤かったんですね」と納得されることがあります。患者さんは真実を語っていることもあれば，そうでないこともあります。

見逃したくないもの

　発熱，発疹をきたす疾患は数多くあり，詳細は皮膚科の成書に譲ります。急激に悪化しうる，見逃したくないものの鑑別診断はスマート（SMARTTT）に考えます（**表1**）[1]。

　敗血症や髄膜炎菌菌血症，急性心内膜炎でショック状態であれば，あまり外来に「かぜをひいた」と言って来院することはないかもしれません。中毒性表皮壊死症（TEN）は薬疹の最重症型で，全身が赤くなって皮膚が熱傷をしたようにズルズルと剥けてしまうような病態です。全身性の紅斑に眼や口唇，陰部といった粘膜病変を伴っていたら要注意です。SJS/TEN（スティーブンス・ジョンソン症候群/中毒性表皮壊死症），DIHS（薬剤性過敏症症候

表1　発熱，発疹の "SMARTTT" Killer

1. Sepsis：敗血症
2. Meningococcemia：髄膜炎菌菌血症
3. Acute endocarditis：急性心内膜炎（特に黄色ブドウ球菌）
4. Rickettsiosis：リケッチア感染症（つつが虫病，日本紅斑熱）
5. Toxic shock syndrome：トキシックショック症候群
6. TEN（Toxic Epidermal Necrolysis）：中毒性表皮壊死症，その他の重症薬疹
7. Travel related infection：ウイルス性出血熱（エボラ，ラッサ，クリミアコンゴなど）

（文献1より一部改変）

群)，AGEP（急性汎発性発疹性膿疱症）など重症薬疹は致死率が高い疾患で早期治療が大切ですので，疑ったらすぐに皮膚科専門医にコンサルトしましょう。

ウイルス性出血熱については，渡航歴の聴取が大切です。詳しくはⅠ章**14** B「**海外渡航関連の感染症**」を参照して下さい（➡p.178）。海外帰りの人に出血病変を伴うような皮疹があって具合が悪そうであれば，自分たちの身を守るような感染防御をしつつ専門家に相談して下さい。

ここでは特にリケッチア感染症とトキシックショック症候群，重症薬疹について解説します。また，かぜと間違えやすい皮疹を伴うウイルス感染症として麻疹，風疹，パルボウイルスB19感染症についても述べます。

リケッチア感染症：つつが虫病，日本紅斑熱

どちらもテトラサイクリン系抗菌薬の効果が高いですが，治療が遅れると重症化し，死に至ることもあります。**表2**にそれぞれの特徴を示します。

表2　つつが虫病と日本紅斑熱の特徴

	つつが虫病	日本紅斑熱
潜伏期間	5〜14日間	2〜10日間
臨床症状	発熱，頭痛，悪寒，食欲不振，関節痛，筋痛，結膜充血	
紅斑の分布	体幹優位の紅斑が上肢，大腿に及ぶ 手掌・足底の紅斑は稀	紅斑は四肢末端から始まり，中枢に広がる 手掌，足底に紅斑を伴う
刺し口：痛みやそう痒なし	10〜15mm程度	5〜10mm程度
リンパ節腫脹	刺し口に近い所属リンパ節腫脹，全身リンパ節腫脹を伴うことあり	目立たない
検査異常	肝酵素，LDH上昇，血小板減少，低ナトリウム血症，CRP上昇，蛋白尿，潜血尿	
治療	ミノサイクリン，ドキシサイクリン	
	フルオロキノロンは無効	重症例ではフルオロキノロンを併用
合併症	肺病変や無菌性髄膜炎，DIC，多臓器不全，死亡例も	心筋炎，脳炎，腎不全，消化管出血，DIC，多臓器不全，死亡例も

一見して刺し口が見つからない場合は鼠径部，陰部，腋窩，膝窩といった場所を探すと見つかることが多いです(図4)[2]。

　診断は血清IgM抗体の上昇かIgG抗体でペア血清による上昇によってなされますが，ペア血清の結果を待つ余裕はありませんので，疑った時点で治療を開始しなければなりません。つつが虫病の血清抗体検査は検査会社に依頼して施行できますが，日本紅斑熱は保健所に依頼する必要があります。つつが虫病についても血清型によっては検査会社の検査ではひっかからないものがありますので，強く疑う場合には保健所に相談したほうがよいでしょう。また，刺し口の痂皮のPCR検査で早期診断ができることがありますので，これについても最寄りの保健所または地方衛生研究所に相談するとよいと思います。

　自分が診療している地域が流行地域(図5)[3]で，何度か診たことがあれば，鑑別に挙げるのはそれほど難しくありませんが，流行地域へ旅行したときに感染して非流行地域に戻ってきてから発症すると診断は難しいかもしれません。症例①は流行地域である三重県で感染したと推測され，京都市の病院を受診した日本紅斑熱の症例でした(自験例：1999年4月に感染症法が施行されて以降初めて京都市で届け出のあった症例)。筆者は紹介を受けた立場でしたが，前医でよく鑑別に挙げて治療を開始して下さったと思います。

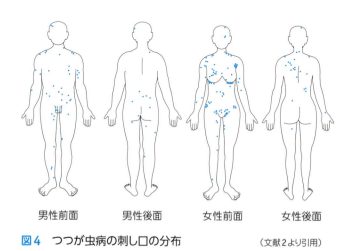

男性前面　　男性後面　　女性前面　　女性後面

図4　つつが虫病の刺し口の分布　　　　　(文献2より引用)

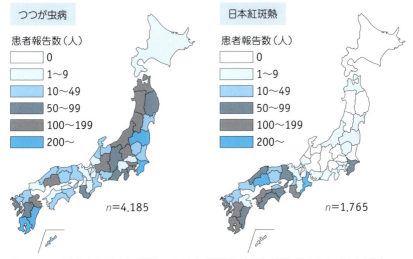

図5 つつが虫病と日本紅斑熱の都道府県別患者報告状況（2007〜2016年）

（文献3より引用）

トキシックショック症候群（TSS）

表3[4)]の診断基準のように，全身の紅斑があってショック状態であれば必ず考慮する必要があります．多臓器不全の一環として嘔吐や下痢を伴うことがありますが，これを"急性胃腸炎"と決め打ちしてしまうと，おそらく患者さんは助かりません．「嘔吐，下痢を見たら，原因はお腹の外から考える」というのが，特に重症患者さんでは鉄則です．

原因は黄色ブドウ球菌が多く，培養では検出されにくいようです．本症候群の病態のメインになるTSST-1（toxic shock syndrome toxin-1）は黄色ブドウ球菌が産生する蛋白毒素なので，蛋白合成阻害作用のあるクリンダマイシンの併用が推奨されます．A群溶連菌も同様の病態を引き起こします．TSLS（toxic shock-like syndrome）などと呼ばれ若干診断基準が異なりますが，病像としては発熱，全身性の紅斑，ショック，多臓器不全で，1〜2週間遅れて手や足の皮が剝けてくるという，黄色ブドウ球菌による場合とほとんど同じものです．A群溶連菌によるTSLSの場合は，培養から菌が検出されることが多いです．

表3　トキシックショック症候群診断基準

以下の6項目をすべて満たせば確定例，5つ以上では疑い（probable）例

1）発熱：体温≧38.9℃

2）皮疹：びまん性紅斑

3）落屑：1〜2週間して落屑，特に手掌，足底で著明

4）低血圧：収縮期血圧≦90mmHg

5）多臓器不全：以下の臓器のうち少なくとも3箇所に障害がある
- 消化管（嘔吐，下痢）
- 筋肉（筋肉痛，CPKの上昇：正常値の5倍以上）
- 粘膜（腔，結膜，咽頭）の発赤
- 腎機能低下（BUN，Creが正常値の2倍以上，尿路感染症がないが白血球数が多い）
- 肝臓／肝炎（Bil，AST，ALTが正常値の2倍以上）
- 血液（血小板数＜10万/μL）
- 中枢神経系（局所所見がなく意識障害あり）

6）以下の検査が陰性
- 血液，咽頭，髄液培養で他の病原体が陰性（血液培養で黄色ブドウ球菌陽性のことあり）
- 血清学的に麻疹，レプトスピラ症，リケッチア感染症が存在しない

（文献4より作成）

手掌に皮疹が出る感染症

　日本紅斑熱もトキシックショック症候群も手掌に皮疹が出ることが有名です。

　手掌に皮疹が出る疾患は割と限られていて，鑑別診断に役立ちます（表4）[5]。

重症薬疹

　重症薬疹患者も初期の段階では感冒と紛らわしい症状で受診することがあります。ここでは3タイプの重症薬疹の主に診断について概説します。治療についての詳細は成書を参照して下さい。

表4　手掌に皮疹が出る感染症の鑑別診断

- 多形紅斑
- 髄膜炎菌感染症
- 手足口病
- 薬疹
- 心内膜炎
- HIV感染症
- 川崎病
- 鼠咬症（*Streptobacillus moniliformis*）
- リケッチア感染症（日本紅斑熱）
- 麻疹
- 第2期梅毒
- 掌蹠膿疱症
- トキシックショック症候群（TSS）

（文献5より作成）

（1）スティーブンス・ジョンソン症候群／中毒性表皮壊死症（SJS／TEN）

　スティーブンス・ジョンソン症候群（Stevens-Johnson Syndrome：SJS）は，発熱と眼粘膜，口唇，外陰部などの皮膚粘膜移行部における重症の粘膜疹を伴い，皮膚の紅斑と表皮の壊死性障害に基づく水疱・びらんが特徴です[6]。皮疹発現直前から咽頭痛がある症例が多いようです[7]。80％が薬剤性（一部，単純ヘルペスなどのウイルスやマイコプラズマ感染が関与）です（**表5**）[8, 9]。SJSと多形紅斑重症型（erythema multiforme major：EM major）は一連の病態と考えられたこともありましたが現在は異なる病態と考えられています[10, 11]。

表5　SJS／TENを起こしやすい薬剤

- 抗てんかん薬
  ラモトリギン
  カルバマゼピン
  フェニトイン
  フェノバルビタール
- ネビラピン（抗HIV薬）
- ST合剤，その他スルホンアミド系抗微生物薬
- スルファジアジン
- アロプリノール
- オキシカム系NSAIDs

注：この他，国内ではアセトアミノフェン，ロキソプロフェンによる報告が多い（処方の絶対数が多いためかもしれない）[9]。　（文献8より作成）

　中毒性表皮壊死症（Toxic Epidermal Necrolysis：TEN）は，広範囲な紅斑と全身の10％以上の水疱・びらん・表皮剥離など顕著な表皮の壊死性障害に高熱と粘膜疹が伴います。原因のほとんどが薬剤性と言われます[6]。

　SJSとTENは長年別疾患として扱われてきましたが，表皮細胞の壊死性変化を本態とする同様の病態を呈することから，現在は一連の病態と考えられています[10, 11]。初期は体幹優位の斑状丘疹状紅斑で，多形紅斑様に見えることもありますが，表皮剥離が体表面積の10％未満はSJS，10〜30％はSJS／TENオーバーラップ，30％以上はTENと分類されます（**表6**）[10, 11]。わが国ではSJS／TENオーバーラップを含めて10％以上をTENとして扱っています[6]。手掌が体表面積の約1％と言われるので目安になります。SJSやTENの標的状皮疹は中心部を除いて隆起しないことが多いようです[10]。

　薬剤性のSJSやTENは服用開始から4〜28日後に発症することが多く，8週間以上たってから発症することは稀です[8, 12]。アセトアミノフェンとロキソプロフェンは例外的にこの間隔が短く，国内の報告ではアセトアミノ

表6 多形紅斑，SJS，TENの分類と病変の特徴

	多形紅斑 重症型	SJS	SJS–TEN	TEN with spots	TEN without spots
表皮剥離	<10%	<10%	10〜30%	≧30%	≧10%
病変の タイプ	typical targets, raised atypical targets	blisters on macules, flat atypical targets	blisters on macules, flat atypical targets	blisters on macules, flat atypical targets	no discrete lesion, large erythematous areas
分布	限局性(四肢優位)	広範	広範	広範	広範

ウイルス性

薬剤性

- Typical targets（典型的標的状病変）：直径3cm未満，整，円形，境界明瞭，三層性，1つのリングは浮腫性で触知可能で中心のディスクよりも色が薄い
- Raised atypical targets（隆起性非典型的標的状病変）：円形，浮腫状，触知可能な病変で多形紅斑に似るが二層性，境界不明瞭
- Flat atypical targets（平坦非典型的標的状病変）：円形で多形紅斑に似るが二層性，境界不明瞭，中心の水疱以外は触知不能
- Macules and／or blisters：触知不能で紅斑または紫斑，形・大きさが不整で融合傾向あり，水疱が斑上に発生

（文献10，11より作成）

フェンは中央値で2日間，ロキソプロフェンは3日間です[9]。過去の服用で感作されていたせいか，ウイルス感染症によるSJSの初期症状に解熱剤として処方されていたものが紛れているのかもしれません。

2016年にSJS，TENの国内の診断基準が改訂されました（表7，8）[6]。EM majorをSJSと過剰診断している例が目立つため，SJSではEM majorの除外と病理組織学的に表皮の壊死性変化があることが必須項目になりました[6]。初期の段階では多形紅斑との鑑別が困難なことがあり，少しでも疑ったら入院または毎日通院で経過をみつつ，早めに皮膚科専門医に相談するのがよいでしょう。

当然のことながら，被疑薬を早期に終了したほうが予後は良好です。SJS／TENでは，水疱，びらん出現前の日数1日につき死亡のオッズ比が0.69（95％CI 0.53〜0.89）です。また，被疑薬の半減期が24時間以上のものの場合，死亡のオッズ比が4.94（95％CI 1.30〜18.91）とリスクが高くなります[13]。

SJS／TENの死亡予測スコアにSCORTENがあります（表9）[14]。初日の

表7　SJSの診断基準（2016）

概念

発熱と眼粘膜，口唇，外陰部などの皮膚粘膜移行部における重症の粘膜疹を伴い，皮膚の紅斑と表皮の壊死性障害に基づく水疱・びらんを特徴とする。原因として医薬品のほかに，マイコプラズマやウイルスなどの感染症が原因となることもある

主要所見（必須）

1. 皮膚粘膜移行部（眼，口唇，外陰部など）の広範囲で重篤な粘膜病変（出血・血痂を伴うびらんなど）がみられる
2. 皮膚の反発性の紅斑に伴って表皮の壊死性傷害に基づくびらん・水疱を認め，軽快後には痂皮，膜様落屑がみられる。その面積は体表面積の10%未満である。ただし，外力を加えると表皮が容易に剥離すると思われる部位はこの面積に含まれる
3. 発熱がある
4. 病理学的に表皮の壊死性変化を認める*
5. 多形紅斑重症型〔erythema multiforme（EM）major〕*2を除外できる

副所見

1. 紅斑は顔面，頸部，体幹優位に全身に分布する。紅斑は隆起せず，中央が暗赤色のflat atypical targetsを示し，融合傾向を認める
2. 皮膚粘膜移行部の粘膜病変を伴う。眼病変では偽膜形成と眼表面上皮欠損のどちらかあるいは両方を伴う両眼性の急性結膜炎がみられる
3. 全身症状として他覚的に重症感，自覚的には倦怠感を伴う。口腔内の疼痛や咽頭痛のため，種々の程度に摂食障害を伴う
4. 自己免疫性水疱症を除外できる

診断

副所見を十分考慮の上，主要所見5項目をすべて満たす場合，SJSと診断する。初期のみの評価ではなく全経過の評価により診断する

1) 多形紅斑重症型との鑑別は主要所見1〜5に加え，重症感・倦怠感，治療への反応，病理組織所見における表皮の壊死性変化の程度などを加味して総合的に判断する
2) ＊：病理組織学的に完成した病像では表皮の全層性壊死を呈するが，少なくとも200倍視野で10個以上の表皮細胞（壊）死を確認することが望ましい
3) ＊2：多型紅斑重症型〔erythema multiforme（EM）major〕とは，比較的軽度の粘膜病変を伴う多型紅斑をいう。皮疹は四肢優位に分布し，全身症状としてしばしば発熱を伴うが，重症感は乏しいSJSとは別疾患である
4) 稀に，粘膜病変のみを呈するSJSもある

（文献6より引用）

スコア3点以上であれば，特に予後不良です（図6）[15]。皮疹の正確な診断ができなくてもスコアが高ければ重症と考え，やはり皮膚科専門医および全身管理のできる病院へ紹介したほうがよいと思います。

（2）Drug-induced Hypersensitivity Syndrome（DIHS）

特定の薬剤を長期に内服することによって引き起こされる重症薬疹の1つです。高熱と臓器障害を伴い，薬剤中止後も遷延します。多くの場合，発症

表8　TENの診断基準（2016）

主要所見（必須）
1. 広範囲に分布する紅斑に加え体表面積の10%を超える水疱・びらんがみられる。外力を加えると表皮が容易に剝離すると思われる部位はこの面積に含める（なお，国際基準に準じて体表面積の10〜30%の表皮剝離はSJS／TENオーバーラップと診断してもよい）
2. 発熱がある
3. 以下の疾患を除外できる
   - ブドウ球菌性熱傷様皮膚症候群（SSSS）
   - トキシックショック症候群
   - 伝染性膿痂疹
   - 急性反発性発疹性膿疱症（AGEP）
   - 自己免疫性水疱症

副所見
1. 初期病変は広範囲にみられる斑状紅斑で，その特徴は隆起せず，中央が暗紅色のflat atypical targetsもしくはびまん性紅斑である。紅斑は顔面，頸部，体幹優位に分布する
2. 皮膚粘膜移行部の粘膜病変を伴う。眼病変では偽膜形成と眼表面上皮欠損のどちらかあるいは両方を伴う両眼性の急性結膜炎がみられる
3. 全身症状として他覚的に重症感，自覚的には倦怠感を伴う。口腔内の疼痛や咽頭痛のため，種々の程度に摂食障害を伴う
4. 病理組織学的に表皮の壊死性障害を認める。完成した病像では表皮の全層性壊死を呈するが，軽度の病変でも少なくとも200倍視野で10個以上の表皮細胞（壊）死を確認することが望ましい

診断
副所見を十分考慮の上，主要所見3項目のすべてを満たすものをTENとする。全経過をふまえて総合的に判断する

（文献6より引用）

表9　SJS／TENの死亡予測スコア：SCORTEN

予後因子	点数
年齢40歳以上	1
悪性腫瘍あり	1
表皮剝離（体表面積10%以上）	1
頻脈（心拍数120回／分以上）	1
BUN＞10mmol／L（27mg／dL）	1
血糖＞14mmol／L（252mg／dL）	1
血清HCO_3^-＜20mmol／L（mEq／L）	1

（文献14より作成）

I章 成人の"かぜ"のみかた

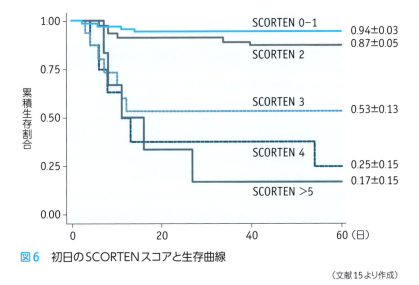

図6 初日のSCORTENスコアと生存曲線

（文献15より作成）

2〜3週間後にHHV-6の再活性化を伴います（表10[16]，11[17]）。

　もともとは薬剤毎に異なる疾患と考えられていたものを1994年にRoujeauらが，薬剤開始から2〜6週間後に起こる，発疹，発熱，肝炎，関節痛，リンパ節腫脹，血球異常といった特徴的な臨床症状を有するhypersensitivity syndromeとしてまとめました[18]。その後，1996年に彼らはDRESS（drug rash with eosinophilia and systemic symptoms）という新たな名称を提唱しました。1998年に橋本と塩原らのグループがhypersensitivity syndromeにHHV-6の再活性化を伴った症例を報告し，国内ではDIHSと呼ばれるようになりましたが，DRESSとほぼ同じ病態を指していると考えられます[19, 20]。

　DIHSは，原因薬剤の開始か

表10　DIHSを起こしやすい薬剤

- 抗てんかん薬
  - カルバマゼピン
  - フェノバルビタール
  - フェニトイン
  - ラモトリギン（薬剤増量時に発症しやすい）
- アロプリノール
- サラゾスルファピリジン
- ST合剤
- ジアフェニルスルホン（DDS）
- ミノサイクリン
- メキシレチン

（文献16より作成）

表11　DIHSの診断基準（2005）

主要所見（必須）
1. 限られた薬剤（表10）投与後に遅発性に生じ，急速に拡大する紅斑。多くの場合紅皮症に移行する
2. 原因薬剤中止後も2週間以上遷延する
3. 38℃以上の発熱
4. 肝機能障害
5. 血液学的異常：a, b, c, のうち1つ以上
　　a.白血球増多（11,000/mm^{3}以上）
　　b.異型リンパ球の出現（5%以上）
　　c.好酸球増多（1,500/mm^{3}以上）
6. リンパ節腫脹
7. HHV-6の再活性化
　　典型DIHS：1〜7すべて
　　非典型DIHS：1〜5すべて，ただし，4に関しては，その他の重篤な臓器障害をもって代えることができる

参考所見
1. 原因薬剤は，抗痙攣剤，ジアフェニルスルホン，サラゾスルファピリジン，アロプリノール，ミノサイクリン，メキシレチンであることが多く，発症までの内服期間は2週から6週間が多い
2. 皮疹は，初期には紅斑丘疹型，多形紅斑型で，後に紅皮症に移行することがある。顔面の浮腫，口囲の紅色丘疹，膿疱，小水疱，鱗屑は特徴的である。粘膜には，発赤，点状紫斑，軽度のびらんがみられることがある
3. 臨床症状の再燃がしばしばみられる
4. HHV-6の再活性化は，①ペア血清でHHV-6 IgG抗体価が4倍（2管）以上の上昇，②血清（血漿）中のHHV-6 DNAの検出，③末梢血単核球あるいは全血中の明らかなHHV-6 DNAの増加のいずれかにより判断する。ペア血清は発症後14日以内と28日以降（21日以降で可能な場合も多い）の2点にすると確実である
5. HHV-6以外に，サイトメガロウイルス，HHV-7，EBウイルスの再活性化も認められる
6. 多臓器障害として，腎障害，糖尿病，脳炎，肺炎，甲状腺炎，心筋炎も生じうる

（文献17より作成）

ら2〜6週間後に起こることが多く，開始直後に起こることはないとされます。稀に長期間投与された後に発症した例や，投与中止から数週間してから発症した例も報告されています。国内DIHS100例の検討によると，薬剤開始から発症までの中央値が29.5日間（幅：5〜700日間）でした[21]。HHV-6の再活性化について，ウイルス血症は発症後10〜27日目の限られた期間のみ起こります[21]。HHV-6の再活性化は短期間なので抗ウイルス薬は通常不要です。

（3）急性汎発性発疹性膿疱症

39〜40℃の高熱，全身性に急速に出現する多数の5mm大以下の小膿疱を有する浮腫性紅斑あるいは小膿疱を有するびまん性の紅斑が主要徴候です。膿疱は無菌性です。粘膜病変を伴うことは稀です。約半数が薬剤性と言われます。他の薬疹よりも薬剤開始から発疹出現までの時間が短く，抗菌薬の場合は被疑薬開始から3日間以内に（他の薬剤ではもう少し遅れて）発症します[22]。

AGEPは発熱に低血圧，好中球優位の白血球上昇を伴い，一見敗血症性ショック様にみえることがあります（感染症医に敗血症性ショック疑いで相談が来ることがあります）[23]。

（4）被疑薬確認の検査

パッチテストは感度2.6〜37.8％とあまり高くありません。DLST（drug-induced lymphocyte stimulation test：薬剤誘発性リンパ球刺激試験）も感度60〜70％，特異度85％程度で，必ずしも確定的ではありません。再投与（チャレンジ）テストは，信頼性は高いですが，重症薬疹（SJS/TEN，DRESS/DIHS，AGEP）では危険なので推奨されません[24]。

（5）重症薬疹の診断のポイント

SJS／TENの診断のポイント

- 広範囲の多形紅斑様皮疹をみたら，眼瞼結膜，口唇，外陰部など皮膚粘膜移行部に特に注意！ 咽頭痛，嚥下痛，排尿時痛，羞明はないか？
- 通常，薬剤開始から4〜28日以内に起こる（8週を超えて発症するのは稀）が，アセトアミノフェン，ロキソプロフェンによるものは3日間以内に発症しうる
- 初期の段階では多形紅斑との鑑別が困難なことがあるので，経過を慎重にみつつ，早めに皮膚科専門医に相談する

DIHSの診断のポイント

- 主要所見は初期の段階では満たさないことがある
- DIHSを起こしやすい薬剤を使用している患者で発熱，紅斑，肝機能異常，リンパ節腫脹，異型リンパ球などの伝染性単核球症様の症状をみたら，DIHSを疑う
- 薬剤を長期内服後に発症しうる

AGEPの診断のポイント

- 他の薬疹よりも薬剤開始から発症までの時間が短い
- 敗血症性ショック様にみえる場合がある

かぜと間違えやすい皮疹を伴うウイルス感染症

（1）麻疹

　残念ながら麻疹や風疹の流行がまだまだ散見されます。特に麻疹が怖いのはその感染性の強さ（表12）[25, 26]と様々な合併症（表13）[27]のためです。麻疹に感染するとTリンパ球などに影響が及び，数週間から数カ月間（最高2～3年間）細胞性免疫が抑制されると言われます[28]。

　麻疹の潜伏期間は10～12日間（7～21日間）で，感染性を有する期間は発疹出現4日前から出現後4日間までです。

　前駆期（カタル期）は咳（Cough），鼻汁（Coryza：鼻風邪），結膜炎（Conjunctivitis）で3つのCと覚えます。発疹はカタル症状が2～3日続いた後に，12～24時間の解熱後に発熱と同時に出現します（図7）[29]。顔面や耳の後ろから始まり，体幹，四肢へ広がるのが典型的です（ワクチン接種歴があると典型的な経過にならない場合があります）。Koplik斑は，以前は麻疹に特異的と考えられていましたが，最近の報告では感度48％，特異度80％とそれほど特異的ではないようです[30]。

表12　麻疹は空気感染で特にうつりやすい！

	感染様式	基本再生産数* （人）
麻疹（はしか）	空気感染	12～18
風疹	飛沫感染	6～7
水痘（みずぼうそう）	空気感染	5～7
ムンプス（おたふくかぜ）	飛沫感染	4～7
インフルエンザ	飛沫＋接触感染 （一部空気感染）	1.3～1.8

＊：1人の感染者からの二次感染者の平均値

（文献25，26より作成）

表13　麻疹が1,000人に感染すると……

2人	死亡
6～7人	痙攣
1人	脳炎
60人	肺炎
70人	中耳炎
80人	下痢

（文献27より作成）

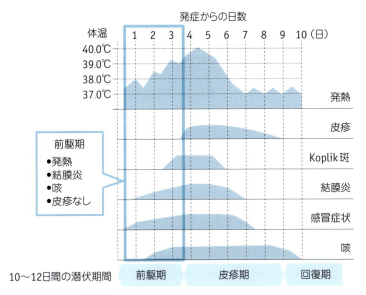

図7 麻疹の自然経過

(文献29より作成)

　前駆期にはいわゆる感冒様症状しかなく，皮疹がないので，明らかな曝露歴がない限り麻疹を疑うのは困難です。しかし，この時期から感染性があるので非常に厄介です。特にこの時期に医療機関を受診すると，かぜだと思って投薬を受け，その後，皮疹が出現したときに薬疹ではないか？　と誤解されるケースがあります。感冒＋薬疹かな？　と思ったら麻疹を疑い，曝露しそうな病歴（海外渡航歴も）やワクチン接種歴，罹患歴を確認しましょう。ただし，記憶は不確かなこともあるので，「ワクチンは多分受けたと思う」「多分かかったことがあると思う」は鵜呑みにしないほうがよいです。できればワクチン接種歴は，母子手帳の記載を確認するのが望ましいです。

　薬疹の表現で「麻疹様皮疹」というものがありますが，現在は相対的に麻疹が稀になったので，薬疹かな？　と思ったら麻疹や風疹を考えるようにしましょう。

　抗体検査は解釈が難しい場合があり，臨床的に診断した場合は，抗体検査の結果を待たずに保健所に発生届を出し，PCR検査（咽頭拭い液，EDTA

血，尿）を依頼したほうがよいです。詳しい手順は「医療機関での麻疹対応ガイドライン」を参照して下さい[31]。

Point ➡感冒＋薬疹かな？　と思ったら，麻疹，風疹を疑う！
➡曝露しそうな病歴，ワクチン接種歴・罹患歴（できれば母子手帳で），海外渡航歴の確認

（2）風疹

　潜伏期間は通常16〜18日間（14〜23日）です。1〜2mmの細かい紅色丘疹（癒合しない）が顔面から始まり，24時間以内に体幹，四肢へと広がります。皮疹は平均3日で消退するので，別名「三日はしか」と言います（成人では皮疹が消退するまで1週間程度かかることがあります）。

　皮疹の出現の1〜5日前に前駆症状として微熱，頭痛，結膜充血，全身倦怠感，リンパ節腫脹（後頸部，耳介後部，下後頭など全身），咳，鼻汁を伴うことがあります（**表14**）[32]。リンパ節腫脹は発熱，皮疹よりも先行しますが，伴わないこともあります（**図8**）[33]。

　風疹特異的IgM抗体は発疹出現後早期には陽性になっていないことがあり，4日未満に行った検査で陰性でも否定できません。保健所に届け出てPCR法（咽頭拭い液，EDTA血，尿）による検査が必要になることもあります[34]。

表14　風疹患者の症状（重複あり）

発疹	99%
発熱	91%
リンパ節腫脹	60%
結膜充血	38%
関節痛・関節炎	24%
咳	21%
鼻汁	16%
血小板減少性紫斑病	0.4%
その他：頭痛，咽頭痛，倦怠感，肝機能異常，軟口蓋の出血斑・点状出血（Forchheimer斑），血小板減少，下痢，肺炎，溶血性貧血	

（文献32より作成）

　風疹の合併症は関節炎（小児の約20%），急性脳炎（0.02%），特発性血小板減少性紫斑病（0.03%）などがあります（**表15**）[33]。風疹に感受性のある妊婦が妊娠20週頃までに風疹にかかると先天性風疹症候群が起こる可能性があります。ワクチン接種を徹底して，予防していかなければなりません。特に30歳代後半〜50歳代後半の男性で風疹の抗体保有割合が低いことに注意が必要です[35]。1962年4月2日

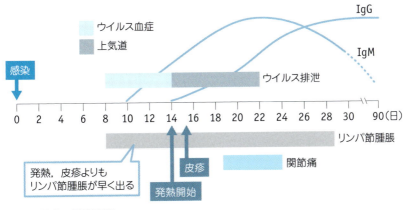

図8 風疹の時間経過

(文献33より作成)

表15 風疹感染症の合併症の頻度

合併症	風疹感染症
関節痛/関節炎(通常3〜4日間続くが,1カ月以上続くこともある)	〜50%(思春期以降の女性で)
脳炎	5,000〜1万人に1人
Guillain–Barré症候群	非常に稀
一過性血小板減少	3,500人に1人(一般的にはあまり検査されない)
紫斑	1,500人に1人
溶血性貧血	稀

(文献33より作成)

〜1979年4月1日生まれの男性は,予防接種法に基づき定期接種を受ける機会が一度もなかった「無に(62),泣く(79)」世代です(Facebookグループの『「無に泣く」世代を笑顔に!』を参照)。この人々は,2022年3月末までの間,原則無料で予防接種を受けられる定期接種の対象になります。自治体から発行されるクーポン券により,原則無料で抗体検査及び予防接種を受けることができます(自動的にクーポン券が送られてくるか,自分で自治体に請求しないといけないかどうか,あるいはクーポン券なしでも無料になるかどうかは自治体によって対応に差があるようです)。

（3）パルボウイルスB19感染症

小児では頬部がりんごのように赤くなるため，りんご病（伝染性紅斑）と呼ばれます。英語ではfifth diseaseとも呼ばれます。ちなみに皮疹を伴う小児の病気の1番目が麻疹，2番目が猩紅熱，3番目が風疹，4番目は原因不明，6番目が突発性発疹だそうです。

初発症状はインフルエンザ様の症状（高熱，頭痛，筋肉痛，倦怠感）で，平均5.5日間（1～12日間の幅あり）遅れて皮疹や関節痛が出現する二峰性の経過をたどります（I章⑲➡p.289）[36]。赤芽球前駆細胞に感染するので，麻疹や風疹と異なり，咳や鼻汁などの上気道症状は乏しいです[37]。

成人では小児のように頬部が赤くなることは少なく，教科書的にはレース状の皮疹が典型的と言われます。しかし，時に風疹や麻疹かと見紛うような全身性紅斑になったり，アナフィラクトイド紫斑（IgA血管炎）のような紫斑になることもあります。特に手袋，靴下で隠れる領域の非血小板減少性紫斑がメインで口腔内病変（軟口蓋の点状出血）を伴いやすいタイプで，Papular-purpuric gloves and socks syndrome（PPGSS）という病型もあります[38]。通常，このウイルスで皮疹が出るのは免疫反応なので感染性はありませんが，PPGSSは感染初期のウイルス血症の時期に起こるので，発熱を伴い，感染性もあるようです。

この病気を疑ったら，周りに「リンゴ病」と言われた人はいなかったか（患者さん自身が「リンゴ病」という病名を知っていることが少なくありません），子どもと接触する機会はあるか，子どもが通っている幼稚園や保育園で流行していないかを確認します。ただし，子どもとの接触歴が明らかでないケースもあります。パルボウイルスB19のIgM抗体の保険適用は以前は妊婦のみでしたが，2018年春から15歳以上の成人にも適用になりました。

治療の考え方：抗菌薬を使うべき病態，使わなくてもよい病態

つつが虫病や日本紅斑熱を疑った場合には，確定診断を待たずに抗菌薬を開始する必要があります。また，よくわからない皮疹があってショック状態

であれば，血液培養を採取した上で敗血症性ショックと考えて抗菌薬を開始しておいたほうがよいでしょう。その他の場合は感染症だとしてもウイルス性疾患のほうが多いと思いますので，抗菌薬が適応になる状況は少ないですし，皮膚科の先生に相談して診断を待つ余裕があることが多いと思います。

　抗てんかん薬や抗菌薬で重症薬疹が発生した場合，中止または他剤への変更が必要になります。抗菌薬は可能な限り同じクラスへの変更は避けます。抗てんかん薬は芳香族アミン構造を持つ薬剤同士に交差反応があるので注意が必要です（「 Column 筆者のしくじり『芳香族アミン構造を持つ抗てんかん薬の反応に注意！』」➡p.288）。

具体的な処方例

日本紅斑熱またはつつが虫病疑い

▶ミノサイクリン（ミノマイシン®）1回100mgを1日2回点滴*

内服可能なら

▶ドキシサイクリン（ビブラマイシン®）1回100mgを1日2回内服*

＊治療期間は1〜2週間

トキシックショック症候群疑い

▶感染源のデブリードメント

▶クリンダマイシン（ダラシン®）1回600mgを8時間毎点滴＋バンコマイシン15mg/kgを8〜12時間毎点滴

▶大量免疫グロブリン投与（400mg/kg）も考慮（免疫グロブリン投与が推奨される数少ない感染症の1つ）[39]

漢方薬で対処するなら

　筆者は本章で紹介された発疹型を示す疾患に対して漢方治療を行った経験はありません。特に成人の場合は小児と異なり，非特異的ウイルス性発疹

症であることは稀であり，何らかの重篤ないし特異的な疾患であることが大部分だとされています。よって適切に診断し，それぞれの疾患に応じた西洋医学的対処を優先しています。

文献

1) Saint S, et al, ed：The Saint-Chopra Guide to Inpatient Medicine. 4th ed. Oxford University Press, 2018.

2) Kim DM, et al：Distribution of eschars on the body of scrub typhus patients：a prospective study. Am J Trop Med Hyg. 2007；76(5)：806-9.[PMID:17488895]

3) 国立感染症研究所：つつが虫病・日本紅斑熱2007〜2016. IASR. 2017；38(6)：109-12.

4) [No auters listed]：Case definitions for infectious conditions under public health surveillance. Centers for Disease Control and Prevention. MMWR Recomm Rep. 1997；46(RR-10)：1-55.[PMID:9148133]

5) 青木　眞：Memo 手掌に皮疹の出る感染症.レジデントのための感染症診療マニュアル. 第3版. 医学書院, 2015, p403.

6) 末木博彦：SJS/TENを見逃さないために. 医事新報. 2016；(4826)：26-31.

7) 渡辺秀晃, 他：Stevens-Johnson症候群 薬疹を極める(皮膚科診療プラクティス). 塩原哲夫, 他編. 文光堂, 2006, p43-8.

8) Mockenhaupt M, et al：Stevens-Johnson syndrome and toxic epidermal necrolysis：assessment of medication risks with emphasis on recently marketed drugs.The EuroSCAR-study. J Invest Dermatol. 2008；128(1)：35-44.[PMID:17805350]

9) Abe J, et al：Analysis of Stevens-Johnson syndrome and toxic epidermal necrolysis using the Japanese Adverse Drug Event Report database. J Pharm Health Care Sci. 2016；2：14.[PMID:27330825]

10) Bastuji-Garin S, et al：Clinical classification of cases of toxic epidermal necrolysis, Stevens-Johnson syndrome, and erythema multiforme. Arch Dermatol. 1993；129(1)：92-6.[PMID:8420497]

11) Auquier-Dunant A, et al：Correlations between clinical patterns and causes of erythema multiforme majus, Stevens-Johnson syndrome, and toxic epidermal necrolysis：results of an international prospective study. Arch Dermatol. 2002；138(8)：1019-24.[PMID:12164739]

12) Sassolas B, et al：ALDEN, an algorithm for assessment of drug causality in Stevens-Johnson Syndrome and toxic epidermal necrolysis：comparison with case-control analysis. Clin Pharmacol Ther. 2010；88(1)：60-8.[PMID:20375998]

13) Garcia-Doval I, et al：Toxic epidermal necrolysis and Stevens-Johnson syndrome：does early withdrawal of causative drugs decrease the risk of death? Arch Dermatol. 2000；136(3)：323-7.[PMID:10724193]

14) Bastuji-Garin S, et al：SCORTEN：a severity-of-illness score for toxic epidermal necrolysis. J Invest Dermatol. 2000；115(2)：149-53.[PMID:10951229]

15) Guégan S, et al：Performance of the SCORTEN during the first five days of hospitalization to predict the prognosis of epidermal necrolysis. J Invest Dermatol. 2006；126(2)：272-6.[PMID:16374461]

16) 平原和久：DIHSを見逃さないために. 医事新報. 2016；(4826)：32-7.

17) 橋本公二：話題の感染症 薬剤性過敏症症候群とヒトヘルペスウイルス6. Mod Media. 2010；56(12)：305-10.

18) Roujeau JC, et al：Severe adverse cutaneous reactions to drugs. N Engl J Med. 1994；331(19)：1272-85.[PMID:7794310]

19) Tohyama M, et al：Severe hypersensitivity syndrome due to sulfasalazine associated with reactivation of human herpesvirus 6. Arch Dermatol. 1998；134(9)：1113-7.[PMID：9762024]

20) Suzuki Y, et al：Human herpesvirus 6 infection as a risk factor for the development of severe drug-induced hypersensitivity syndrome. Arch Dermatol. 1998；134(9)：1108-12.[PMID：9762023]

21) Tohyama M, et al：Association of human herpesvirus 6 reactivation with the flaring and severity of drug-induced hypersensitivity syndrome. Br J Dermatol. 2007；157(5)：934-40.[PMID：17854362]

22) Stern RS：Clinical practice. Exanthematous drug eruptions. N Engl J Med. 2012；366(26)：2492-501.[PMID：22738099]

23) Lesterhuis WJ, et al：Acute generalised exanthematous pustulosis mimicking septic shock. Am J Med. 2004；116(8)：574-5.[PMID：15063828]

24) Torres MJ, et al：Nonimmediate allergic reactions induced by drugs：pathogenesis and diagnostic tests. J Investig Allergol Clin Immunol. 2009；19(2)：80-90.[PMID：19476012]

25) Fine PE：Herd immunity：History, theory, practice. Epidemiol Rev. 1993；15(2)：265-302.[PMID：8174658]

26) Biggerstaff M, et al：Estimates of the reproduction number for seasonal,pandemic, and zoonotic influenza：a systematic review of the literature. BMC Infect Dis. 2014；14：480.[PMID：25186370]

27) Hamborsky J, et al, ed：Measles. Epidemiology and Prevention of Vaccine-Preventable Diseases. 13th ed. Public Health Foundation, 2015.

28) Mina MJ, et al：Long-term measles-induced immunomodulation increases overall childhood infectious disease mortality. Science. 2015；348(6235)：694-9.[PMID：25954009]

29) WHO：Manual for the laboratory diagnosis of measles and rubella virus infection 2nd edition. [https://www.who.int/ihr/elibrary/manual_diagn_lab_mea_rub_en.pdf]

30) Kimura H, et al：The Association Between Documentation of Koplik Spots and Laboratory Diagnosis of Measles and Other Rash Diseases in a National Measles Surveillance Program in Japan. Front Microbiol. 2019；10：269.[PMID：30833942]

31) 国立感染症研究所 感染症疫学センター：医療機関での麻疹対応ガイドライン. 第7版. 2018. [https://www.niid.go.jp/niid/images/idsc/disease/measles/guideline/medical_201805.pdf]

32) 国立感染症研究所 感染症疫学センター：風疹流行に関する緊急情報：2018年10月17日現在. [https://www.niid.go.jp/niid/images/epi/rubella/181017/rubella181017.pdf]

33) Banatvala JE, et al：Rubella. Lancet. 2004；363(9415)：1127-37.[PMID：15064032]

34) 国立感染症研究所：医療機関における風しん対策ガイドライン 平成26年3月 平成26年4月3日一部改訂. [https://www.niid.go.jp/niid/images/idsc/disease/rubella/kannrenn/iryoukikann-taisaku.pdf]

35) 国立感染症研究所：2017年度風疹予防接種状況および抗体保有状況ー 2017年度感染症流行予測調査（暫定結果）. IASR. 2018；39：39-41.

36) Oiwa H, et al：Clinical findings in parvovirus B19 infection in 30 adult patients in Kyoto. Mod Rheumatol. 2011；21(1)：24-31.[PMID：20680378]

37) Heegaard ED, et al：Human parvovirus B19. Clin Microbiol Rev. 2002；15(3)：485-505.[PMID：12097253]

38) Gutermuth J, et al：Papular-purpuric gloves and socks syndrome. Lancet. 2011；378(9786)：198.[PMID：21742170]

39) Keller MA, et al：Passive immunity in prevention and treatment of infectious diseases. Clin Microbiol Rev. 2000；13(4)：602-14.[PMID：11023960]

| Column | 筆者のしくじり「芳香族アミン構造を持つ抗てんかん薬の交差反応に注意！」 |

フェニトイン，フェノバルビタール，カルバマゼピン，ラモトリギンは芳香族アミン構造を持つ抗てんかん薬です。フェノバルビタール，フェニトイン，カルバマゼピンで過敏症が起きた患者のうち，70〜80％で他剤にも交差反応を起こすとされます[1]。また，フェノバルビタール，フェニトイン，カルバマゼピン，ラモトリギンは互いに20〜70％で交差反応があります[2]。

筆者自身，AGEP（急性汎発性発疹性膿疱症）を起こした患者さんで被疑薬の抗痙攣薬を変更する際に，この交差反応のことを知らずに芳香族アミン構造を持つ抗てんかん薬同士で変更してしまい，皮疹がよくならず，最終的には患者さんを失ってしまった苦い経験があります。

ゾニサミドやバルプロ酸は構造式が異なるため，安全に使うことができます。

文献

1) Shear NH, et al：Anticonvulsant hypersensitivity syndrome. In vitro assessment of risk. J Clin Invest. 1988；82(6)：1826-32.[PMID：3198757]
2) Hirsch LJ, et al：Cross-sensitivity of skin rashes with antiepileptic drug use. Neurology. 2008；71(19)：1527-34.[PMID：18981374]

I章 成人の"かぜ"のみかた

19 気道症状 無し 関節痛型

症例①：特に既往歴がない38歳女性

【現病歴】

10日前に38.8℃の発熱があり，1日で解熱した。5日前から両側上肢に蕁麻疹が出現し，両膝，両足関節，両手PIP関節，MCP関節，手関節，肘関節の腫脹と動かしたときの痛みを自覚するようになった。今朝から，両手指からMCP関節のこわばりが出現したため内科外来を受診した。13歳，5歳，4歳の子どもがおり，子どもの幼稚園でリンゴ病が流行っているとのこと。

【来院時身体所見】

体温37.4℃，両膝，両足関節，両手PIPからMCP関節，手関節，肘関節の腫脹，軽度の圧痛あり，両下肢内側，両上肢に紅斑あり。両側下腿に浮腫あり。白血球数 3,500/μL（Neut 71.5％，Lymph 19.1％，Mono 5.7％，Eosino 2.6％，Baso 1.0％），Hb 10.3g/dL，MCV 76.8fL，血小板数 28.0万/μL，肝酵素上昇なし，腎機能・電解質異常なし，CRP 0.61mg/dL，リウマトイド因子5.0IU/mL，抗核抗体40倍，CH50 12U/mL以下。

【経過】

後にヒトパルボウイルスB19 IgM抗体 8.17（＋）と判明した。2週間後再診時，症状は軽快していたが，「今度は夫に同じような症状が出ています」とのことだった。

【診断】パルボウイルスB19感染症

症例②：特に既往歴がない53歳男性

【現病歴】

来院2日前の午後から首の後ろ，左肩，左下肢が痛く，仕事を早退した。翌日，病院を受診し鎮痛薬と湿布を処方され帰宅した。

来院当日は朝から食欲がなく水分をとるだけだった。21時頃に自分でコップに水を入れて飲もうとしているのに手が震えて水が口からこぼれて飲めていないことに母親が気づいた。どうしたのか？　とたずねても頷くなどしかできなかった。その後も身体の震えや，えずく様子があったため，病院に行ったほうがいいと母親が言ったが，首を振って拒否していた。

24時頃，うめき声が聞こえたので家族が見に行くと，うめきながら震えており，呼びかけに応じなかったので救急搬送され，入院した。

【来院時身体所見】

血圧96/69mmHg，脈拍155回/分，呼吸数38回/分，体温36.6℃，SpO$_2$ 90%（room air），開眼しているが，こちらの呼びかけには反応せずうめき声をあげるのみ。眼球結膜黄染あり，胸腹部異常なし，関節腫脹なし，皮疹なし。

血液検査：白血球数 2,100/μL，Hb 13.8g/dL，血小板数 3.1万/μL，PT-INR1.78，APTT49.5秒，D-dimer 16.7μg/mL，AST66U/L，ALT25U/L，LD416U/L，CK 2166U/L，BUN 49.3mg/dL，Cre1.5mg/dL，Na 122mEq/L，K4.4mEq/L，Cl85mEq/L，Glu701mg/dL，CRP7.1mg/dL。

髄液検査：細胞数524/μL（多核球86%，単核球14%），蛋白349mg/dL，糖331mg/dL。

【経過】

敗血症性ショック，細菌性髄膜炎と診断し，バンコマイシン，セフトリアキソン，アシクロビル，カテコラミンを開始した。入院翌朝の血液培養2セットから連鎖球菌が検出され，クリンダマイシンを追加したが，状態は改善せず，入院5日目未明に死亡した。血液培養の最終結果はC群β溶血性連鎖球菌だった。

【診断】劇症型溶血性連鎖球菌感染症，細菌性髄膜炎

病型の説明と診断のポイント

関節痛を主訴に来院します。関節痛なのか，炎症（発赤，腫脹，熱感，関節の可動域制限）を伴っている関節炎なのかを区別します。

痛いのが本当に関節なのか，皮膚，腱，靭帯，滑液包，筋肉，骨なのか関節周囲を丁寧に触診して確かめます。関節周囲に問題がなさそうなのに痛みを訴える場合は神経痛や放散痛を考えます。

原因を鑑別する上では，単関節炎（1つの関節）なのか，少関節炎（2〜4つの関節）なのか，多関節炎（5つ以上の関節）なのか，病変のある関節の数で大まかに分類されます。少関節炎は病変の分布が非対称性に，多関節炎では対称性に分布することが多いようですが，初期には非対称性に見えることもあります。

急性単関節炎（痛）の原因は，化膿性関節炎，結晶性関節炎，その他の3つ

290 I章 成人の"かぜ"のみかた

に分けて考えます（**表1**）[1]。また，少関節炎，多関節炎の原因で比較的頻度の高いものを**表2**にまとめました[2]。より網羅的に調べる際には成書[2]を参照して下さい。

表1　急性単関節炎（痛）の鑑別診断

- 化膿性関節炎
- 結晶性関節炎：痛風，偽痛風
- その他：炎症性（通常多関節炎だが，初期は単関節炎から始まることがある）
　　　　　外傷性
　　　　　悪性腫瘍
　　　　　関節血腫→外傷性でなければ，凝固障害によるもの

（文献1より作成）

表2　比較的頻度が高い多関節炎（痛）の原因

対称性多関節炎	● 関節リウマチ ● 多発筋炎 ● SLE（全身性エリテマトーデス） ● リウマチ性多発筋痛症 ● 全身性強皮症
非対称性少関節炎	● 感染性心内膜炎 ● 反応性関節炎 ● 強直性脊椎炎 ● ベーチェット病 ● 乾癬性関節炎 ● 炎症性腸疾患に伴う関節炎
その他	● 淋菌によるもの1つ：播種性淋菌感染症 ● スピロヘータによるもの2つ：ライム病，2期梅毒 ● ウイルスによるもの3つ：HIV，肝炎ウイルス（B型，C型），パルボウイルスB19 ● その他4つ：浸潤性（サルコイドーシス，アミロイドーシス，結節性痛風），成人スティル病，リウマチ熱，血管炎

（文献1をベースに文献2の記載を追加して筆者が改変）

パルボウイルスB19感染症（伝染性紅斑）

　前項（Ⅰ章**18**➡p.284）で述べたように，成人では皮疹が目立たず，関節痛がメインの症状になることが多いです。

　関節痛は2～4週間で自然に軽快しますが，リウマトイド因子や抗核抗体が陽性化したり補体が低下することがあり，知らないと関節リウマチやSLE

と間違えかねません。

多関節痛を訴える患者で関節リウマチの初期かも？　と思い浮かんだときには，「リンゴ病」患者との接触歴を確認するようにしましょう。

見逃したくないもの

なんと言っても化膿性関節炎です。化膿性関節炎の原因は大きく分けると，血行性に関節に播種して起こるものと，細菌が関節周囲の組織から直接波及（手術，外傷，咬傷，関節穿刺など）して起こるものの2通りに分かれます。特に，関節穿刺を受けた後に関節が腫れてきた場合は，必ず化膿性関節炎から考えるべきです。結晶性関節炎の既往があることは，化膿性関節炎の可能性が低くなります（陽性尤度比0.19）[3]が，病歴や身体所見のみで化膿性関節炎を否定することはできません（表3）[4]。基本的に関節穿刺が必要です。治療の遅れは不可逆的な関節のダメージや死亡リスクの上昇につながります[5]。関節洗浄が必要になる場合もありますので，疑ったらなるべく早く

表3　化膿性関節炎を示唆する病歴の診断精度

	感度（%） （95%CI）	特異度（%） （95%CI）	陽性尤度比 （95%CI）	陰性尤度比 （95%CI）
80歳以上	18.9 （8.0〜35.2）	94.6 （93.9〜95.2）	3.5 （1.8〜6.9）	0.9 （0.7〜1.0）
糖尿病あり	10.8 （3.0〜25.4）	96.0 （95.4〜96.5）	2.7 （1.0〜6.8）	0.9 （0.8〜1.0）
関節リウマチあり	67.6 （50.2〜82.0）	72.5 （71.2〜73.8）	2.5 （2.0〜3.1）	0.5 （0.3〜0.7）
3カ月以内の関節手術歴あり	24.3 （11.8〜41.2）	96.5 （95.9〜97.0）	6.9 （3.8〜12.4）	0.8 （0.7〜0.9）
人工関節（股，膝）あり	59.5 （42.1〜75.3）	87.0 （86.0〜87.9）	4.6 （3.5〜6.0）	0.5 （0.3〜0.7）
人工関節なし，皮膚感染症あり	32.4 （18.0〜49.8）	88.4 （87.5〜89.3）	2.8 （1.8〜4.5）	0.8 （0.6〜1.0）
人工関節（股・膝）あり＋皮膚感染症あり	24.3 （11.8〜41.2）	98.4 （98.0〜98.7）	15.0 （8.2〜27.6）	0.8 （0.6〜0.9）

（文献4より筆者が計算）

I章　成人の"かぜ"のみかた

整形外科のある総合病院へ紹介するのがよいと思います[6]。

　血行性に起こる場合は，感染性心内膜炎からの播種が多いですが，症例②のように，重度の菌血症（溶連菌や黄色ブドウ球菌）がある患者で，当初関節炎の所見が明らかではないものの，身体のあちこちを痛がり，あっという間に亡くなってしまうという人をたまに経験します。初期の段階で医療機関を受診しても，非特異的な痛みに対して，湿布薬や鎮痛薬，ブロック注射などで対応されていて，発熱などの感染徴候がはっきりしてきたときには既に手遅れで，すぐに亡くなってしまいます。後から病歴を振り返っても，自分が初期の段階で診療したとして気づけただろうか，と思うほど非特異的な全身の痛みから始まり，急激に悪化します。俗にA群溶連菌は壊死性筋膜炎を起こしたときに急激に悪化している様子から「人食いバクテリア」と称されます（A群ほどではありませんが，C群やG群も時に激烈な感染症を起こすことがあります）。頻度が高いわけではありませんが，筆者は「非特異的な全身の痛み」をみたら「人食い的な」劇症型感染症の可能性を思い浮かべるようにしています。

Point	➡急に関節が腫れてきたら化膿性関節炎の可能性から考える
	➡非特異的（ひとくいてき）な全身の痛みを訴える患者をみたら，「人食い的（ひとくいてき）」な感染症ではないかと考えてみる

治療の考え方：抗菌薬を使うべき病態，使わなくてもよい病態

　化膿性関節炎や感染性心内膜炎では抗菌薬が必須ですが，原因菌の同定が大切になりますので，血液培養，関節液培養を採取後に治療を開始したいところです。すぐに関節穿刺ができない状況では，血液培養を2セット以上採取の上，抗菌薬開始もやむなしです。それでも，化膿性関節炎の場合，関節液のドレナージが必須なので，できる限り早く整形外科に紹介したほうがよいです[6]。

19 気道症状無し 関節痛型　**293**

具体的な処方例

化膿性関節炎を疑う場合

▶セファゾリン 1回2g, 8時間毎点滴

または

▶バンコマイシン 1回2g, 12時間毎点滴（特に, 最近の関節手術歴や人工関節がある場合はMRSAやMRSEをカバーする必要性が高い）

漢方薬で対処するなら

　上述の通り関節痛が主訴の場合は慎重な鑑別と, 時に迅速な対応が必要となります。重篤な原因ではなく, 確かにかぜに伴う関節痛だと診断した, という前提での漢方選択をお話しします。

　かぜの関節痛を漢方的に解釈すると, 漢方では関節痛を伴っている間をかぜの発症最初期ととらえ, 関節痛が消失すると中期以降に移行したと考えます（I章9, 表2➡p.39）。特に, 悪寒に加え, 全身に及ぶ関節痛の存在は闘病反応が血気盛んな状態と考えられ, 麻黄湯を使うことが多くなります。また, 軽い関節痛がまだ残っているがその他の要素は中期以降に移行しているという混在した状態の場合もあります。その場合は柴胡桂枝湯を使います。I章9を再度参照して下さい。

文 献

1) Saint S, et al, ed：The Saint-Chopra Guide to Inpatient Medicine. 4th ed. Oxford University Press, 2018.
2) Klippel JH, et al, ed：Primer on the Rheumatic Diseases. 13th ed. Springer, 2008.
3) Couderc M, et al：Predictive value of the usual clinical signs and laboratory tests in the diagnosis of septic arthritis. CJEM. 2015；17(4)：403-10.[PMID:25819038]
4) Kaandorp CJ, et al：Risk factors for septic arthritis in patients with joint disease. A prospective study. Arthritis Rheum. 1995；38(12)：1819-25.[PMID:8849354]
5) Mathews CJ, et al：Bacterial septic arthritis in adults. Lancet. 2010；375(9717)：846-55.[PMID:20206778]
6) Daynes J, et al：Adult Native Septic Arthritis in an Inner City Hospital：Effects on Length of Stay. Orthopedics. 2016；39(4)：e674-9.[PMID:27111073]

I章 成人の"かぜ"のみかた

20 いつもの "かぜ" と同じですか?

　ここまで"かぜ"をいろいろと分類してきました。「なんだかいろいろ場合分けがあってややこしい，『せき，はな，のど』の3つの症状が同時に同程度ってそんなのわかるのか？」という感想があるかもしれません。

　そんなときには患者さんにこう聞いてみましょう。

　「いつもの"かぜ"と同じですか？」

　大人であれば誰でも1回くらいはかぜにかかったことがあるでしょう。頻度的には圧倒的に普通感冒が多いはずです。いつものかぜと同じと言われれば普通感冒でしょうし，喉の痛みが強ければ咽頭炎型，咳が強ければ気管支炎型です。普段のかぜでは頭がこんなに痛くなることはないのに，今回のかぜは頭痛がひどいです，と言われれば副鼻腔炎か髄膜炎を考えましょう。関節や背中，腰が痛い，こんなに身体がだるいのは普通じゃないという訴えなら高熱のみ型か微熱・倦怠感型です。

　例外はもちろんありますが，まずはそれくらい大雑把でかまいませんから「どれっぽいかな？」と考えてみましょう。

いつもの "かぜ" と同じですか？

いつものかぜと比べて
- 同じくらい➡せき，はな，のど型（普通感冒）
- 喉が痛い➡のど型（急性咽頭・扁桃炎）
- 咳が強い➡せき型（急性気管支炎）
- 頭が痛い➡はな型（急性鼻・副鼻腔炎）
- 関節，背中，腰が痛い，身体がだるい➡高熱のみ型，微熱・倦怠感型

---

20 いつもの"かぜ"と同じですか？　　**295**

II 章

小児の
"かぜ"のみかた

1 せき，はな，のど型（普通感冒）

症例：2歳男児

保育園に通園している。2日前から鼻汁が出現。受診前日から軽度湿性咳嗽と咽頭痛，37℃台の微熱が出現したため，小児科一般外来を受診した。バイタルサインに大きな問題なく，笑顔がみられるなど全身状態も良好。身体所見上は咽頭に発赤を認めるが，白苔の付着などは認めない。

病型の説明と診断のポイント

咳嗽，鼻水，咽頭痛が「同時に」「同程度」認められるタイプです。このタイプは乳幼児には比較的少なく，学童期以降に多い病型です。これは乳幼児では経験的に鼻汁，発熱などの症状のほうが前面に出やすいことや，咽頭痛の訴えができないため，咽頭炎を認知しにくいことが原因と思われます。特に乳幼児では，啼泣によって咽頭が軽度に赤く見えることもあるため，より判断が難しくなります。学童期以降になれば，訴えもしっかりできるようになり，より容易に診断できるでしょう。つまり本人の訴えがせき，はな，のど型であれば，ウイルスによる感冒と積極的に診断することが可能です。

ウイルス性の上気道炎の自然経過は図1[1]のようになっています。5つの

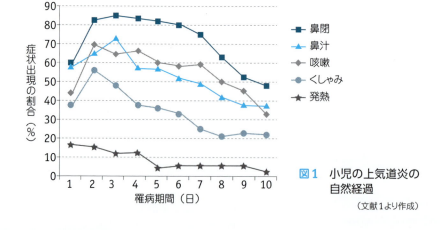

図1　小児の上気道炎の自然経過

（文献1より作成）

症状の出現率はまちまちですが,共通して言えるのは,「症状は発症して2～3日でピークとなり,その後は"悪化傾向がなく"横ばい,もしくは改善傾向になる」ということです。1週間程度経過しても,おおよそ半数で発熱以外の上気道症状が残存しており,多少改善が遅くとも悪化傾向さえなければ,自信をもって経過観察をしてよいと思います。

見逃したくないもの

この3つが「同時に」「同程度」存在すれば,ウイルス感染症と考えてよいでしょう。特に見逃してはいけない疾患はありません。ただし上気道症状が出現して2～3日で全身状態が悪化した場合には細菌感染を想起する必要があります。**具体的には,肺炎,尿路感染症,細菌性髄膜炎**です。

昔から"かぜがこじれて肺炎になる"と言われますが,小児では時にウイルス感染症に細菌性肺炎を合併するケースを経験します。この傾向は年齢が低いほど顕著です。たとえば生後6カ月の男児のRSウイルスによる上気道炎で,大量の鼻汁による哺乳量の低下により入院加療となったとします。もちろんウイルス感染症ですから,抗菌薬は不要です。しかし経過中のある日を境に急速に悪化することがあります。図2のようなイメージです。通常のウイルス感染症であれば,発症後2～3日も経過すると症状のピークを越え

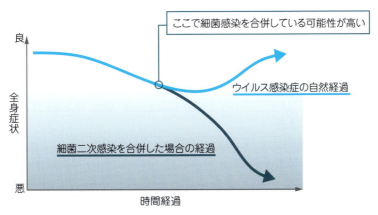

図2　細菌二次感染の合併

て改善傾向になるはずが，むしろ悪化してしまうというものです。肺炎を合併しますので熱も一段階高くなり，呼吸状態・全身状態ともに悪化してしまいます。乳幼児のこのような肺炎の合併は，痰の喀出能力が低く，大量の鼻汁が気管に垂れ込んでしまうために起こるのではないかと考えています。鼻汁が大変多くなるRSウイルスでは肺炎の合併に注意が必要です。鼻汁の垂れ込みが原因ですので，頻回の鼻汁吸引が予防に有効だと思います。

　次に尿路感染症ですが，ウイルス感染症なのになぜ尿路感染症の合併に注意が必要なのか疑問に思われるかもしれません。しかし，細菌性腸炎や中耳炎，上気道炎，非特異的な皮疹が認められた場合でも，約3%に尿路感染症がみつかったという研究もあるため[2, 3]，感冒症状があっても発熱が長引くときや全身状態が悪い場合などには，尿検査を行う必要があると思います。ただし，感冒症状がある小児全員を対象に尿路感染症のスクリーニングを行うのは現実的ではありませんので，「尿路感染症のリスクが高い集団では尿検査を行う」という方針が妥当と思いますし，筆者も実際そのようにしています。

　また細菌性髄膜炎では，しばしば上気道症状が先行するということが知られているので，たとえ上気道症状が明確にあっても，重症感がある場合は髄膜炎の可能性も念頭に置く必要があります。

　以上のように，たかが"かぜ"でも時に予想外の細菌感染症が紛れ込むことがありますが，かぜの自然経過をよく理解していれば，予想とは異なる経過をとった場合に細菌感染を想起することは十分可能だと思います。

Point ➡ 小児でもせき，はな，のどの3症状が「同時に」「同程度」存在すれば，それは普通感冒である
➡ 2〜3日以内に改善しなければ，細菌感染症（肺炎，尿路感染症）の可能性を検討する
➡ 重症感が強ければ，細菌性髄膜炎も（稀だが）念頭に置く

治療の考え方：抗菌薬を使うべき病態，使わなくてもよい病態

ウイルス感染症ですので，抗菌薬は全例必要ありません。もちろん，肺炎を合併した場合や尿路感染症，細菌性髄膜炎の合併があった場合はそれぞれ抗菌薬が必要となります。

具体的な処方例

熱に対して

▶アセトアミノフェン（アンヒバ®坐薬，カロナール®など）10〜15mg/kg/回（頓用：1日4回まで）

坐薬や散剤，シロップ，錠剤などの剤形は親と相談して決めることが多いです。投与間隔は4〜6時間です。

鼻汁に対して

鼻汁に対してですが，実は小児ではあまりいい薬はありません。よく使われるムコダイン®，ムコソルバン®にもエビデンスはありません。いずれも痰や鼻汁を出しやすくしたり，鼻閉を和らげたりする効果があるようですが，鼻汁を止める効果はありません。エビデンスがあるのは第1世代の抗ヒスタミン薬のみです。第1世代の抗ヒスタミン薬は，小児においては痙攣を誘発しやすいなどの副作用の懸念が強いため，原則処方しないほうがよいと思います。

近年症状を緩和する可能性がある方法として，いくつか選択肢があります。

（1）ホットドリンク

30人ほどで調査された小規模の研究ですが[4]，70℃に温めたリンゴ・カシス味のジュースと室温のジュースを飲んでもらって，比較したところ，鼻腔通気度検査の結果としては2群間に有意差はみられませんでしたが，患者の自覚症状は2群間で有意差をもって改善した，というものでした。この研究の対象患者は18歳以上の患者であり，乳幼児に70℃の飲み物を与えるこ

1せき，はな，のど型（普通感冒） **301**

とは難しいと思いますが，冬場であれば，温かい飲み物を与えることは，有害事象もありませんので，お勧めしてもよいかもしれません。

（2）鼻腔洗浄

以前から生理食塩水による鼻腔洗浄には症状緩和の効果があるかもしれないと指摘はされていましたが，はっきりとした結論は得られていませんでした。しかし2015年のコクランレビューで，急性上気道炎の症状を緩和する可能性が指摘されています。3つの小児のRCT，2つの成人のRCTを対象にしたメタ分析ですが，生理食塩水による鼻腔洗浄によって自覚症状の改善が認められています。この報告では副作用の報告はあまりありませんが，乳幼児だと鼻腔洗浄の手技そのものを子どもが嫌がってしまったり，痛みを訴えたり，という有害事象があるようです。プールに入っていて鼻に水が大量に入ったときに，ツーンとする，あの感じですね。

鼻腔洗浄の方法[5]ですが，

▶生理食塩水を用意（自宅で9％食塩水を作って頂いてもよいと思います）。

▶鼻腔洗浄器を用意。

▶顔を横向きに傾け（図3参照），上側の鼻腔から生理食塩水をゆっくり流します。このとき鼻で呼吸をしないように，口呼吸をするように心がけます。子どもにする場合は，「アー」と言いながら，行うとよいと思います。

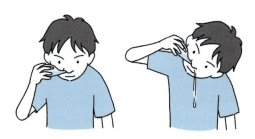

図3　鼻腔洗浄の方法

最初は1日1回，調子がよければ，1日2回までは行ってもよいと思います。あまり回数が多すぎると，かえって鼻粘膜を傷つけてしまう可能性があります。

さて，実際に筆者がこの方法を小児科でやったことがあるかというと，

やったことはありません。当院でも小児では行っておりません。正直子ども
がこの方法ができるかと言われると，かなりの勢いで嫌がられそうで，自宅
で両親にやってもらうのは，難易度が高そうですね。大きな有害事象はない
ので，試してみてもよいと思いますが，実際には乳幼児を対象に行うのは難
しいと思います。

　さて，鼻汁を緩和する効果が明らかな内服薬はありませんが，保護者にど
うしてもとせがまれた場合には，

▶ムコダイン®DS50%　10mg/kgを1日3回

▶小児用ムコソルバン®DS1.5%　0.3mg/kgを1日3回

などを処方しますが，おそらくお茶を濁す程度の効果しかないでしょう。

　ちなみに米国小児科学会の推奨は鼻腔洗浄と鼻汁吸引のみで，どんな薬剤
も鼻汁を取り除くことはできない，と明記されています[6]。

咳に対して

　咳嗽は基本的には止めないほうがよいのですが，咳嗽がひどく眠れないよ
うなときには鎮咳薬の処方も検討してよいと思います。小児で頻用されてい
るのはアスベリン®，メジコン®などですが，アスベリン®はほとんど効果が
見込めないので，本当に咳を止めないといけない場合はメジコン®が使われ
ていることが多いと思います。しかし近年ハチミツがメジコン®と同等に鎮
咳作用があるということがわかってきたため，咳止めの効果を期待するなら
副作用のないハチミツを保護者にお勧めしています（ただし，1歳未満では
ボツリヌス感染のリスクがあり禁忌）。（「 Column **咳止めとしてのハチミツ**」 ➡
p.145）

▶ハチミツ　2〜5歳　　 ：1/2 teaspoon（2.5mL）
　　　　　　6〜11歳　 ：1 teaspoon（5mL）
　　　　　　12〜18歳 ：2 teaspoons（10mL）

1せき，はな，のど型（普通感冒）　**303**

説明を「処方」する

症例への説明例

病状説明

ネガティブな説明：鼻水と咳があり，喉も赤いようです。典型的なかぜの症状です。ウイルスが原因で，残念ながら抗生物質は効果がありませんし，またかぜの特効薬もありません。

ポジティブな説明：一番の薬は時間だと思います。ご自宅でしっかりと休ませてあげて，水分をしっかりととるようにしていれば，2～3日で症状は軽くなり，1週間もすればすっかり元気になると思います。

ポジティブな推奨：薬は必ずしも必要ではありませんが，熱などの症状を緩和させることができるので，ご希望があれば処方します。

再診のタイミングの説明

基本的には自宅で安静にされていれば，もう一度病院を受診する必要はないと思いますが，ときどきかぜがこじれることがあります。

通常は2～3日で症状は改善傾向になるはずなので，2～3日で症状が改善しないようなら再度受診して下さい。

また水分があまりとれない，不機嫌な状態が長く続く，今はない新しい症状が出現するなど，何か気になることがあれば再度受診して下さい。

文献

1) Pappas DE, et al：Symptom profile of common colds in school-aged children. Pediatr Infect Dis J. 2008；27(1)：8-11.[PMID：18162930]

2) Hoberman A, et al：Prevalence of urinary tract infection in febrile infants. J Pediatr. 1993；123(1)：17-23.[PMID：8320616]

3) Shaw KN, et al：Prevalence of urinary tract infection in febrile young children in the emergency department. Pediatrics. 1998；102(2)：e16.[PMID：9685461]

4) Sanu A, et al：The effects of a hot drink on nasal airflow and symptoms of common cold and flu. Rhinology. 2008；46(4)：271-5.[PMID：19145994]

5) Rabago D, et al：Saline nasal irrigation for upper respiratory conditions. Am Fam Physician. 2009；80(10)：1117-9.[PMID：19904896]

6) Healthy Children org. from the American Academy of Pediatrics：Coughs and colds：Medicines or home remedies？ [http://www.healthychildren.org/English/health-issues/conditions/ear-nose-throat/pages/Coughs-and-Colds-Medicines-or-Home-Remedies.aspx]

Advanced Lecture 上気道炎と尿路感染症

ヒブワクチンと小児用肺炎球菌ワクチンの定期接種化により，小児科外来

で血液培養を提出する機会は激減しました。インフルエンザ菌と肺炎球菌は肺炎の重要な原因微生物であるため，肺炎の頻度も減少しており，相対的に尿路感染症を診断する重要性が高まっていると思います。

さて，成人では，「上気道症状があったのに腎盂腎炎だった」というパターンは多くはないですが，小児では比較的よく経験します。小児では中耳炎やRSウイルス感染症，細気管支炎などが認められていても，尿路感染症が0.7～11.4％に見つかったという研究があります[1-3]。そのため小児では，上気道症状があっても尿路感染症を積極的に疑う必要があるのです。しかし中耳炎の患者やRSウイルス感染症，細気管支炎の患児すべてで尿培養を提出するのは，あまり現実的ではありません。そのため筆者は，下記に該当する場合には上気道症状があっても尿路感染症を積極的に除外するようにしています。また成人とは異なり，月齢3カ月以上の小児であれば，バッグ尿での膿尿の感度は99％ですので[4]（ディップスティック法で白血球尿陽性または亜硝酸塩陽性または顕微鏡で白血球が5/HPF以上のいずれかを満たした場合），バッグ尿をスクリーニング検査として使用して頂いても問題はありません。

尿路感染症を積極的に疑うべき状況

・尿路感染症の既往がある
・38℃以上の発熱が2日以上持続している1歳未満の男児もしくは2歳未満の女児

ポイントは，上気道症状があっても，尿路感染症のリスクがないかどうかを常に頭の片隅に置いておき，リスクがあれば尿検査を躊躇しないことだと思います。

文 献

1) Shaw KN, et al：Prevalence of urinary tract infection in febrile young children in the emergency department. Pediatrics. 1998；102(2)：e16.[PMID:9685461]

2) Hoberman A, et al：Prevalence of urinary tract infection in febrile infants. J Pediatr. 1993；123(1)：17-23.[PMID:8320616]

3) Ralston S, et al：Occult serious bacterial infection in infants younger than 60 to 90 days with bronchiolitis：a systematic review. Arch Pediatr Adolesc Med. 2011；165(10)：951-6.[PMID:21969396]

4) McGillivray D, et al：A head-to-head comparison："clean-void" bag versus catheter urinalysis in the diagnosis of urinary tract infection in young children. J Pediatr. 2005；147(4)：451-6.[PMID:16227029]

1せき，はな，のど型（普通感冒）　**305**

Column 熱性痙攣があると解熱剤は使用してはいけない？

熱性痙攣の既往がある場合には解熱剤を使用してはいけない，と説明を受けておられる保護者がいます。解熱剤で熱が下がるのは問題ないが，解熱剤の効果が切れて熱が上昇してくるときに再び熱性痙攣が起こるため解熱剤を使用してはいけない，というものです。

熱性痙攣と解熱剤の使用に関してはかなりの研究がなされており，一部の小児科医の間で信じられている「熱の上がりはじめに痙攣が多い」という神話も実はまったく根拠はありません[1]。また解熱剤の使用が熱性痙攣の経過に影響を与えないことも，コクランレビューで言及されており[2]，「解熱剤自体は熱性痙攣の経過にはまったく影響を与えない！」というのが現時点での考え方です。しかし近年，日本からの報告で，アセトアミノフェンの経直腸投与によって，同じ発熱エピソード中の熱性痙攣発症リスクを低下させる可能性が指摘されました[3]。アセトアミノフェン投与群では同じ発熱エピソード中の痙攣発症率が9.1％であったのに対して，プラセボ投与群では23.5％と有意差が認められたのです。したがって，通常の発熱時と同様に解熱剤を処方しても問題はありませんし，むしろ処方したほうが熱性痙攣の予防が期待できるかもしれません。

文献

1) Berg AT：Are febrile seizures provoked by a rapid rise in temperature? Am J Dis Child. 1993；147(10)：1101-3.[PMID：8213683]

2) Meremikwu M, et al：Paracetamol for treating fever in children. Cochrane Database Syst Rev. 2002；(2)：CD003676.[PMID：12076499]

3) Murata S, et al：Acetaminophen and Febrile Seizure Recurrences During the Same Fever Episode. Pediatrics. 2018；142(5)：e20181009.[PMID：30297499]

II章 小児の"かぜ"のみかた

2 はな型（急性鼻・副鼻腔炎）

症例：2歳男児

来院2日前から続く38℃台の発熱，鼻汁，湿性咳嗽を主訴に来院した。来院当日の朝より鼻汁は膿性で黄色くなってきているとのこと。自宅では大好きなアンパンマンのDVDを見て過ごしており，食欲は落ちているが水分はよくとれている。湿性咳嗽は夜間やお昼寝など，横になっているときに多い。
体温38.3℃，脈拍105回／分，呼吸数28回／分。全身状態は良好で診察室内を興味深そうに見ている。咽頭には発赤や白苔の付着などの所見はなく，肺音にも異常所見を認めない。

病型の説明と診断のポイント

　この病型は微生物による炎症の主座が鼻粘膜にあるものです。したがって症状の主体は鼻汁となります。症状のピークは2〜3日で，時折気管支炎を併発して咳嗽が長引くことがありますが，症状の主体である鼻汁症状は基本的には1週間も経過すれば改善傾向になります。このような経過ではまず間違いなく原因微生物はウイルスです。

　小児では普段から鼻汁が出ている場合が多くあるため，鼻汁の出現時期を必ず確認することが重要です。受診時には熱と鼻汁があったが，実は鼻汁は1週間前から出ていて今回の受診理由となった発熱とは無関係……ということはしばしば経験します。鼻汁の出現時期は必ず尋ねるようにしましょう。

　さてこの病型は基本的にウイルス感染症ですが，細菌感染の関与がまったくないか，と言われると実はそうでもありません。急性細菌性副鼻腔炎でも症状はほとんど同じです。では急性細菌性副鼻腔炎とウイルス性副鼻腔炎をどのように区別すればよいのでしょうか。それには米国小児科学会の急性細菌性副鼻腔炎のガイドラインが参考になると思います。このガイドラインでは急性細菌性副鼻腔炎を次のように定義しています[1]。

2はな型（急性鼻・副鼻腔炎） **307**

A	鼻汁や後鼻漏，日中の咳嗽などの症状が"改善がないまま"10日間以上持続している。咳嗽は夜間に増悪することが多い。（持続性副鼻腔炎：persistent sinusitis）
B	39℃以上の発熱と膿性鼻汁が少なくとも3日以上持続し，重症感がある。（重症副鼻腔炎：severe sinusitis）
C	最初はウイルス性の上気道炎（第1相）があり，治癒しかけた第6・7病日頃に，38℃以上の再度の発熱や，日中の咳嗽・鼻汁などの呼吸器症状が増悪する（第2相）。（悪化する副鼻腔炎：worsening sinusitis）

前述のように急性鼻・副鼻腔炎型の"かぜ"では通常鼻汁症状は2～3日で，長引いても1週間以内には改善傾向となりますが，急性細菌性副鼻腔炎を合併すると1週間を超えて鼻汁症状が持続します。そのため鼻汁症状の持続時間でウイルス感染症か細菌感染症かを判断できると言えます。急性細菌性副鼻腔炎では，"改善傾向のない"上気道症状が持続し，むしろ悪化傾向すら認められるというのがポイントです（**A**）。

Point ➡急性鼻・副鼻腔炎型の"かぜ"では症状が1週間以内に改善傾向となるものはウイルス性，"改善のないまま"10日間以上持続するものを細菌性と判断する

Bで示した定義は皆さんがよくご存知の副鼻腔炎だと思います。頭痛や副鼻腔の叩打痛などのおなじみの症状が認められるのはこのタイプです。

また，上記診断基準の3つ目，"double sickening"や"biphasic illness"というのも細菌性副鼻腔炎を疑う有名な経過です。最初はウイルス性の上気道炎（第1相）があり，治癒しかけた第6・7病日頃に，再び発熱がみられたり呼吸器症状が増悪したりする（第2相）というものです（**C**）。

いずれにせよ，通常のウイルス感染症の自然経過から外れた場合に，急性細菌性副鼻腔炎を想起するということになります。

見逃したくないもの

鼻汁症状の出はじめの時期はまず間違いなくウイルス感染症です。全身状態に問題がない限り抗菌薬は不要です。逆に鼻汁が出現して2～3日で全身

状態が悪化した場合には，細菌感染を想起する必要があります。具体的には急性細菌性副鼻腔炎や尿路感染症，細菌性髄膜炎です。上気道症状があっても尿路感染症や細菌性髄膜炎の可能性があることは前述しました（Ⅱ章**1** ➡ p.299）。

　以上のように，たかが"かぜ"でも時に予想外の細菌感染症が紛れ込むことがありますが，やはりこの病型でもかぜの自然経過をよく理解することが重要です。

治療の考え方：抗菌薬を使うべき病態，使わなくてもよい病態

　このタイプでは基本的には抗菌薬は不要です。抗菌薬が必要な場合は急性細菌性副鼻腔炎，尿路感染症，細菌性髄膜炎を考えたときです。

具体的な処方例

　必ずしも処方は必要ではありませんが，わざわざ医療機関を受診された保護者の多くは処方を希望されることが多いと思います。筆者の場合は「かぜ薬は一応効果があると思いますが，気休め程度にしか効かないですよ」と説明しています。その上で処方を希望されれば，症状に応じて処方することになります。

熱に対して

▶アセトアミノフェン（アンヒバ®坐薬，カロナール®など）10〜15mg／kg／回
（頓用：1日4回まで）

鼻汁に対して

　鼻汁に対しては，前述した通りあまりよい薬はありません。第1世代の抗ヒスタミン薬は，小児においては痙攣を誘発しやすいなどの副作用の懸念が強いため，熱があるときには特に抗ヒスタミン薬は処方しないほうがよいと

2はな型（急性鼻・副鼻腔炎）　**309**

いうのも同じです。

保護者にどうしてもとせがまれた場合には，

▶ムコダイン®DS50%　10mg/kgを1日3回

▶小児用ムコソルバン®DS1.5%　0.3mg/kgを1日3回

抗ヒスタミン薬

▶d-クロルフェニラミンマレイン酸塩（ポララミン®）0.5mg/kgを1日3回

または

▶シプロヘプタジン（ペリアクチン®）1日0.15〜0.2mg/kgを3回分服

などを処方します。

咳に対して

抗ヒスタミン薬

▶d-クロルフェニラミンマレイン酸塩（ポララミン®）0.5mg/kgを1日3回

または

▶シプロヘプタジン（ペリアクチン®）1日0.15〜0.2mg/kgを3回分服

　この病型の咳嗽は前述した通り"後鼻漏"によるものなので，咳がひどい場合は第1世代の抗ヒスタミン薬が選択肢となります。鎮咳薬はあまり効果が見込めませんし，この病型では咳そのものを止める薬は使わないほうが賢明です。メプチン®などの気管支拡張薬はこの病型ではまったく効果が見込めないので，処方しないようにしましょう。

　細菌性鼻副鼻腔炎と診断したのであれば，第一選択薬はアモキシシリンになります。原因微生物の80％強が肺炎球菌とインフルエンザ菌ですので，第3世代セファロスポリンやアモキシシリン/クラブラン酸を処方したくなってしまいますが，第3世代セファロスポリンはバイオアベイラビリティーの点で問題があるため効果が弱く，アモキシシリン/クラブラン酸は，本来軽症である鼻副鼻腔炎に対して初回から処方するのはスペクトラムが広すぎるように思います。実際に米国小児科学会[1]でもアモキシシリンが第一選択薬となっており，筆者も高用量アモキシシリンで治療に失敗した経験は今の

ところありません。アモキシシリンがアナフィラキシーなどの理由で使用できない場合は，セファレキシンやアジスロマイシン，ST合剤，クリンダマイシンが代替薬となりますが，アジスロマイシンは肺炎球菌に対する感受性が低く，2017年のJANISのデータでは82.4%が耐性です。同様にクリンダマイシンも50.5%が耐性であるため，使用する場合はご自分の居住地域での肺炎球菌に対する感受性を確認しておくことをお勧めします。セファレキシンもアジスロマイシンもクリンダマイシンも使えない，という場合にはレボフロキサシンが適応となりえますが，スペクトラムが非常に広いため，どうしても代替薬がない場合にのみ限定して処方して下さい。

まだ質の高いRCTはありませんが，最適な治療期間について多くのガイドラインは，10～14日間か症状が改善してから7日間の治療を推奨しています。

鼻副鼻腔炎の治療薬まとめ

治療期間は10～14日間，あるいは症状が改善してから7日間（アジスロマイシンのみ3日間）。

(1) アモキシシリン（ワイドシリン®）1日80～90mg/kgを2回分服，10～14日間

(2) セファレキシン（ケフレックス®）1日50mg/kgを3回分服

(3) アジスロマイシン（ジスロマック®）1日10mg/kgを1回

(4) ST合剤 トリメトプリムとして（バクタ®，バクトラミン®）1日10mg/kgを2回分服

(5) クリンダマイシン（ダラシン®）1日30mg/kgを3回分服

説明を「処方」する

症例への説明例

病状説明：診察したところ，喉もそれほど赤くないですし，胸の音もきれいです。鼻水がしっかりあり，咳もあるようです。これらは典型的なかぜの症

2 はな型（急性鼻・副鼻腔炎）　**311**

状です。

ネガティブな説明：かぜはウイルスが原因で，残念ながら抗生物質は効果がありませんし，またかぜの特効薬もありません。

ポジティブな説明：一番の薬は時間だと思います。ご自宅でしっかりと休ませてあげて，水分をしっかりととるようにしていれば，2〜3日で症状は軽くなり，1週間もすればすっかり元気になると思います。

ポジティブな推奨：薬は必ずしも必要ではありませんが，熱などの症状を緩和させることができるので，ご希望があれば処方します。

ポジティブな推奨：寝ているときに痰が絡んだような咳が多いようですが，これは寝ているときに鼻水が後ろに垂れ込むために起こる咳なので咳止めは効きません。

もし夜間咳で何度も起きてしまうような場合は，アレルギーの薬が鼻水に効きますので飲ませてあげて下さい。

ただし，小さなお子さんでは副作用が心配なので，熱が上がってくるようなら鼻水の薬は飲まないようにして下さい。

再診のタイミングの説明：基本的には自宅で安静にされていればもう一度病院を受診する必要はないと思いますが，ときどきかぜがこじれることがあります。

通常は2〜3日で症状が改善してくるはずなので，2〜3日で症状が改善しないようなら再度受診して下さい。

また水分があまりとれない，不機嫌な状態が長く続く，今はない新しい症状が出現するなど，何か気になることがあれば再度受診して下さい。

文献

1) Wald ER, et al：Clinical practice guideline for the diagnosis and management of acute bacterial sinusitis in children aged 1 to 18 years. Pediatrics. 2013;132(1):e262-80. [PMID:23796742]

Column 慢性咳嗽の原因は？

　1歳2カ月の男児。1カ月前から咳が止まらず夜間も眠れていないということで，筆者の小児科外来を受診しました。これまでにいろいろな病院を受診して，様々な投薬を受けましたが，どれも効果がなかったとのことです。必要な予防接種はすべて接種済みでした。最近1カ月の間に処方された薬をお薬手帳で確認してみると……メプチン®，ホクナリンテープ®，ムコダイン®，

ムコソルバン®，アレジオン®，オノン®，クラリス®，メイアクト®，メジコン®などでした。診察時には呼吸音も問題なく，気管支拡張薬が無効なので喘息ではなさそうです。また，抗アレルギー薬が無効ですのでアトピー咳嗽の可能性も低そうです。1歳2カ月でワクチンも接種しているのであれば，百日咳の可能性も低く，マイコプラズマ気管支炎ならマクロライドがある程度効いてくれると思いますので，可能性はやはり低いでしょう。

　そこで母親に症状をよく聞いてみると……。機嫌は悪くなく，熱も出ていない。鼻水が非常に多い。咳嗽は日中は少なく，夜間やお昼寝のときに多く，頻回に目を覚ましてしまう。そして起きた直後は痰がよく絡む。そう，後鼻漏による咳嗽だったのです。高用量アモキシシリン（1日80～90mg/kgを2回分服）を処方し，母親に「おそらく早くて2～3日，遅くとも3～4日ほど経てば，ぐっすりと眠れるくらいに鼻水が減ってくると思います」と説明し，3日後に再診としました。再診時には「1カ月も治らなかったのに，嘘のようにしっかり眠ってくれるようになりました」と母親にとても喜ばれました。

　この症例が教えてくれることは，なぜ咳続いているのかという原因をしっかりと考えて，病歴をしっかりと聴取することの大切さ，それから小児では持続性鼻副鼻腔炎という疾患概念があることです。そしてやっぱり第3世代のセファロスポリンはあまり効かない，ということでしょうか。

　成人では10日以上症状が持続する鼻副鼻腔炎というのはあまりないと思いますが，小児（特に乳幼児）ではしばしば経験されます。

2 はな型（急性鼻・副鼻腔炎）　**313**

II章 小児の"かぜ"のみかた

3 のど型（急性咽頭・扁桃炎）

症例：6歳男児

受診前日からの発熱を主訴に一般小児科外来を受診した。
特に鼻汁，咳嗽などは認めない。咽頭は真っ赤に発赤し，扁桃に白苔の付着を認める。
右前頸部のリンパ節が2cm大に腫脹し，触れると圧痛がある。

病型の説明と診断のポイント

　急性咽頭・扁桃炎型は咽頭"だけ"に炎症があるものを指します。したがって，鼻汁もないですし，咳嗽もありません。感染のフォーカスの同定という意味では比較的診断は容易だと思います。臨床で悩むのは原因微生物の特定だと思いますが，小児における咽頭炎では成人とは異なり淋菌やHIVなどは普通お目にかかりません。したがってA群溶連菌によるものかどうかを，どのように診断（あるいは除外）するかが重要ということになります。小児における咽頭炎の原因の2〜3割がA群溶連菌，7〜8割がウイルスと言われています。成人では細菌性の頻度が5〜10％程度とされていますので，A群溶連菌による咽頭炎は小児の病気と言えると思います。A群溶連菌による咽頭炎の診断は"Centor criteria"（表1）[1]にのっとってポイント式で決定し，それにしたがって検査・治療方針を決めます。またA群溶連菌の潜伏期間は通常2〜4日程度ですので，潜伏期間に合致するタイミングでシックコンタクトがあれば診断の一助になると思います。

　さて，この論文が発表された当時は，スコアが4点以上ならとにかく治療する，というものでした。しかしその後McIsaacらは，スコア4点以上で検査を行わずに抗菌薬治療を行うと不必要な抗菌薬処方が増えてしまうため，スコアが高くても検査を行い，陽性例のみ治療するべきだと見解を変えました[2]。現在のガイドラインの多くも，臨床症状だけに基づいて抗菌薬を処方することを推奨しておらず，原則，検査陽性例のみ治療すべきであるという

314　II章 小児の"かぜ"のみかた

表1 modified Centor criteria

criteria		points
熱が38℃以上		1
咳がない		1
圧痛を伴う前頸部リンパ節腫脹		1
白苔を伴う扁桃炎		1
年齢	3〜14歳	+1
	15〜44歳	0
	45歳以上〜	−1

スコア	A群溶連菌による咽頭炎のリスク（%）	推奨される対応
≦0	1〜2.5	培養も抗菌薬も不要
1	5〜10	培養も抗菌薬も不要
2	11〜17	迅速検査して陽性のみ治療
3	28〜35	迅速検査して陽性のみ治療
≧4	51〜53	迅速検査して陽性のみ治療

（文献1より作成）

推奨に変わっています。

　成人と異なる小児の咽頭炎の特殊性として，

> 3歳未満だとリウマチ熱のリスクがきわめて低い
>
> 3歳未満だと軽度の鼻汁や咳嗽を伴うことがあり，典型的なA群溶連菌性咽頭炎（連鎖球菌性咽頭炎）の像をとりにくい

という2点があります。

　上記2点を理由に米国では3歳未満の乳幼児ではA群溶連菌の迅速検査や咽頭培養は一般的には行われていないそうですが，筆者はCentor criteriaで2点以上であれば3歳未満でもA群溶連菌の迅速検査を行い，陽性例では抗菌薬を処方しています。子を持つ親としてはやはり罹病期間の短縮は大きな意味がありますし，治療することによって保育園や幼稚園での伝播を軽減することもできますから，診断が確定していれば3歳未満でも治療する意味はあると考えています。

　また低年齢層では典型的な症状をとらないA群溶連菌性咽頭炎が多いという報告があります[3]。

3 のど型（急性咽頭・扁桃炎）　**315**

この論文ではCentor criteriaで4点でも，培養でA群溶連菌が検出された割合が13％と低いため，低年齢層では，Centor criteriaだけで抗菌薬の適応を決めてはいけないと考えられます。すなわち成人とは異なり，小児ではCentor criteriaで疑いの強い例でも迅速検査を確実に行い，確定例のみ治療するべきと思います。一方でCentor criteriaで2点未満と低い場合にもA群溶連菌が検出された割合が45％と多いため，Centor criteriaのスコアが低くても，A群溶連菌性咽頭炎を除外できません。しかし，3歳未満ではそもそも治療の適応についても議論があるところですので，この年齢層で非典型例を拾い上げてまで治療する意義は乏しいと思います。小児では高率にA群溶連菌を保菌しているため[4]，従来どおりCentor criteriaを参考にして，迅速検査の適応を判断し，陽性例を治療するというプラクティスが勧められます。

見逃したくないもの

小児で「咽頭炎だと思っていたら……」というパターンで見逃してはいけない疾患には，川崎病，咽後膿瘍，扁桃周囲膿瘍などがあります。特に川崎病は頻度も高いので要注意です。臨床症状では溶連菌感染症と川崎病の区別はかなり難しいと思います。A群溶連菌による咽頭炎であれば，ほとんどの場合抗菌薬開始の翌日に解熱します。長引いても2～3日です。したがってA群溶連菌による咽頭炎と診断して治療を開始したのに2～3日で解熱しない場合は川崎病，咽後膿瘍，扁桃周囲膿瘍などを想定する必要があります。迅速検査や咽頭培養でA群溶連菌が陽性となっても，迅速検査では偽陽性があったり，咽頭培養ではA群溶連菌のキャリアを捕まえてしまったりすることがあるので注意が必要です。

治療の考え方：抗菌薬を使うべき病態，使わなくてもよい病態

A群溶連菌による咽頭炎と診断すれば，抗菌薬が必要となります。Centor

criteriaで1点以下の場合，あるいは2点以上で迅速検査が陰性の場合，抗菌薬は不要です。

具体的な処方例

▶アモキシシリン（ワイドシリン®）1日40mg/kgを1〜2回分服，10日間
重度のペニシリンアレルギーがあれば，

▶アジスロマイシン（ジスロマック®）1日12mg/kgを1回，5日間
ただし，保険適用量は1日10mg/kgを3日間

または

▶クラリスロマイシン（クラリス®）1日15mg/kgを2回分服，10日間

または

▶クリンダマイシン（ダラシン®）1日20mg/kgを3回分服，10日間

　アジスロマイシンの投与量ですが，咽頭炎のガイドラインでは12mg/kg/日 分1を5日間投与となっています。これには理由があり，アジスロマイシンの総投与量が多いほど有効ということが，メタ分析で示されているからです[5]。このメタ分析では，10日間のペニシリンV内服とアジスロマイシン12mg/kg/日を5日間投与した場合，アジスロマイシン投与群のほうが細菌学的治癒率が5倍以上高かったとされており，このためA群溶連菌による咽頭炎に対してアジスロマイシンで治療する場合は，12mg/kg/日 分1を5日間投与が標準治療となっています。

　ちなみにこのメタ分析では10日間のペニシリンV内服とアジスロマイシン10mg/kg/日を3日間内服した場合では大きな差がなかったため，保護者への説明が億劫な方は10mg/kg/日を3日間でも悪くはないかもしれません。

　筆者の場合，A群溶連菌の咽頭炎でアモキシシリン以外を処方することはほとんどなく，アジスロマイシンを処方したことは数例しかありませんが，保護者に説明の上，12mg/kg/日を5日間内服してもらっています。

　また日本ではマクロライドが去痰薬のごとく処方されているために，マク

3 のど型（急性咽頭・扁桃炎）

ロライド耐性のＡ群溶連菌の頻度が高いことが想定されますから，マクロライドを処方するときは咽頭培養を行っておき，感受性結果を確認することが望ましいでしょう。

成人ではレボフロキサシンやクリンダマイシンなども代替薬として検討できますが，小児では安易なキノロンの使用は避けるべきですし，またクリンダマイシンは国内にはカプセルしかないため，カプセルが飲める年齢でなければ代替薬としては難しいと思います。

また近年，第3世代セファロスポリン内服5日間はペニシリン内服10日間と"同等"の治療効果があると報告されており，好んで処方されている現実がありますが，筆者は処方するべきではないと考えています。ペニシリンは安価かつ狭域スペクトラムであり，長年にわたって使用されてきた上での確立した有効性があります。ペニシリン耐性のＡ群溶連菌が存在しないことを考えると，狭域スペクトラムのペニシリンで治癒する疾患であえて広域スペクトラムのセファロスポリンを使用する意義を見出すことは到底できません。実際IDSAやAHAのガイドラインでもＡ群溶連菌の咽頭炎の第一選択薬としてはペニシリンが位置づけられており，セファロスポリンはたとえ5日間で治療できると言っても高価でかつ耐性菌を誘導するため，"許容できない"と明記されています[6, 7]。

さらに最近では，アモキシシリンの内服は1日1回，もしくは2回でも治療可能とされてきています[8]。アドヒアランスの問題でセファロスポリンが優位とされていますが，アモキシシリンの内服回数が1日1〜2回でも十分治療可能であることは朗報ではないでしょうか。Ａ群溶連菌による咽頭炎は基本的に小児で多い疾患です。小児で抗菌薬が処方されることが多いことをふまえると，安易に広域スペクトラムの抗菌薬で治療することなく，未来の子どもたちのために，使用できる抗菌薬をしっかりと残すことのほうが遥かに重要だと思います。

説明を「処方」する

症例への説明例

喉が真っ赤で，膿のような白いものが付着しています。

迅速検査でもA群溶連菌が陽性となりました。この病気はかぜの中でも唯一抗生物質が必要です。

ポジティブな推奨：幸いA群溶連菌には特効薬がありますので，内服すれば1〜2日ほどですぐに熱も下がると思います。

熱が下がらない場合は，A群溶連菌は実は喉に住んでいるだけで悪さをしておらず，違う病気であるか，あるいは喉の奥に膿がたまってしまっていることがあります。

具体的な再診の指示：2〜3日で症状が改善しない場合には，必ず再度受診するようにして下さい。

また稀に2〜3週間後くらいに腎炎を起こすことがありますので，血尿が出たり，足がむくんだりするようなことがあれば，再受診をして下さい。

文献

1) McIsaac WJ, et al:A clinical score to reduce unnecessary antibiotic use in patients with sore throat. CMAJ. 1998;158(1):75-83.[PMID:9475915]

2) McIsaac WJ, et al:Empirical validation of guidelines for the management of pharyngitis in children and adults. JAMA. 2004;291(13):1587-95.[PMID:15069046]

3) Roggen I, et al:Centor criteria in children in a paediatric emergency department:for what it is worth. BMJ Open. 2013;3(4):e002712.[PMID:23613571]

4) Hersh AL, et al:Principles of judicious antibiotic prescribing for upper respiratory tract infections in pediatrics. Pediatrics. 2013;132(6):1146-54.[PMID:24249823]

5) Casey JR, et al:Higher dosages of azithromycin are more effective in treatment of group A streptococcal tonsillopharyngitis. Clin Infect Dis. 2005;40(12):1748-55.[PMID:15909262]

6) Gerber MA, et al:Prevention of rheumatic fever and diagnosis and treatment of acute Streptococcal pharyngitis:a scientific statement from the American Heart Association Rheumatic Fever, Endocarditis, and Kawasaki Disease Committee of the Council on Cardiovascular Disease in the Young, the Interdisciplinary Council on Functional Genomics and Translational Biology, and the Interdisciplinary Council on Quality of Care and Outcomes Research:endorsed by the American Academy of Pediatrics. Circulation. 2009;119(11):1541-51.[PMID:19246689]

7) Bisno AL, et al:Practice guidelines for the diagnosis and management of group A streptococcal pharyngitis. Infectious Diseases Society of America. Clin Infect Dis. 2002;35(2):113-25.[PMID:12087516]

8) Wessels MR:Clinical practice. Streptococcal pharyngitis. N Engl J Med. 2011;364(7):648-55.[PMID:21323542]

Column 急性連鎖球菌性咽頭炎でペニシリンを処方する4つの理由

A群溶連菌による咽頭炎はself-limitedの疾患です。無治療でも発症後4日以内に改善傾向がみられ，7日以内に完全に治癒します。それなのになぜペニシリンを処方するのでしょうか？　主な理由は以下の4つです。

(1) リウマチ熱の予防のため：ペニシリンの投与によってリウマチ熱の発生率は激減しています。ちなみにpost-streptococcal acute glomerulonephritis（PSAGN）は予防できるというエビデンスがありません。

(2) 扁桃周囲膿瘍，咽後膿瘍，頸部リンパ節炎，乳様突起炎などの合併症の予防のため

(3) 症状を早く取るため：1日だけ症状が軽快するのが早くなると言われています。

(4) 伝染予防のため

このように，ペニシリンを処方するのは咽頭炎を治すため"だけ"ではありません。

ちなみにA群溶連菌による皮膚軟部組織感染症（膿痂疹や膿皮症）はリウマチ熱との因果関係は不明ですが，PSAGNとの因果関係はあります。UpToDate®には，咽頭炎の後では5〜10％に，皮膚感染症の後では25％にPSAGNが生じるという記載があります。咽頭炎の罹患2週間後にPSAGNのチェックのために尿検査を行っている方も多くいらっしゃると思います。非侵襲的な検査なので実施の是非についてはどちらでもよいと思いますが，伝染性膿痂疹後にもリスクがあることは知っておく必要があるでしょう（咽頭炎後"だけ"に尿検査を行うのは片手落ち？　かもしれません）。

Ⅱ章 小児の"かぜ"のみかた

4 せき型（急性気管支炎）

症例：1歳2カ月女児

2日前からの発熱，鼻汁，咳嗽を主訴に小児科外来を受診した。

2日前は発熱と鼻汁が症状の主体であったが，本日より咳嗽が悪化。夜間は頻回の咳嗽のために入眠できなかったとのこと。食欲はないが，水分はとれている。

バイタルサインでは体温38.5℃，呼吸数30回／分，SpO_2 96％。身体所見では咽頭の発赤を認め，聴診上rhonchiを認める。

病型の説明と診断のポイント

　急性気管支炎も基本的にはウイルス感染症です。最初の1～2日は発熱と鼻汁，咽頭痛などの上気道症状があり，その後感染部位が徐々に気管支へ拡大して咳嗽が主体の時期が4～5日続きます。その後回復期に入り感染後咳嗽が1～2週間続く，というのが典型的な経過です。

　この病態は小児科医として最もマネージメントに悩むものです。普通感冒型や急性鼻・副鼻腔炎型のウイルス感染症に細菌二次感染（＝肺炎）を合併しているのか，それとも純粋なウイルス性の気管支炎，細気管支炎，肺炎なのか，あるいは細菌性肺炎なのか。これらの病態は多分にオーバーラップしているので，明確な区別はできません。また小児では気管切開や気管挿管でもなされていない限り，良質な喀痰を採取しグラム染色を行うことも難しいため，細菌性とウイルス性の区別も困難です。したがって実際には，あるポイントから急速に悪化傾向を示しているような症例や，より重症度の高い症例を細菌感染症と判断しています（**Ⅱ章1** **図2**➡p.299）。逆に言うと，熱が持続していたり咳嗽が続いていたりしても，症状の悪化のスピードに特に変化がなければ，ウイルス感染症として経過をみてよいと思います。

4せき型（急性気管支炎）　**321**

Point	➡急性気管支炎型におけるウイルス性と細菌性の鑑別は

- ある時期から急速に悪化するかどうか
- 重症度

の2点で鑑別する。明確な鑑別は難しい。

　さて気管支炎ですが，皆さんは気管支炎と細気管支炎の区別を明確にできるでしょうか？　小児科で診療していると，気管支炎なのか細気管支炎なのか，という区別に非常に悩むことと思いますし，実際筆者も明確に区別できていません。この区別に悩むのは当然で，たとえば"Feigin and Cherry's Textbook of Pediatric Infectious Diseases"という小児感染症の教科書でも臨床診断でなされるものとされ，それぞれの定義については下記のように記載されています。

- Acute bronchitis is a febrile illness with cough, rhonchi, and referred breath sounds.
- Bronchiolitis is an acute communicable disease predominantly manifesting in infancy and characterized by cough, coryza, fever, grunting, tachypnea, retractions, inspiratory crackles, expiratory wheezing, and air trapping.

　気管支炎は炎症が主に気管支にあるので呼吸音はrhonchiを伴うことが多く，細気管支炎ではより末梢の気管支の炎症のためwheezesを伴い，努力呼吸を伴うことが多いようです。気管支炎も細気管支炎もともにウイルス性であり，気管支炎が重症化することは通常ありませんが，細気管支炎はしばしば重症化します。ただし重症化するのは気道が狭い2歳以下で，それ以上の年齢では免疫不全あるいは心臓や肺に基礎疾患がない限り重症化することは稀です。

見逃したくないもの

　似て非なる疾患がいくつかありますが，小児では見逃してはいけない疾患というのはあまりないように思います。気管支喘息，細気管支炎，肺炎，気道異物などを想定すればよいでしょう。

さて，肺炎を疑ったときに胸部X線写真を撮影すると思いますが，下記のように胸部X線写真で「ある程度」細菌性かウイルス性かを判断できます。しかし，あくまでも細菌性の可能性が高いか低いかを議論するレベルであって，決定的ではないことに留意して下さい。病歴，身体所見，そして微生物学的なデータ（グラム染色や培養結果）をふまえて総合的に判断するのが正しい診断方法です。病歴，身体所見を重視しつつ，検査所見を参考にするという総合的なバランスのよさが重要です。

大葉性肺炎	肺葉あるいは肺区域に限局した浸潤影を示すものです。古典的には肺炎球菌に多いとされていますが，感度，特異度は非常に低いです。マイコプラズマでも約40%で大葉性肺炎のパターンを示すことがあると言われています[1]
気管支肺炎	気管支およびその周囲に浸潤影が広がるもので，ウイルス性肺炎，マイコプラズマなどの非定型肺炎に多いとされていますが，肺炎球菌やA群溶連菌，黄色ブドウ球菌による肺炎でも認められることがあります
壊死性肺炎	誤嚥性肺炎や肺炎球菌，黄色ブドウ球菌に多いと言われています。他にはA群溶連菌，マイコプラズマ，レジオネラなどもこのような画像パターンをとることがあります

胸部X線写真でも，細菌性かウイルス性かの鑑別は難しいと述べましたが，血液検査も同様です。実際の診療では，CRPや白血球でウイルス性，細菌性の鑑別を行っている人が大多数だと思いますが，実はかなり議論の余地があります。有効ではないと報告している論文[2-4]と，有効だと報告している論文[5-7]が散在しており，実際の落とし所は次のようなところでしょう。

CRPが高ければ，細菌性肺炎の可能性が少し高くなる
CRPが高くても細菌性と決めつけず，ウイルス性肺炎の可能性を常に念頭に置いておく。抗菌薬が効かないからといってすぐに広域抗菌薬に走らない
CRPが低いとウイルス性肺炎の可能性が少し高くなる
CRPが低いからといって，細菌性肺炎を否定しない。重症であれば抗菌薬の使用を検討する

日本の感染症診療の悪いところは，CRP"だけ"で細菌性かウイルス性か，重症か軽症かを判断しているところだと思います。

治療の考え方：抗菌薬を使うべき病態，使わなくてもよい病態

　気管支炎であればウイルス感染症なので抗菌薬は不要です。抗菌薬が必要になるとすれば，それは細菌二次感染，あるいは細菌性肺炎と診断したときです。

　ステロイドに関しては否定的な見解が多く，コクランレビューでもステロイドの使用を推奨していません[8]。反復性の喘鳴の既往があるなど，気管支喘息の可能性が高い状況でなければステロイドの使用は正当化されないように思います。またロイコトリエン受容体拮抗薬に関しても賛否両論ですが，最も規模の大きなランダム化比較試験では有効性は否定されており[9]，原則処方は不要と思います。

具体的な処方例

咳に対して

▶ボスミン®0.3mL＋生理食塩水2mL　吸入

　あるいは

▶メプチン®吸入液ユニット0.3mL＋生理食塩水2mL　吸入

　RSウイルスによる細気管支炎においてではありますが，コクランレビューによると「入院患者では，エピネフリン吸入を推奨するだけの明確なエビデンスはなく，外来診療においてβ刺激薬よりもエピネフリン吸入のほうが効果が期待できる」と結論されています[10, 11]。エピネフリンの吸入により入院が回避できる可能性が高くなる，というものです。海外の文献をみると，ボスミン®の吸入量が日本よりも多く設定されていますが，日本の保険適用量を考慮すると上記が適切かと思います。

　また自宅に吸入器があったり，貸し出しができたりするような場合は，外来で吸入気管支拡張薬に反応があった場合のみ，

▶メプチン®（0.3mL／A）＋インタール®（2mL／A）4Aを1日3〜4回吸入

　を処方して，自宅で吸入して頂く方法を勧めています。外来で吸入を試し

てみて効果がなければ自宅でも効果は見込めませんので，処方は勧めません。

　吸入器が使えない場合は内服薬もオプションのひとつではありますが，内服の気管支拡張薬は効果がないということがエビデンスとして示されています[12]。ただエビデンスがないからといって，処方しないと患者さんの保護者も納得されないと思いますので，気休め程度ですが，内服のメプチン®をやむをえず処方することはあります。

　吸入器が使えない場合は内服薬もオプションのひとつではありますが，内服の気管支拡張薬は効果がないということがエビデンスとして示されています[12]。ただエビデンスがないからといって，処方しないと患者さんの保護者も納得されないと思いますので，気休め程度ですが，内服のメプチン®をやむをえず処方することはあります。

▶メプチン®　1.25μg/kgを1日3回（6歳未満）

▶メプチン®　25μg/kgを1日2回（6歳以上）

　喘息がないとわかっていれば去痰薬（ムコダイン®，ムコソルバン®）を処方してもよいとは思いますが，UpToDate®やAAPのガイドラインでは言及すらされていません。効果が望めるとは思いがたいため，保護者からの強い要望がない限り，筆者は基本的に処方していません。また喘息がある，あるいは喘息の可能性がある場合は有害になる可能性があり，処方しないほうがよいと思います。

　さて気管支炎に処方される去痰薬ですが，気管支炎に対して有効であるというデータも，有害であるというデータもありません。データがないので，処方してもしなくても，どちらでもよいと思います。基本的には保護者が求めれば処方する，というスタイルを筆者はとっています。

　ただし，気管支喘息発作では，去痰薬は推奨されていません。NIHの気管支喘息のガイドライン（http://www.nhlbi.nih.gov/files/docs/guidelines/asthgdln.pdf）でも，去痰薬の投与は推奨しない，と明記されており，その理由として，咳嗽の悪化，気道閉塞をきたす可能性が指摘されています。

　気管支炎においては，明らかに有効というエビデンスがなく，喘息のガイ

4せき型（急性気管支炎）　　**325**

ドラインでは避けるように記載のある薬剤ですので，処方はなるべく避けたほうがよいでしょう。

咳嗽は基本的には止めないほうがよいのですが，咳嗽がひどく眠れないようなときには，鎮咳薬の処方も検討してよいでしょう。第一選択としては副作用の少ないハチミツが適していると思います（ただし，1歳未満ではボツリヌス感染のリスクがあり禁忌）。（「Column 咳止めとしてのハチミツ」→p.145）

▶ハチミツ　2～5歳　　：1/2 teaspoon（2.5mL）
　　　　　　6～11歳　：1 teaspoon（5mL）
　　　　　　12～18歳：2 teaspoons（10mL）

熱に対して

▶アセトアミノフェン（アンヒバ®坐薬，カロナール®など）10～15mg/kg/回
（頓用：1日4回まで）

説明を「処方」する

説明例：2歳未満の場合

咳がひどいですね。胸の音を聞くと，少し痰の絡んだ音がするようです。

ただ水分もしっかりととれていて全身状態は悪くないですし，呼吸状態も悪くありません。気管支炎だと思います。

適切な情報提供：この病気は基本的にはウイルスが原因で起こるもので，あまり有効な治療はなく，時間が解決してくれる病気です。

ただお子さんの年齢がまだ小さいので，ウイルス性の気管支炎でも呼吸がつらくなって，入院が必要となることもあります。

具体的な再診の指示：2～3日で回復していくはずですが，胸の周りが息を吸うたびにぺこぺことへこんだり，まるで走った後のような息づかいであったりするときは，肺炎を起こしている可能性がありますので，再度受診するようにして下さい。

説明例：2歳以上の場合

咳がひどいですね。胸の音を聞くと，少し痰の絡んだ音がするようです。

ただ水分もしっかりととれていて全身状態は悪くないですし，呼吸状態も悪くありません。気管支炎だと思います。

適切な情報提供：この病気は基本的にはウイルスが原因で起こるもので，あまり

有効な治療はなく，時間が解決してくれる病気です。

具体的な再診の指示：お子さんの年齢を考えると，これ以上悪化せずに，2～3日で快方に向かうと思います。ただ今後息づかいが，まるで走った後のような状態になってきたときは，肺炎を起こしている可能性がありますので，再度受診するようにして下さい。

文献

1) Finnegan OC, et al：Radiographic appearances of mycoplasma pneumonia. Thorax. 1981；36(6)：469-72.[PMID：7314019]

2) Gutierrez M, et al：C-reactive protein is a poor predictor of bacterial pneumonia. Pediatr Infect Dis J. 2008；27(7)：670；author reply 670-1.[PMID：18520442]

3) Nohynek H, et al：Erythrocyte sedimentation rate, white blood cell count and serum C-reactive protein in assessing etiologic diagnosis of acute lower respiratory infections in children. Pediatr Infect Dis J. 1995；14(6)：484-90.[PMID：7667052]

4) Virkki R, et al：Differentiation of bacterial and viral pneumonia in children. Thorax. 2002；57(5)：438-41.[PMID：11978922]

5) Prat C, et al：Procalcitonin, C-reactive protein and leukocyte count in children with lower respiratory tract infection. Pediatr Infect Dis J. 2003；22(11)：963-8.[PMID：14614368]

6) Toikka P, et al：Serum procalcitonin, C-reactive protein and interleukin-6 for distinguishing bacterial and viral pneumonia in children. Pediatr Infect Dis J. 2000；19(7)：598-602.[PMID：10917215]

7) Flood RG, et al：The utility of serum C-reactive protein in differentiating bacterial from nonbacterial pneumonia in children：a meta-analysis of 1230 children. Pediatr Infect Dis J. 2008；27(2)：95-9.[PMID：18174874]

8) Fernandes RM, et al：Glucocorticoids for acute viral bronchiolitis in infants and young children. Cochrane Database Syst Rev. 2010；(10)：CD004878.[PMID：20927740]

9) Bisgaard H, et al：Study of montelukast for the treatment of respiratory symptoms of post-respiratory syncytial virus bronchiolitis in children. Am J Respir Crit Care Med. 2008；178(8)：854-60.[PMID：18583576]

10) Hartling L, et al：Epinephrine for bronchiolitis. Cochrane Database Syst Rev. 2004；(1)：CD003123.[PMID：14974006]

11) Hartling L, et al：Epinephrine for bronchiolitis. Cochrane Database Syst Rev. 2011；(6)：CD003123.[PMID：21678340]

12) Patel H, et al：Randomized, double-blind, placebo-controlled trial of oral albuterol in infants with mild-to-moderate acute viral bronchiolitis. J Pediatr. 2003；142(5)：509-14.[PMID：12756382]

Column 小児の反復性の気道感染に対して，予防的にマクロライドを処方するべきか？

　成人でびまん性汎細気管支炎に対して，エリスロマイシン少量長期投与により生存率が改善したという報告が出てから，日本では気管支から肺胞のレベルで炎症が起きればマクロライドを処方するというプラクティスが多く行われてきました。海外では，嚢胞性線維症の患者でマクロライドを投与す

ると肺機能が改善するという報告もあり[1]，マクロライドに抗菌薬としての効果以外の抗炎症効果や線毛運動の改善効果などが，おそらくあるのだとは思います。しかしこれらのデータはあくまでも重篤な基礎疾患がある患者であり，もともと健康な乳幼児に対しても同様の効果を示すかどうかについては，あまりはっきりとしたデータはありませんでした。

しかし2015年の論文で重篤な下気道感染の再発歴のある12〜71カ月の乳幼児604名を対象に，気道感染の兆候が出はじめた段階で早期にアジスロマイシンを投与すると，重篤化を予防できる可能性を指摘した研究が発表されました[2]。

この研究ではプラセボ群220名中57名が重篤な下気道感染へ進行したのに対し，アジスロマイシン投与群では，223名中35名だけが重篤な下気道感染へ進行したとして，アジスロマイシンの早期投与によって，重篤化が予防できるのではないかと結論づけています。絶対リスク減少率は0.03であり，Number needed to treatを計算してみると，34になります。繰り返す気道感染の既往のある乳幼児34人を治療して1人予防効果がある，という結果です。乳幼児ではマイコプラズマ感染症は少ないとはいえ34人受診したら，1人くらいはマイコプラズマ感染症やクラミドフィラ感染症を発症している子がいるかもしれませんし，あるいはマクロライドに下気道感染を予防する効果が，34人に1人予防できる程度の効果があるのかもしれません。

しかしマイコプラズマに対してマクロライドの耐性化が進み，薬剤耐性対策アクションプランで2020年に経口セファロスポリン，フルオロキノロン，マクロライド系の抗菌薬を2013年の水準から50%減少させることを国家目標としている現在，34人に1人予防するために，マクロライドを処方するべきかどうか，よく考えて頂きたいと思います。

文献

1) Saiman L, et al：Azithromycin in patients with cystic fibrosis chronically infected with Pseudomonas aeruginosa：a randomized controlled trial. JAMA. 2003；290(13)：1749-56. [PMID：14519709]

2) Bacharier LB, et al：Early Administration of Azithromycin and Prevention of Severe Lower Respiratory Tract Illnesses in Preschool children With a History of Such Illnesess：A Randomized Clinical Trial. JAMA. 2015；314(19)：2034-44.[PMID：26575060]

Ⅱ章 小児の"かぜ"のみかた

5 急性中耳炎

症例①：3歳2カ月女児

耳痛を主訴として来院。来院1週間前にかぜをひいていたらしく，37℃台の微熱と鼻汁が出ていた。

症状は改善傾向であったが，受診当日の夜中に耳痛が出現したため夜間救急外来を受診した。受診時は軽度の鼻汁を認めている。

体温は36.7℃，左鼓膜の発赤と膨隆を認める。

耳を痛がって泣いてはいるが，全身状態はよく，その他の身体所見で明らかな異常所見を認めない。

症例②：8カ月男児

発熱，鼻汁を主訴に来院。2日前の夜から38℃台の発熱が出現した。来院前日の朝に近医を受診し，喉のかぜと言われ，クラリスロマイシンを処方された。内服後も熱が下がらず，40℃まで体温が上昇したために，夜間救急外来を受診した。体温40.1℃，脈拍147回/分，呼吸数34回/分。やや不機嫌だが，視線は合う。

両側の鼓膜の発赤あり，膨隆も認められる。左側外耳からは耳漏も認められた。右中耳内にはair fluid levelあり。その他の身体所見では明らかな異常所見を認めない。

病型の説明と診断のポイント

中耳炎は小児では非常にcommonな疾患です。急性中耳炎の好発年齢は6カ月から2歳までで，基本的には小児に起こりやすい感染症と言えます。

中耳炎が起こる機序については，血行性，外耳からの波及などもないわけではありませんが，基本的には耳管からの波及です。典型例は上気道感染を起こし，鼻咽頭や耳管の粘膜がうっ血し，耳管が閉塞した結果中耳の分泌物が耳管から排出できなくなり中耳内に貯留するために，細菌・ウイルス感染を起こしやすくなるというものです。特に小児では耳管が短く，水平になっているために中耳炎を起こしやすいと言われています。"Mandell"という感染症の成書には約80%の小児が，3歳までに中耳炎を一度は経験している

と記載されており，小児では日常で遭遇する疾患です。しかし意外に診断は難しいと思います。耳が赤いだけでは中耳炎とは言えず，また中耳内に滲出液の貯留を認めても，OME (otitis media with effusion：滲出性中耳炎)の場合もあります。

中耳炎の診断に関しては2013年に米国のガイドラインが改訂され，より診断基準が厳格になりました[1]。そこでは以下のいずれかを満たした場合を中耳炎としています。

①	中等度から重度の鼓膜の膨隆を認める（図1C, D）
②	新しく発症した耳漏（急性外耳道炎による耳漏は除く）
③	鼓膜の軽度膨隆があり，48時間以内に発症した耳痛もしくは鼓膜の強い発赤のいずれかを認める

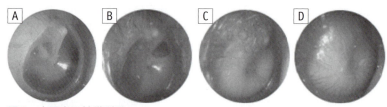

図1　中耳炎の鼓膜所見
A：正常鼓膜，B：軽度膨隆した鼓膜，C：中等度膨隆した鼓膜，D：重度に膨隆した鼓膜
➡カラー口絵
（かみで耳鼻咽喉科クリニック院長上手洋介先生より提供）

上記すべてにおいて滲出液の貯留が必須です。鼓膜が膨隆するには滲出液が中耳内に貯留している必要がありますし，耳漏も中耳内の滲出液が鼓膜を破って出てきた所見です。ガイドラインでも滲出液の貯留が重要であると強調されており，中耳内に滲出液の貯留がなければ急性中耳炎と診断してはならない，という記載もあります。

以上の診断基準をわかりやすく書き直してみると，

▶中耳内の滲出液の貯留は急性中耳炎の診断に必須である。
▶中耳内の滲出液の貯留が著しければ，急性中耳炎と診断できる。
▶耳漏が新しく出てきている場合も，中耳内の滲出液の貯留が著しいことを反映していると考えられるため，急性中耳炎と診断できる。
▶中耳内の滲出液の貯留はあるが軽度である場合でも，耳痛や鼓膜の発赤があれば，あわせ技一本で急性中耳炎と診断できる。

ということになります。

さて，感染症の診断には感染臓器を明らかにすることともう1つ必要なことがありました。そう，微生物診断をつけることです。ただ中耳炎で微生物診断をつけるのは容易ではありません。鼓膜を穿刺して，培養するという手技は耳鼻科医にしかできませんし，自然治癒が見込める可能性が高い疾患の全例で鼓膜穿刺を行うのは現実的ではありません。そこで疫学的にどのような微生物が原因となっているか，という情報をもとに原因微生物を想定することになります。

中耳炎の原因微生物は約8割が細菌，約2割がウイルスです。中耳炎も気道感染症のひとつですから，起因菌は肺炎球菌，インフルエンザ菌，モラクセラがほとんどであり，これらだけで細菌性の9割以上を占めます。

ウイルス性では上気道感染を起こすものがほとんどで，RSウイルス，ライノウイルス，インフルエンザウイルス，アデノウイルスなどです。これらの疫学的な情報をもとに，治療するか否か，さらにはどの抗菌薬を用いるかを決定していくことになります。

見逃したくないもの

中耳炎と診断したときに注意が必要なのは，乳突蜂巣炎です。初期は耳介周囲の圧痛しか認めないこともありますが，症状が進行すれば，耳介聳立（耳周囲の腫脹）などの症状が出てきますし，硬膜外膿瘍や脳膿瘍など，中枢神経合併症をきたすこともあるので注意が必要です。

また，前述したように中耳炎があっても菌血症，尿路感染症のリスクは変わりません（中耳炎と診断しても菌血症，尿路感染症の可能性は変わらない）ので，高熱が続いていたり，年齢が低かったりする場合などは菌血症，尿路感染症を想起する必要があります。ヒブワクチンと小児用肺炎球菌ワクチンの接種歴は重要ですので，必ず確認しておきましょう（II章 6 ➡ p.338）。

治療の考え方：抗菌薬を使うべき病態，使わなくてもよい病態

さて，中耳炎の診断のしかたがわかれば次は治療，と思いがちですが，実は中耳炎，奥が深いんです。他の部位の感染症，たとえば肺炎や腎盂腎炎とは異なり，中耳炎と診断しても，「抗菌薬が必要か否か」の判断をまず迫られます。中耳炎は大部分が抗菌薬なしでも自然治癒するので，どのような患者に抗菌薬が必要か，ということを考えることから治療は始まります。

中耳炎に何も考えずに抗菌薬を処方してしまうと耐性菌が蔓延してしまいます。既に米国では高用量のアモキシシリンでも治癒できないペニシリン耐性肺炎球菌 (PRSP) による中耳炎の頻度が増加していて，レボフロキサシンを中耳炎に処方せざるをえない症例が増えてきていると言います。抗菌薬の処方によって患者さんに耐性菌を蔓延させてしまい，かえって悪いことをしてしまう，ということすら起こしかねないのです。

Roversらのメタ分析によると，抗菌薬の処方によって恩恵を受けるのは①2歳以下でかつ両側の中耳炎がある場合 (NNL = 4)，②耳漏を伴う急性中耳炎の場合 (NNL = 3) の2つであり，また抗菌薬なしでもほとんどの症例が改善しています (図2)[2]。この研究ではほとんどの症例が自然寛解するので，上記の2つ以外は慎重な経過観察が重要と締めくくられています。

米国小児科学会の中耳炎治療の抗菌薬の適応 (表1)[1] も併せて考えると，抗菌薬の治療を考慮するべき要注意の中耳炎は，表2に示した4つになると思われます。

表1 急性中耳炎 (AOM) の初期マネジメント

年齢	耳漏を伴う AOM	強い症状*を伴うAOM	耳漏のない両側のAOM	耳漏のない片側のAOM
6カ月〜2歳	抗菌薬	抗菌薬	抗菌薬	抗菌薬もしくは経過観察
2歳以上	抗菌薬	抗菌薬	抗菌薬もしくは経過観察	抗菌薬もしくは経過観察

＊耳痛が強いもの，耳痛が48時間以上続くもの，もしくは39℃以上のもの

（文献1より作成）

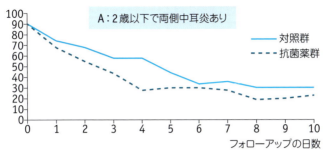
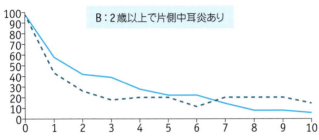
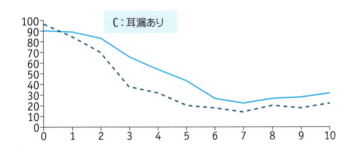
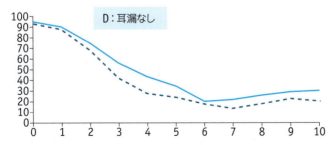

図2 Proportion of children with an extended course of acute otitis media25

（文献2より引用）

表2　急性中耳炎における抗菌薬の適応

（1）重症中耳炎（39℃以上，耳痛が強い症例）	抗菌薬投与の対象
（2）耳漏を伴うもの	
（3）両側中耳炎	抗菌薬投与の閾値を低めにする
（4）2歳以下	

具体的な処方例

抗菌薬

▶アモキシシリン（ワイドシリン®）1日80〜90mg/kgを2回分服

どのような抗菌薬を処方すればよいのか，ということに対する考え方としては，以下の2点が重要となります。

　（1）中耳炎は自然治癒することもあり，経過観察というオプションすら存在する軽症の感染症であること

　（2）起因菌のほとんどが肺炎球菌であること

上記2点を考えると，初期治療から広域抗菌薬を開始したり，耐性菌を憂慮したりする必要性が乏しいことがおわかり頂けると思います。失敗しても，後でやり直しがきく感染症なのです。すると，治療のオプションとしては肺炎球菌さえカバーすればよい，ということになります。

高用量が必要なのはPRSPの問題からです。PRSPでも投与量を増やすことで対応できると言われています。また中耳での高い濃度を達成するために，分3ではなく分2投与となっているので注意して下さい。

重症と思われる場合はインフルエンザ菌やモラクセラまでカバーできるように，

▶アモキシシリン／クラブラン酸（クラバモックス®）1日96.4mg/kgを2回分服

を処方すればよいと思います。βラクタマーゼ非産生アンピシリン耐性インフルエンザ桿菌（β-lactamase non-producing ampicillin resistant Haemophilus influenzae：BLNAR）に対してはアモキシシリンは本来無効ですが，PRSPと同様にアモキシシリンの投与量をあげることで克服できるのではないかと考えられますので，アモキシシリン／クラブラン酸を使用

334　Ⅱ章 小児の"かぜ"のみかた

することはほとんどないでしょう。実際に筆者は，中耳炎に対してはアモキシシリンしか処方したことがありません。

　頻用されている内服のセファロスポリンは腸管からの吸収率が悪く（20%程度），中耳炎の治療薬として適していません。

　ペニシリンアレルギーの患者では，アレルギーが重篤でなければセファロスポリンが第二選択になります。筆者はセファレキシンを使用することが多いです。しかしアナフィラキシーなどの重篤なアレルギーがある場合には，セファロスポリンは使いづらいと思います。目の届かない外来患者で，自宅でアナフィラキシーなど起こされたらたまりません。その場合はアジスロマイシン（10mg/kgを1日1回，3日間），クラリスロマイシン（1日15mg/kgを2回分服）を使用せざるをえませんが，マクロライド耐性肺炎球菌が多い日本では効果は薄いと思われます。

　治療期間ですが，Cohenらの研究により，5日間投与と10日間投与を比較した論文があり，10日間投与のほうが治療効果が高いことが報告されているため（特に2歳以下），基本的にはアジスロマイシン以外は投与期間は10日間が推奨されています[3]。参考までに，AAPのガイドラインで示されている治療期間を**表3**[1]に示します。

表3　急性中耳炎の治療期間

2歳未満　：10日間
2〜5歳　：7日間（5日間でもよいとする専門家もいる）
6歳以上　：5日間
ただし症状が強い場合は，年齢にかかわらず10日間

（文献1より引用）

　基本的に中耳炎は良性の疾患なので，2〜3日で必ず症状は軽快します。軽快しない場合は以下の2つを考慮して下さい。

診断が間違っている
抗菌薬が効かない（抗菌薬を飲んでいない）

5急性中耳炎　**335**

嘔吐があったり，あるいは内服自体を嫌がったりする児の場合，セフトリアキソン（50mg/kgを1日1回静注，3日間）という手もあります。

中耳炎では症状が改善しても， 滲出液の貯留（middle ear effusion：MEE）は通常残りますので，滲出液の改善がみられなくとも心配はいりません。 したがって，耳鼻科へコンサルトするタイミングとしては，抗菌薬による治療を開始して2〜3日しても軽快しない場合であり， その場合には鼓膜切開の検討が必要となります。基本的には最初から耳鼻科へコンサルトして，鼓膜切開となることはよほどの重症でない限りありません。

熱，痛みに対して

▶アセトアミノフェン（アンヒバ®坐薬, カロナール®など）10〜15mg/kg/回
（頓用：1日4回まで）

説明を「処方」する

説明例：抗菌薬を処方しない場合

適切な情報提供：耳の中を診てみたところ，鼓膜が腫れていて，中に水もたまっているようです。耳も痛がっていますので，中耳炎だと思います。
ただ中耳炎になっているのは片方だけですし，熱も高くありません。
お子さんの年齢も考慮すると，自然に治る可能性のほうが高いと思います。
ポジティブな推奨：痛みは我慢する必要はありませんので，しっかりと痛み止めを使ってあげて下さい。
具体的な再診の指示：2〜3日で痛みもなくなるはずです。 もし2〜3日で痛みが取れない場合は，耳鼻科を受診して下さい。

説明例：抗菌薬を処方する場合

耳の中を診てみたところ，両方の鼓膜が腫れていて，中に水もたまっているようです。中耳炎だと思います。
ポジティブな推奨：今回は両方の耳が腫れていますし，高い熱も出ていますので，抗生物質を使ってあげたほうが早く治ると思います。
適切な情報提供：今日は10日分抗生物質をお出ししておきますが，途中でよくなっても全部飲むようにして下さい。途中でやめてしまうと治りきらないことがあります。

具体的な再診の指示：通常は2～3日で熱も下がり耳を痛がることもなくなるはずですが，2～3日しても熱が下がらなかったり，耳の痛みが続く場合は，鼓膜切開が必要となることもありますので，その場合は耳鼻科を受診して下さい。

また耳も痛いと思いますので，痛み止めもお出ししておきます。痛がるようなら，熱の高さに関係なく使ってあげて下さい。

文献

1）Lieberthal AS, et al：The diagnosis and management of acute otitis media. Pediatrics. 2013；131(3)：e964-99.[PMID：23439909]

2）Rovers MM, et al：Antibiotics for acute otitis media：a meta-analysis with individual patient data. Lancet. 2006；368(9545)：1429-35.[PMID：17055944]

3）Cohen R, et al：A multicenter, randomized, double-blind trial of 5 versus 10 days of antibiotic therapy for acute otitis media in young children. J Pediatr. 1998；133(5)：634-9. [PMID：9821420]

II章 小児の"かぜ"のみかた

6 フォーカス不明の発熱

症例：保育園通園中の1歳6カ月女児

2日前から38℃台の発熱を認めていた。

元気だったので，自宅で様子をみていたが，本日40℃の発熱を認めたため，受診した。

保育園では詳細は不明だが，何人かかぜで休んでいる児はいるとのこと。

身体所見：笑顔あり。体温39.5℃，脈拍170回／分，呼吸数44回／分。頭頸部および胸腹部に異常所見なく，capillary refilling timeは2秒未満。末梢冷感・皮疹・項部硬直・Kernig徴候などいずれも認めない。

病型の説明と診断のポイント

　　ここでは不明熱とは異なる，小児における熱源不明の発熱へのアプローチのしかたを概説したいと思います。fever without sourceと呼ばれている疾患概念です。fever without sourceとは「全身状態に問題がなく特異的な身体所見もない乳幼児の発熱例」のことです。これらは自然軽快するウイルス性疾患がほとんどですが，中には重症感染症の初期あるいは前駆状態と考えられているoccult bacteremiaの可能性があり，これをいかに診断（あるいは除外）し治療するか，というのがこの疾患概念に対する根本的な考え方です。

　　本項で扱うのはあくまでも「発熱のみ」で受診した児で，上気道症状を伴っていたり，嘔吐していたり，下痢していたりなど，感染のフォーカスが病歴，身体所見から絞り込めるものには言及しません。また通常full work upの対象になるようなぐったりした状態で受診した場合や，採血や髄液検査・入院加療が必要となるフォーカス不明の3カ月未満の発熱児は本書籍の趣旨から外れますので割愛します。そこで，ここでのポイントは「全身状態のよい3カ月から3歳の小児の熱源不明の発熱」にいかに対応するかということになります。

　　fever without sourceへのアプローチの基本はリスクの評価に尽きるわけ

ですが，「年齢別に所見や検査結果を組み合わせるとx％の確率で重症感染症を除外でき，治療するとy％の確率で重症感染症への移行を防ぐことができる」という考え方が基本になっています。

　さて，3カ月未満の小児では，38℃以上の発熱があればほとんどのケースでワークアップが必要ですが，3カ月を超えてくると，全身状態がよければ重篤な細菌感染の可能性はかなり低くなります。そのためワークアップ開始の基準体温が3カ月以降はちょっと異なります。全身状態がよく，かつ発熱のみの児では39℃以上のときに，ワークアップを検討します。

Point ➡ 3カ月をすぎたら，39℃以上でワークアップを考慮

　39℃以下だったら安心して帰せる確率はかなり高くなりますが，100％安心というわけではありません。よくよく保護者に話をして，48時間以内に再受診するように指導しましょう。

　このグループでは，症状，身体所見などがそれなりに信用できるようになってきますので，しっかりと所見をとりましょう。見た目は当然重要で，toxicな場合，ill-appearingな場合，well-appearingな場合では，熱の原因が細菌感染である割合はそれぞれ92％，26％，3％となっています[1]。この見た目の評価は急性疾患観察スケールを用いて分類します（**表1**）[1]。

　この「3％」という数字からもわかるように，全身状態がよければ検査がいらないというわけではありません。可能性は低いですが，発熱で受診する患児の3％に細菌感染症が紛れ込んでいるので，どのような患児に検査を行えば効率的なのか，ということを考えなければなりません。2歳の児が40℃の熱で受診したからといって，全員に髄液検査は必要ないですよね。

　さて，採血で細菌感染かウイルス感染かが決定されることが多いですが，白血球やCRPの感度と特異度がどのくらいなのかはご存知でしょうか？たとえばWBC≧15,000/μLをカットオフ値にすると，感度80～86％，特異度69～77％しかありません。一方，好中球の絶対数≧10,000/μLでみてみると，感度76％，特異度78％という結果でした[2]。これも決定的な数字ではありません。CRPに関してもほぼ同様の結果です。Pulliamらは

6 フォーカス不明の発熱　**339**

表1　急性疾患観察スケール（Acute Illness Observation Scales：AIOS）

	正常（1点）	中等症（3点）	重症（5点）
泣き方	●力強い啼泣 ●不安な様子なく泣いていない状態	●めそめそ泣く ●すすり泣く	●弱々しい ●うめき泣く ●甲高い声で泣く
両親への反応	●すぐに泣きやむ ●安心している様子で泣かない	●間欠的に啼泣する	●泣き続ける ●ほとんど反応がない
刺激への反応	●覚醒している ●刺激ですぐに起きる	●閉眼しているが，刺激では容易に開眼する ●繰り返し刺激をすると覚醒する	●覚醒しない
皮膚色	●ピンク	●四肢蒼白 ●末梢チアノーゼ	●全身チアノーゼ ●大理石様
脱水の有無	●皮膚，眼は正常で粘膜は湿潤している	●皮膚，眼は正常だが，口腔内は軽度乾燥	●皮膚ツルゴール低下，眼球陥凹，皮膚粘膜乾燥
周囲への反応	●笑顔	●少し笑う	●無反応

10点以下：Well-appearing，11-15点：ill-appearing，16点以上：Toxic　　　　　（文献1より作成）

重症感染症（serious bacterial infection：SBI）を菌血症，髄膜炎，尿路感染症，肺炎，化膿性関節炎，骨髄炎と定義し，これらがCRP＞7mg/dL以上で最大の感度，特異度（感度79％，特異度91％）を示し，CRP＜5mg/dLでlikelihood ratio 0.087でSBIをrule outできるとして，CRPの有効性を謳っています[3]。ただし，この論文は1〜36カ月の児の研究であり，身体所見で熱源がわからなかった場合に限定されています。上気道症状があったり，明らかに所見から肺炎が疑わしかったり，中耳炎があったり，咽頭炎があったりした場合や，抗菌薬の先行投与があった場合も除外されています（これは血液培養陽性になりにくいからだと思いますが）。いわゆるfever without sourceの児に限定して調べられたものです。

またIsaacmanらは，fever without sourceの3〜36カ月の小児において，CRPのカットオフ値を4.4mg/dLにすると，感度63％，特異度81％であり，ANC（absolute neutrophil count）のカットオフ値を10,600/μLにすると，感度69％，特異度79％，WBCのカットオフ値を17,100/μLに

すると感度69％，特異度80％であったと報告しています[4]。さらにWBC 17,100/μL以上あるいは，CRP 3.1mg/dL以上のいずれかを満たした場合は，感度は76％まで上昇するものの，特異度は58％と低下し，ANC 10,500/μL以上もしくはCRP 3.6mg/dL以上のいずれかを満たした場合は，感度79％，特異度50％であったとしており，CRPや白血球は感度，特異度ともに不十分としています。

　これらの論文から，fever without sourceの患児において，初診時にCRPを測定し（もちろん血液培養もですが），CRPが高ければ細菌感染（特にoccult bacteremia）を疑ってきっちりワークアップをする，という戦略は成り立ちそうです。つまり尿培養，血液培養，腰椎穿刺等々が必要になるかもしれない，ということは言えると思います。これは，「fever without sourceの児の細菌感染の評価は難しいので，CRPを診断の"一助"にすることができる」という意味で，絶対的なものではありません。CRPが陰性でもoccult bacteremiaは否定できません。これはガイドラインでも，様々なクライテリア（Rochester criteria[5]，Philadelphia criteria[6]，Boston criteria[7]など）でも強調されている大切な事実です。

Point	➡ CRPが高ければ，熱源がわからない児においてのみ細菌感染の可能性が上がる
	➡ 熱源が不明でCRPが高ければ，血液培養2セット，尿培養，場合によっては髄液培養も行うべし
	➡ CRPが陰性だからといって，細菌感染を否定してはならない

　では具体的に，どのような検査を行ってワークアップをしていけばよいでしょうか。全身状態のよいフォーカス不明の発熱児では，主に3つの疾患をワークアップしていくことになります。その3つとは尿路感染症，occult bacteremia，そして肺炎です。それぞれのリスクファクターを考慮し，検査を行うことになります。

　尿路感染症は，男児は1歳，女児は2歳までがハイリスクです。この年齢に当てはまれば，まず尿検査は行っておいたほうがよいと思います。過去に尿路感染症の既往があれば，年齢にかかわらず必ず行うべきでしょう。

⑥フォーカス不明の発熱　341

occult bacteremiaのリスクファクターは次の3つです。

> ▶ 3歳以下

> ▶ ヒブワクチン・小児用肺炎球菌ワクチンの接種が2回未満（1歳以上で初めて接種した場合は1回でも接種していればよい）

> ▶ 高熱（40℃以上）

どれかに当てはまった場合は，採血と血液培養を行います。

低酸素，多呼吸，呼吸窮迫，呼吸音の異常があれば当然肺炎を疑いますが，熱源が他に不明で，WBC > 20,000/μLの場合も胸部X線写真を撮影するべきだと思います。

ちなみに小児ではoccult pneumoniaという概念がありますが，これは呼吸器症状がなくてもX線を撮ったら肺炎が見つかる，というものを指しています。3カ月以上の児で熱源が不明かつ39℃以上の場合は肺炎の確率が上がるので，X線写真が必要と言われています。逆に呼吸器症状がなく，体温も39℃以下であれば胸部X線写真は不要です。

見逃したくないもの

フォーカス不明の発熱の場合は前述の通り，**尿路感染症，occult bacteremia，肺炎を見逃さない**，ということが重要です。ただし，現在細菌感染症の発症率が非常に低下してきており，血液培養を提出する判断が非常に難しくなってきています。日本での疫学データが不足しているため，米国のデータを参考にしてみます[8]。ヒブワクチン，小児用肺炎球菌ワクチン導入後，米国での血液培養陽性率は激減しており，2000年と比較すると2014年は5分の1程度まで低下しています（**図1**）[8]。検出される菌として最も多いのは尿路感染症としての*E. coli*であり，ついで*Salmonella* spp，*S. pneumoniae*の順になっていますが，最も検出率の高い*E. coli*よりコンタミネーションの割合のほうが高くなっています（**表2**）。このようにコンタミネーションの割合と真の菌血症の割合が変わらないため，血液培養を提出しても，むしろコンタミネーションばかりになってしまう，というのが現在の状況です。血液

342 Ⅱ章 小児の"かぜ"のみかた

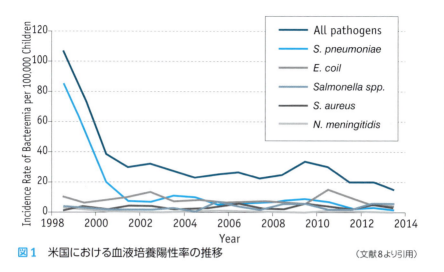

図1 米国における血液培養陽性率の推移　　　　　　　　　（文献8より引用）

表2 各期間における原因微生物別の菌血症の発症頻度

	小児10万人当たりの発症頻度（/年）（95% CI）		
	PCV7導入前	PCV7導入後/PCV13導入前	PCV13導入後
全菌種	97（79.4〜117）	29（20.4〜38.9）	21（13.5〜30.3）
肺炎球菌	74.5（59〜93）	10（5〜18）	3.5（1.1〜8.7）
大腸菌	9.4（4.8〜17）	8.2（4.1〜15.7）	8.4（4.1〜15.7）
サルモネラ属	3.8（1.1〜8.7）	3.2（1.1〜8.7）	4.5（1.6〜10.2）
黄色ブドウ球菌	3.1（1.1〜8.7）	4.6（1.6〜10.2）	3.5（1.1〜8.7）
髄膜炎菌	2.5（0.6〜7.2）	0.6（0〜3.7）	0.2（0〜3.7）
コンタミネーション	100（82.1〜120）	75.6（60.3〜93）	45（33〜59.8）

	血液培養1万件当たりの割合（95% CI）		
	PCV7導入前	PCV7導入後/PCV13導入前	PCV13導入後
全菌種	168（144〜195）	75（59〜94）	96（78〜117）
肺炎球菌	129（108〜153）	26（17〜38）	16（9〜26）
大腸菌	17（10〜27）	21（13〜32）	37（26〜51）
サルモネラ属	7（3〜14）	8（3〜16）	20（12〜31）
黄色ブドウ球菌	6（2〜13）	9（4〜17）	16（9〜26）
髄膜炎菌	4.5（2〜10）	1.5（0〜6）	1（0〜6）
コンタミネーション	174（151〜199）	196（172〜222）	205（180〜231）

培養提出の判断は難しいですが，筆者は「CRPをみたいと思ったら，血液培養を提出する」ことを個人的にお勧めしています。

治療の考え方：抗菌薬を使うべき病態，使わなくてもよい病態

当然，治療が必要な状況は，occult bacteremia，尿路感染症，肺炎が疑わしいときです。**全身状態がよく，尿検査，血液検査でこの3つの疾患が否定的な場合は，抗菌薬は不要**です。

3歳未満の小児でこの3つの疾患が疑わしいときは，基本的に入院加療が望ましいと思います。

全身状態が悪くない場合で，保護者の希望があれば，外来で治療することもあると思いますが，occult bacteremiaと尿路感染症に関しては基本的に院内に細菌検査室があることが外来治療のための最低条件でしょう。外来で経過をみるのであれば，培養結果が早期にわかる必要があるからです。

ただ，肺炎は呼吸状態が良ければ，外来でも治療ができると思います。

具体的な処方例

occult bacteremiaが疑われる場合

▶外来でセフトリアキソン　50mg/kgを1日1回点滴

この場合は，院内に細菌検査室があり，血液培養が陽性となった場合すぐに患者と連絡が取れることが必須です。血液培養が陽性となった場合はすぐに再受診してもらい，入院加療が必要となります。

尿路感染症が疑われる場合

▶外来でセフトリアキソン　50mg/kgを1日1回点滴

または

▶外来でゲンタマイシン　5mg/kgを1日1回点滴

小児の尿路感染症は原則入院加療が必要だと思いますが，外来で経過をみ

る場合は1日1回投与でよいセフトリアキソンかアミノグリコシドの点滴が良い選択肢になると思います。ただし，この場合も院内に細菌検査室があることが望ましいと思います。内服へ変更するタイミングは，解熱し，菌名，感受性結果が判明した時点でよいでしょう。

肺炎が疑われる場合

▶アモキシシリン　1日80mg/kgを3回分服

　細菌性肺炎の原因微生物ですが，小児ではほとんどが肺炎球菌で，ときどきインフルエンザ菌が関与しています。ただ，入院加療を要するような小児の肺炎でも，実際にはほとんどのケースがアンピシリンで治癒します。筆者が勤めていた成育医療研究センターや現在の職場である倉敷中央病院でも，基礎疾患のない小児の肺炎の第一選択はアンピシリンであり，治療に失敗することはほとんど経験しません。その理由は次の2つです。

> 小児の細菌性肺炎の原因菌はほとんどが肺炎球菌である
> インフルエンザ菌が原因菌でもアンピシリンが有効である

　特に日本ではBLNARが多くみられますが，　これは肺炎球菌と同様penicillin-binding proteins（PBPs）の変異によって，　アンピシリンのPBPsへの親和性が低下することによって生じる耐性なので，標準的な投与量（アンピシリンなら200mg/kg/日 6時間毎投与）で治療すれば克服できるのではないかと思います。

　この年齢ではクラミドフィラ肺炎やマイコプラズマ肺炎はあまり考えなくてもよいでしょう。

説明を「処方」する

説明例：ヒブワクチンもしくは肺炎球菌ワクチンのいずれかが未接種の場合

高い熱が出ていますが，私が診察したところ喉が赤かったり，胸の音が悪かったりするようなことはなさそうです。

適切な情報提供：症状，所見としては熱だけです。このような場合，ほとんどはウイルスが原因で，時間経過とともに自然に解熱することが多いのですが，稀に抗生物質を使わないといけないような細菌感染症のことがあります。

まず痛くない検査として，尿を調べてみましょう。

尿でも異常がなければ，血液中にバイ菌がいないかどうかを調べたほうがよいかもしれませんので，そのときは採血をしましょう。

説明例：ヒブワクチンも肺炎球菌ワクチンも接種済みの場合

高い熱が出ていますが，私が診察したところ喉が赤かったり，胸の音が悪かったりするようなことはなさそうです。

適切な情報提供：症状，所見としては熱だけです。このような場合，ほとんどの場合ウイルスが原因で，時間経過とともに自然に解熱することが多いのですが，稀に抗生物質を使わないといけないような細菌感染症のことがあります。

まず痛くない検査として，尿を調べてみましょう。

ただ，お子さんはしっかりとワクチンを接種されています。このワクチンを接種していると，血液中にバイ菌が入ることはほとんどありませんので，血液検査は必要ないと思います。

文献

1) McCarthy PL, et al：Observation scales to identify serious illness in febrile children. Pediatrics. 1982；70(5)：802-9.[PMID:7133831]

2) Kuppermann N, et al：Predictors of occult pneumococcal bacteremia in young febrile children. Ann Emerg Med. 1998；31(6)：679-87.[PMID:9624306]

3) Pulliam PN, et al：C-reactive protein in febrile children 1 to 36 months of age with clinically undetectable serious bacterial infection. Pediatrics. 2001；108(6)：1275-9.[PMID:11731648]

4) Isaacman DJ, et al：Utility of the serum C-reactive protein for detection of occult bacterial infection in children. Arch Pediatr Adolesc Med. 2002；156(9)：905-9.[PMID:12197798]

5) Jaskiewicz JA, et al：Febrile infants at low risk for serious bacterial infection-an appraisal of the Rochester criteria and implications for management. Febrile Infant Collaborative Study Group. Pediatrics. 1994；94(3)：390-6.[PMID:8065869]

6) Baker MD, et al：Outpatient management without antibiotics of fever in selected infants. N Engl J Med. 1993；329(20)：1437-41.[PMID:8413453]

7) Baskin MN, et al：Outpatient treatment of febrile infants 28 to 89 days of age with intramuscular administration of ceftriaxone. J Pediatr. 1992；120(1)：22-7.[PMID:1731019]

8) Greenhow TL, et al：Bacteremia in Children 3 to 36 Months Old After Introduction of Conjugated Pneumococcal Vaccines. Pediatrics. 2017；139(4)：e20162098.[PMID:28283611]

Ⅱ章 小児の"かぜ"のみかた

7 漢方の適応と治療

　筆者が担当する家庭医外来でも，機会受診での小児のかぜに積極的に漢方を使うことはしていません。

　理由は，

①小児はただでさえ服薬を嫌がる傾向があり，小児向けに味付けなどしてあるわけではない漢方薬を処方しても服薬拒否されることが少なくない

②小児の服薬拒否は保護者にとっても大きな負担になる

③むしろ，重篤な疾患が否定できた小児のかぜはself-limitedであり，服薬そのものが不要であることを保護者に適切に伝えるのが医師の役割である

　といった考えに基づいています。しかし，漢方の専門外来では，様々な愁訴，疾患を持つ小児が漢方治療を受けています。そこで感じるのは，漢方薬を飲ませる親の態度も重要で，「苦そうだけど……」などといかにも親が不味そうに漢方薬を差し出しても，子どもは飲んでくれません。淡々と毅然とした態度で飲ませましょう。案外，子どもは嫌がらずに飲んでくれますよ。そして漢方薬に対する理解が得られれば，小児のかぜにも漢方を勧めてみましょう。漢方治療の効果を一度体験すると，今回も漢方薬でお願いしますと言う保護者も多いです。小児のかぜ診療で現在最もよく使われているのは，感染性腸炎の嘔吐や下痢に対するⅠ章16で紹介した五苓散でしょうか。五苓散は苦さや酸味が少なく飲みやすいこともその要因だと考えますし，嘔気で飲めない場合には坐剤を作ったり，湯に溶かして注腸して活用されている先生もおられます。

　ここでは特に小児の上気道炎症状によく用いる麻杏甘石湯を紹介します。

麻杏甘石湯（まきょうかんせきとう）

　小児の急性気管支炎による湿性咳嗽で，喀痰が絡んでいるような場合に良い適応となります。一般に強い連続咳嗽となり，体に汗をかきやすい傾向もあ

7 漢方の適応と治療　**347**

ります。咳嗽がひどく眠れないときには，治療の選択肢として検討して下さい。漢方では，基本的に小児は，冷えはなく，熱が主体と考えます。そのため，Ⅰ章10で紹介した冷えがある場合に用いる麻黄附子細辛湯を用いることは稀で，反対に体内にこもった熱を冷ます作用があるこの麻杏甘石湯を用いることが多くなります。また，麻杏甘石湯には，粘膜の腫脹と浮腫を消退させる作用があるので，**鼻閉を伴う鼻汁にも効果が期待できます**。p.298 図1にあるように，小児では特に鼻閉，鼻汁，咳嗽の出現頻度が高いことからも，これらの症状に同時に対応できる麻杏甘石湯は小児のかぜに使用頻度が高い漢方薬であると言えます。

▶麻杏甘石湯　用量（後述）1日3回毎食間または毎食前，数日間

急性咽頭炎の咽頭痛に桔梗湯
感染性腸炎の下痢・嘔吐に五苓散

　小児への漢方の投与量ですが，厳密なエビデンスや治験に基づいて定められているものはありません。筆者は，成人の常用量が1日3包 分3の場合，体重10kgで1包/日，体重20kgで2包/日，体重30kg以上で3包/日を目安にしています。また，1/3包といっても厳密に薬局で分包してもらうのではなく，「おおよそでよいので1日に1袋を3回に分けて飲んで下さい」と指導しています。また飲む時間も食事の時間にこだわらず子どもの飲みやすいタイミングでかまわないこと，飲めない場合は無理に飲ませなくてよいことを伝えて，少しでも内服のストレスを減らすようにしています。

　なお，筆者の個人的経験ですが，自分の子どもたちがかぜに罹患した場合も，麻杏甘石湯を服用させることが多いです。子どもによって好みが違うのか，長男は2～3歳の頃から麻杏甘石湯エキスを抵抗なく内服しており，今では咳が出ると「お父さん，麻杏甘石湯を飲んでおくね」と自分から進んで内服しています。長男は気管支喘息があることから，麻杏甘石湯にも含まれる麻黄（エフェドリン）の気管支拡張作用も鎮咳の一因になり，効果を実感しているのかもしれません（もちろん気管支喘息の現代医学的な発作予防もしています）。一方，末っ子（3歳）は麻杏甘石湯を単独では飲んでくれず，先

日はハチミツと混ぜて内服しました（飲みやすくなり，さらにハチミツの鎮咳作用も期待できる！？）。

　かぜ以外にもわが子への漢方治療を紹介します。3歳時，アレルギー性紫斑病に罹患し，嘔吐・腹痛で水分摂取もままならなかったとき，五苓散を少量ずつ内服させると嘔吐が治まり，水分摂取ができるようになりました。投与間隔があくとまた吐いてしまうので，少量ずつ頻回に五苓散を内服させて入院を免れて治癒した経験があります。それと同時に，五苓散の内服によりアレルギー性紫斑病よる陰嚢の腫脹が軽減したのも興味深い経過でした。

　一般外来で小児のかぜの漢方治療を勧めてもなかなか首を縦に振ってもらえませんが，我が子になら試せます。お子さんをお持ちのドクターは，次にお子さんがかぜをひかれた際にご検討なさってはいかがでしょうか。

III 章

妊婦・授乳婦の
"かぜ" のみかた

Ⅲ章 妊婦・授乳婦の "かぜ" のみかた

1 妊婦が "かぜ" でやってきた

症例：23歳女性

1経妊1経産　妊娠25週
【主訴】発熱
【現病歴】
3日前から咽頭痛があり，咳もある。鼻汁は少し。熱が高いと頭痛もある。今朝37.8℃の発熱があり受診した。咳をするとお腹に響く感じがして心配である。破水や性器出血，子宮収縮感はない。2歳になる第一子にも同様症状あり。夫は熱はないが咳をしている。
内服薬なし，既往歴なし，喫煙・飲酒歴なし，ペットなし，海外渡航歴なし，アレルギーなし。
1週間前の妊婦健診では異常なしと言われた。
【身体所見】
体温37.7℃，血圧110/55mmHg，脈拍86回/分，呼吸数16回/分，全身状態良好。
咽頭発赤あり，扁桃腫大なし，白苔なし。
頸部リンパ節腫大・圧痛なし。甲状腺腫大・圧痛なし。
両側呼吸音清，心雑音なし。下腹部は妊娠により膨隆しており軟らかい。
【診断】普通感冒
【処方例】

▶カロナール®400mg/回　発熱・疼痛時頓用

▶メジコン®1錠/回　咳がひどいときに頓用

病型の説明と診断のポイント

非妊婦のかぜとほぼ同じ

　　非妊産婦と同じように，妊婦のかぜも大抵は軽症状です。数日のうちに自然軽快するので治療を要することはほとんどありません。けれども，妊娠中にかぜをひくと心配で「病院で診てもらおう」と受診する方は多いです。妊婦の "かぜ" を診るときはまず，

妊娠中だからといって特別重症化しやすいということはないこと
かぜ薬は対症療法であり，有症状期間を短縮しないこと
妊娠中の薬剤に関してRCTは実施できず，したがって絶対安全と言い切れる薬はないこと

を説明します。説明だけで，薬を希望せずに帰宅する方も少なくありません。

見逃したくないもの

母体の重篤な感染症は産婦人科にコンサルトして下さい。起因菌や感染部位は問いません。母体の重症感染症は流早産のリスクを高めます。

催奇形性のある感染症，新生児感染が問題になる感染症（妊娠35週以降），妊娠中感染しやすい，または重篤化しやすい感染症に留意します（**表1**）[1]。

表1　妊娠中の感染に注意を要する感染症

催奇形性のある感染症	TORCH症候群（トキソプラズマ，梅毒，風疹，サイトメガロウイルス，水痘・帯状疱疹ウイルス），パルボウイルスB19，ジカウイルス，HIV*
新生児感染が重篤になる感染症	百日咳，結核，水痘・帯状疱疹ウイルス，エンテロウイルス11，グループBコクサッキーウイルス2型・5型，単純ヘルペスウイルス1型・2型
妊娠中感染または重症化しやすい感染症	インフルエンザ，麻疹，リステリア，マラリア，水痘・帯状疱疹ウイルス

＊HIVには催奇形性はないが，新生児感染のリスクあり

（文献1より作成）

流早産について

一般的に，感染症を含む母体の炎症性疾患は流早産のリスクを高めます。発熱などの全身性炎症所見がある場合は，性器出血，子宮収縮感，破水の有無を確認するとよいでしょう。妊婦さんの多くは，子宮収縮感を「お腹が張る」と表現されます。

１ 妊婦が"かぜ"でやってきた　　**353**

ウイルスによる催奇形性について

　医師が何気なく「ウイルス感染ですね」と説明するとき，それを聞いた妊婦さんは「ウイルスによって赤ちゃんが奇形になるのではないか」と心配しているかもしれません。時にその心配は「人工妊娠中絶をするべきか」という家族の重大な心配事にまで発展していることがあります。

　かぜの原因として最も多いライノウイルスやコロナウイルス，RSウイルスなどについては子宮内感染による催奇形性は証明されていません。ウイルスによる催奇形性について患者さんから尋ねられたら「可能性は少ないと思います」ではなく「かぜのウイルスのために赤ちゃんの奇形が増えることはないので，大丈夫です」と説明しましょう。

　ただし，高熱には催奇形性があることが示唆されています。2005年のメタ分析によると妊娠早期の発熱および高熱は神経管欠損の発生オッズ比が1.92（95％信頼区間1.61〜2.29）だったと報告されています[2]。この時期の発熱時のアセトアミノフェンの使用は先天奇形の発生オッズ比を下げる可能性が示唆されています[3]。

　観察研究から得られた知見ですので確定的とは言えませんが，介入研究による証明が困難な領域です。これらの知見から，妊娠早期の高熱は放置しないほうがよさそうです。妊娠早期に用いる解熱剤としては，原則としてアセトアミノフェンもNSAIDsも使用できます（インドメタシン，ジクロフェナクナトリウムの2剤は添付文書上妊娠期の使用が禁忌になっているので使いにくいです）。しかし，アセトアミノフェンのほうが歴史が古く，より安全性が保証されること，解熱作用に関してはアセトアミノフェンはNSAIDsと同等の効果が期待できること，などから，筆者は解熱目的のときにはアセトアミノフェンを選択しています。妊娠早期は胎児への影響を心配して薬を飲みたがらない妊婦さんが多いですが，筆者の場合は，高熱（決まりはないが38.5℃を目安）はアセトアミノフェンで下げるように勧めています。

　かぜと鑑別を要する感染症で催奇形性のあるものはトキソプラズマ，梅毒，風疹ウイルス，サイトメガロウイルス，水痘・帯状疱疹ウイルス，パルボウイルスB19，ジカウイルスなどです（表1参照）[1]。催奇形のリスクは器官形成

期（妊娠8週頃まで）の感染が最も高く，以後下がっていきます。病歴や身体所見からこれらの感染症が鑑別に挙がった場合は，産婦人科にコンサルトして胎児評価をしてもらって下さい[4]。

　ジカウイルスは蚊を媒体として感染するウイルスです。日本産婦人科医会は妊婦や妊娠を計画している人は流行地域への渡航を可能な限り控えることを呼びかけています。詳しくは，国立感染症研究所のホームページ「ジカウイルス感染症とは」をご参照ください。ジカウイルス感染症については徐々に知見が集まってきており，疑い症例に遭遇した場合は，厚生労働省やCDCのホームページで最新の情報を確認してください。2019年4月時点での国内での診断手順については「蚊媒介感染症の診療ガイドライン（第5版）」にまとめられています[5]。

　筆者は妊婦の"かぜ"を診察する際，いつもより念入りに頸部リンパ節を触れるようにしています。後頸部リンパ節が腫大していたり，頸部リンパ節腫大が著明であったりすると風疹ウイルスやサイトメガロウイルス，トキソプラズマ感染が鑑別に挙がるからです。その他，HIVには催奇形性はないものの新生児感染のリスクがあり，抗HIV薬内服と予定帝王切開によってそのリスクを下げることができますので，確実な診断が大切です。

Point
- ➡ かぜ自体に催奇形性はない
- ➡ 妊娠早期の高熱は我慢せずアセトアミノフェンで下げたほうがよいかもしれない
- ➡ TORCH症候群には要注意！妊婦の"かぜ"では風疹，サイトメガロウイルス，トキソプラズマ感染，HIV感染の鑑別のため頸部リンパ節の診察は念入りに

新生児感染のリスク

　妊婦の感染症診療で忘れてはいけないのが，「出産後，新生児が感染して重篤になる感染症ではないか」という観点です。たとえば百日咳は，子宮内感染による催奇形性はないものの新生児に感染すると致死的になることから，米国産科婦人科学会は2012年より全妊婦に対して成人用三種混合ワクチン（Tdapワクチン）を接種するように推奨しています[6]。ちなみに日本で

はTdapワクチンが認可されておらず，乳幼児用四種混合ワクチン（DPT-IPV）をその代用とすることもできません。現在，日本産科婦人科学会は妊婦に対する百日咳ワクチンを推奨していませんが，三種混合ワクチン（トリビック®）を「予防接種上の有益性が危険性を上回ると判断される場合のみ接種すること」は可能です。百日咳が流行した場合には妊婦に手洗い・うがいを励行し，三種混合ワクチンの接種ができる施設では接種を検討してもよいかもしれません。

　胃腸かぜの原因微生物であるエンテロウイルス11，グループBコクサッキーウイルス2型・5型なども，妊娠後期に感染して生後間もない新生児に感染が及ぶと重篤な症状をきたすことが知られています[7]（表1）。妊娠後期に胃腸かぜを生じたすべての症例で新生児感染を生じるわけではありませんが，もし新生児が生後何らかの感染症を生じた場合には母体の病歴が参考になりますので，妊娠35週以降に感染症を診断した場合はかかりつけの産婦人科にも診療情報提供をお願いします。

妊娠中重篤化しやすいウイルス感染

（1）インフルエンザ

　インフルエンザは妊娠中重篤化しやすいことが知られています[8]。オセルタミビル（タミフル®）やザナミビル（リレンザ®）などの抗インフルエンザウイルス薬は，催奇形性や胎児毒性のリスクを増加させるという報告はなく，使用可能と考えられます。

　また，インフルエンザワクチンに関しても，これまでのところ催奇形性と関連があったという報告はありません。日本産科婦人科学会は，妊娠中にインフルエンザ流行期にさしかかる可能性がある場合には妊娠初期を含める全妊娠期間においてインフルエンザワクチン接種を勧めています[4]。インフルエンザワクチンには母体の重篤感染予防のほか，生後6カ月までの新生児感染を予防するという利点もあると言われています[9, 10]。

　妊婦にリスク＆ベネフィットをご説明の上，接種をお願いします。

356　**Ⅲ章** 妊婦・授乳婦の"かぜ"のみかた

（2）その他

インフルエンザのほか，妊娠中重篤化しやすい感染症として麻疹，マラリアが挙げられます[11, 12]。成人水痘は重症化しやすいという意味で，水痘・帯状疱疹ウイルスもこの項に入れました。

リステリアは妊娠後期に感染のリスクが高くなり，妊婦が感染すると流産，死産，新生児死亡の原因となります[13]。「発熱のみ型」の場合に尿検査で腎盂腎炎を否定したら，リステリアも鑑別に挙げて血液培養を採取して下さい。妊婦の感染で中枢神経症状を呈することは稀だとされています。リステリアは診断が難しく胎児の予後を悪くしますので，妊娠中は輸入乳製品の生食摂取を避けます。

治療の考え方：妊婦に薬を投与する際の注意点は？

妊娠週数が大切

妊娠4週まではall or noneの法則が適用され，感染，薬剤，検査などによる胎児への影響は流産という結果になるか，まったく影響が残らないかのどちらかになります。妊娠4〜8週は主要な器官がほぼ形成される時期であり，「絶対過敏期」といって外的因子による胎児奇形が最も心配される時期です。妊娠8〜28週は，口蓋や生殖器などが形成される時期です。妊娠28週以降では器官の形成はほぼ終わっているのですが，今度は胎児毒性，つまり胎児発育遅延や知的障害，胎盤機能不全などの機能的異常が心配される時期になります。このとき，**妊娠週数は着床からの週数ではなく，最終月経からの週数を示していることに注意して下さい**。

ところで，妊娠検査薬は妊娠4週頃になって初めて陽性を示します。ということは，「妊娠検査薬で陰性を確認すれば少なくとも妊娠4週未満となり，all or noneの期間内ということになるのでは？」とお考えになるかもしれません。それはほぼ正しいと思います。しかし，油断は禁物です。なぜなら，all or noneの期間の直後から絶対過敏期に入るからです。正確な妊娠週数は妊娠8〜10週頃に超音波で胎児の頭殿長を測定して算定します。この時期

1 妊婦が"かぜ"でやってきた **357**

まで正確な妊娠週数はわかりませんから，妊娠の可能性のある女性に投薬する際にはやはり注意が必要です。

Point → ～4週　all or none
4～8週　絶対過敏期（外的因子による胎児奇形を懸念）
8～28週相対過敏期（口蓋や生殖器などが形成される）
28週～　胎児毒性（機能的異常）を懸念

妊婦に投与できる薬の選び方

妊娠中はほとんどの薬も「絶対安全」と言い切れるものはありません。しかし，**母体の健康なくして胎児の健康はありません**。まず投与にあたっては，

どうしてもその薬を投与しなければならないか
その薬を投与しなければどうなるか
似た作用でより安全な薬があるか

をもう一度自問自答するようにします。

添付文書は妊婦への投与に関して情報量が少なく，ほとんどの薬で「妊婦または妊娠している可能性のある婦人に対しては治療上の有益性が危険性を上回ると判断される場合だけ使用する」となっています。この表現はまったく参考になりません。一方，オーストラリア医薬品評価委員会・先天性異常部会は分類基準を作っており，使用実績からほぼ安全に使用できる薬剤をカテゴリーAとしています。

妊娠期の薬の選択は慎重であるべきですが，Aと分類されていると薬剤選択の際の心理負担が軽くなり，筆者は気に入っています。ただし，B，Cだからダメ，CよりBのほうが安全といった認識はしないように気をつけなければなりません。

米国食品衛生局（FDA）は2015年まで薬剤胎児危険度分類基準を作成し，A～D，Xにカテゴリー分類して薬の説明文書に表記することを義務づけていましたが，同じカテゴリーの中に，データがあまりないものから危険性が危惧されるものまで混ざっており，妊娠と薬に関する慎重な判断をむしろ妨げることになっているのではとの危惧から，撤廃しました。

現在はカテゴリー分類の代わりに，具体的な記述が義務づけられています。また，必要であれば「内服中の避妊の必要性」に関しても記述しなければならなくなりました。

妊娠と薬に関しては下に記すような本やインターネットページに，よりわかりやすく解説してあるのでご参照下さい。

妊娠と薬についての筆者のおすすめ情報源
●薬物治療コンサルテーション　妊娠と授乳 [14]
●実践妊娠と薬 第2版─10,000例の相談事例とその情報 [15]
●Webサイト「おくすり110番」の「妊娠と薬」 [16]

かぜや腸炎などのcommonな病気に対する処方薬は，妊婦にも処方できる薬をあらかじめ一覧表にまとめておくと便利です（表2）[17]。もちろん産婦人科医師に電話などで問い合わせるのもよいでしょう。リスク分散の意味でもお勧めです。

抗菌薬を使うべき状態，使わなくてもよい状態に関しては非妊婦と同様に判断して下さい。

抗菌薬を使う場合は，できるだけペニシリン系，セフェム系，マクロライド系から選択します。

その他の抗菌薬については1つひとつ調べたほうがよいですが，基本的には，その薬でないといけない理由があるのなら使用して下さい。抗結核薬も然りです。

添付文書ではキノロン系，スルファメトキサゾール・トリメトプリムについて妊婦は禁忌と記載されています。しかしキノロン系についても，ヒトでの後ろ向き観察研究で奇形発生のリスクは上昇していません [14]。妊娠初期にそうと知らずにキノロン系の薬を処方してしまった場合も，それを理由に人工妊娠中絶を勧めることはあってはなりません。添付文書を鵜呑みにせず，情報源にあたることが必要です。

なお，妊娠と気づかずに薬剤処方していたような場合や，薬剤処方中の方が妊娠を希望されている場合などは，国立成育医療センターの妊娠と薬情報センターの利用がお勧めです。患者さんご本人にホームページから問診票を

1 妊婦が"かぜ"でやってきた　**359**

ダウンロードして記入してもらって妊娠と薬情報センターに郵送してもらい，回答書が主治医に郵送もしくは妊娠と薬相談拠点病院に送られ，医師から患者さんに回答書を説明する，という少しややこしい形ですが，きちんと網羅された情報が日本語で整理されたものを得ることができます。

表2 必要最小限なら妊婦にも使用可能と考えられる薬

区分	薬剤一般名	添付文書	豪州基準
消炎解熱鎮痛剤	アセトアミノフェン	①	A
鎮咳薬	デキストロメトルファン	①	A
	リン酸コデイン	①	A
抗ヒスタミン薬	d−クロルフェニラミン	①	A
	ケトチフェン	①	記載なし
抗菌薬	アモキシシリン	①	A
	アモキシシリン／クラブラン酸	①	B1
	セファレキシン	①	A
	セファクロル	①	B1
	クリンダマイシン	②	A
	アジスロマイシン	①	B1
胃薬	ファモチジン	①	B1
	スクラルファート	記載なし	B1
制吐剤	メトクロプラミド	①	A
緩下剤	酸化マグネシウム	記載なし	記載なし
	ピコスルファート	①	記載なし

〈添付文書〉
①治療上の有益性が危険を上回ると判断される場合にのみ投与すること
②投与しないことが望ましい

オーストラリア基準一部改変
　A：使用実績からほぼ安全に使用できる薬剤
　B1：ヒトでのデータが乏しい。動物実験では催奇形性の報告がない
　B2：ヒトでのデータが乏しい。動物実験のデータも乏しい
　B3：ヒトでのデータが乏しい。動物実験では催奇形性を示す
　C：催奇形性はないが胎児毒性がある
　D：催奇形性や不可逆的な障害のリスクをあげる
　X：妊娠中は禁忌

（文献17より作成）

360 **Ⅲ章** 妊婦・授乳婦の"かぜ"のみかた

妊婦のうがいと湿布

「妊娠中はかぜを予防したいのでうがい液を処方して下さい」というご要望をよく頂きます。うがい液で一般的に使われているものにイソジン®のようなヨード含有剤がありますが、これを妊婦さんに処方するのは避けたほうがよいでしょう。妊娠中のヨード過剰摂取により、胎児の甲状腺腫大や甲状腺機能低下症が起こりえます[18]。日本の食生活では、あえて海藻を食べなくても昆布だしや海苔などからヨードが多量に摂取されていることが知られています。熊本県の新生児マススクリーニングでTSH高値であった34例中17例は、母体が妊娠中にヨードを過量摂取していたことによる一過性甲状腺機能低下症でした[19]。日本人の食事摂取基準によると、ヨードの摂取上限量は2,200μg/日です。イソジン®ガーグル7%を添付文書通り15～30倍に稀釈すると、1回のうがいに使う薬60mLの溶液に140～280μgのヨードが含まれることになり、1日数回のうがいと食事で容易にヨードの過剰摂取につながります。その上、ヨード含有液でのうがいによるかぜの予防効果は確認されていませんから、水うがいを励行するのがよいと思います（「AL かぜの薬物以外の治療と予防」➡p.49）。

もう1つ、妊婦さんからよくリクエストされる薬剤に、湿布薬があります。かぜをひいたときに限らず、妊娠中は腰痛や肩こりなどがつきものです。一般的に、内服薬より外用薬のほうが胎児に対する影響は少ないと考えられますが、湿布薬の多くにはNSAIDsが含まれています。NSAIDsは経皮的にも吸収され、胎児の動脈管を閉鎖させる作用がありますから、特に妊娠後期には使用しないほうがよいでしょう。

具体的な処方例

妊娠中のかぜに対する対症療法では、使用量を最小限にしてもらうため筆者はすべて頓用で処方しています。

発熱や頭痛、咽頭痛に対して

▶アセトアミノフェン（カロナール®など）1回400mg（頓用：1日3回まで）

1 妊婦が"かぜ"でやってきた　　**361**

咳に対して

▶ デキストロメトルファン（メジコン®）1回1錠（頓用：1日3回まで）

▶ リン酸コデイン（リン酸コデイン散®）1回2g（頓用：1日3回まで）

鼻汁に対して

▶ d-クロルフェニラミンマレイン酸塩（ポララミン®）1回1錠（頓用：1日3回まで）

▶ ケトチフェン点鼻（ザジテン®点鼻液0.05%）1回1噴霧（頓用：1日4回まで）

インフルエンザと診断したら

▶ オセルタミビル（タミフル®カプセル75）1回75mgを1日2回，5日分

▶ ザナミビル吸入剤（リレンザ®）1回2ブリスター吸入を1日2回，5日分

説明を「処方」する

症例への説明例

適切な情報提供：ウイルス性上気道炎，いわゆるかぜだと思います。一般的なかぜの原因ウイルスは胎児奇形の原因にはならないので安心して下さい。今日お出しするお薬は妊娠中も比較的安全に飲めるお薬ですが，必要最低限にしたいので全部症状が出たときだけ飲む薬として出しておきました。

ポジティブな推奨：高熱は赤ちゃんにとっても良くないので，熱が高いときは積極的にお薬を飲んで下げて下さい。

具体的な再診の指示：ただ，妊婦さんの場合，かぜが重症化するとよくないですから，十分に水分をとって休んでいるにもかかわらず症状が4〜5日続くときには必ず再受診して下さい。また，熱が出るような状態では子宮が収縮しやすいので，お腹を触ってみて定期的に子宮収縮しているようなら産婦人科に受診して下さい。

文献

1) Stamos JK, et al:Timely diagnosis of congenital infections. Pediatr Clin North Am. 1994;41(5):1017-33.[PMID:7936771]

2) Moretti ME, et al:Maternal hyperthermia and the risk for neural tube defects in offspring:systematic review and meta-analysis. Epidemiology. 2005;16(2):216-9.

[PMID：15703536]

3) Feldkamp ML, et al：Acetaminophen use in pregnancy and risk of birth defects：findings from the National Birth Defects Prevention Study. Obstet Gynecol. 2010；115(1)：109-15.[PMID：20027042]

4) 日本産科婦人科学会, 他：産婦人科診療ガイドライン―産科編2017. 日本産科婦人科学会事務局, 2017.

5) 国立感染症研究所：蚊媒介感染症の診療ガイドライン(第5版) [https://www.niid.go.jp/niid/images/epi/dengue/Mosquito_Mediated_190207-5.pdf]

6) Centers for Disease Control and Prevention：Tdap for Pregnant Women：Information for Providers [http://www.cdc.gov/vaccines/vpd-vac/pertussis/tdap-pregnancy-hcp.htm]

7) Modlin JF：Perinatal echovirus infection：insights from a literature review of 61 cases of serious infection and 16 outbreaks in nurseries. Rev Infect Dis. 1986；8(6)：918-26. [PMID：3541126]

8) Varner MW, et al：Influenza-like illness in hospitalized pregnant and postpartum women during the 2009-2010 H1N1 pandemic. Obstet Gynecol. 2011；118(3)：593-600.[PMID：21860288]

9) Eick AA, et al：Maternal influenza vaccination and effect on influenza virus infection in young infants. Arch Pediatr Adolesc Med. 2011；165(2)：104-11.[PMID：20921345]

10) Poehling KA, et al：Impact of maternal immunization on influenza hospitalizations in infants. Am J Obstet Gynecol. 2011；204(6 Suppl 1)：S141-8.[PMID：21492825]

11) Atmar RL, et al：Complications of measles during pregnancy. Clin Infect Dis. 1992；14(1)：217-26.[PMID：1571434]

12) Sholapurkar SL, et al：Clinical course of malaria in pregnancy-a prospective controlled study from India. Trans R Soc Trop Med Hyg. 1988；82(3)：376-9.[PMID：3068848]

13) Mylonakis E, et al：Listeriosis during pregnancy：a case series and review of 222 cases. Medicine (Baltimore). 2002；81(4)：260-9.[PMID：12169881]

14) 伊藤真也, 他編：薬物治療コンサルテーション 妊娠と授乳. 南山堂, 2010.

15) 林　昌洋, 他編：実践 妊娠と薬 第2版-10,000例の相談事例とその情報. じほう, 2010.

16) おくすり110番 [http://www.jah.ne.jp/~kako/]

17) Australian Governmen. Department of Health Therapeutic Goods Administration：Prescribing medicines in pregnancy database [https://www.tga.gov.au/prescribing-medicines-pregnancy-database]

18) Thomas Jde V, et al：Perinatal goiter with increased iodine uptake and hypothyroidism due to excess maternal iodine ingestion. Horm Res. 2009；72(6)：344-7.[PMID：19844123]

19) Nishiyama S, et al：Transient hypothyroidism or persistent hyperthyrotropinemia in neonates born to mothers with excessive iodine intake. Thyroid. 2004；14(12)：1077-83. [PMID：15650362]

Column 妊娠中の食べ物

　かぜとは少し話がそれますが, 妊婦さんに「妊娠中にどんな食べ物に気をつけたらいいですか？」と聞かれたら何と答えますか？ 妊娠中はバランスの良い食事が欠かせません。特に, 蛋白質, 鉄分, 葉酸, カルシウム, ビタミンDはしっかりとるよう心がけます。一方, 妊娠中には避けたほうがよい

1 妊婦が "かぜ" でやってきた

食品もあります（**表1**）。

　魚には蛋白質や鉄分のほか，オメガ3脂肪酸など胎児の神経発達に重要な成分が豊富に含まれている[1]ため，妊娠中は積極的に摂取したいものです。ただし，メバチやクロマグロ，キンメダイなどの遠洋魚には水銀が含まれるため，妊娠中は1週間に一人前くらいに摂取を制限します。ツナ缶，キハダマグロ，ビンナガマグロ，メジマグロなどは心配ありません[2]。

　刺身や寿司，生牡蠣など生の魚介類について，米国やカナダ，英国等では妊娠中は摂取に注意するように呼びかけられています[1, 3-5]。アニサキスや腸炎ビブリオ，ノロウイルスなどによる汚染を心配してのことです。ただし調理前に−20℃以下で24時間以上冷凍されているものは安全とされています[3, 5]。2019年4月現在，日本では産科婦人科学会や厚生労働省など公の機関から，妊娠中に寿司を食べてはいけないという勧告は出ていません。ですが筆者個人としては，妊娠中は加熱されていない食材はできるだけ避けたほうがよいと考えています。

　妊娠中はリステリアに感染しやすいため（➡p.353，**表1**），ナチュラルチーズや未殺菌の乳製品，生ハム，パテ，ミートローフ，スモークサーモン等は避けます[1, 4, 6, 7]。74℃以上に加熱すれば問題ありません。また，チーズはプロセスチーズなら大丈夫です。

　生卵はサルモネラ感染の危険があるため，妊娠中はできるだけ避けます。国内で販売されている卵のサルモネラ汚染割合は0.003〜0.03%（3,000〜30,000個に1個）海外よりも低いと言われます[8, 9]。かなり低い確率ですが，

表1　妊娠中に避けたほうがよい食べ物

水銀が含まれている魚（メバチ，クロマグロ，キンメダイ）
刺身/生牡蠣
ナチュラルチーズ
生ハム，パテ，ミートローフ，スモークサーモンなど
生卵
生肉
未殺菌の牛乳

妊娠中や細胞性免疫不全がある場合は生卵は避けておくのが無難でしょう。

　生肉はトキソプラズマに汚染されていることがあります。妊娠中のトキソプラズマ感染は胎児の先天性トキソプラズマ症の発症につながるので，食肉は十分に加熱してから食べましょう[10]。

　妊娠中の過度な体重増加は，妊娠高血圧症候群，巨大児，帝王切開率などのリスクと相関します。一方，妊娠中のやせが，新生児の将来の糖尿病リスクを上げる可能性が示唆されています。妊娠中は運動による体重管理が難しいことがあるため主に食事で体重コントロールすることになるのですが，増えすぎるのも，増えなさすぎるのも子どもの健康によくありません。体重管理の目安は**表2**の通りです[10]。

表2　妊娠中の体重増加

妊娠前の体格	妊娠全期間を通しての推奨体重増加量
やせ（BMI＜18）	10〜12kg
普通（BMI＝18〜24）	7〜10kg
肥満（BMI＞24）	5〜7kg

（文献10より作成）

文　献

1) The pregnancy experts at Mayo Clinic：Mayo Clinic Guide to a Healthy Pregnancy：From Doctors Who Are Parents, Too! Good Books, 2011, p33-65.

2) 厚生労働省：妊娠中と産後の食事について　お魚について知っておいてほしいこと．[http://www.mhlw. go.jp/topics/bukyoku/iyaku/syoku-anzen/suigin/dl/100601-1.pdf]

3) Jones JL, et al：Sushi in pregnancy, parasitic diseases-obstetrician survey. Zoonoses Public Health. 2011;58(2):119-25.[PMID:20042060]

4) Tam C, et al：Food-borne illnesses during pregnancy：prevention and treatment. Can Fam Physician. 2010;56(4):341-3.[PMID:20393091]

5) NHS：Is it safe to eat sushi during pregnancy? [http://www.nhs.uk/chq/pages/is-it-safe-to-eat-sushi-during-pregnancy.aspx?categoryid=54&subcategoryid=216]

6) 横浜市衛生研究所　横浜市感染症情報センター：リステリア症について．[http://www.city.yokohama. lg.jp/kenko/eiken/idsc/disease/listeria1.html]

7) 厚生労働省：これからママになるあなたへ　食べ物について知っておいてほしいこと．[http://www.mhlw. go.jp/topics/syokuchu/dl/ninpu.pdf]

8) 仲西寿男：サルモネラ，特にSalmonella Enteritidis感染症の現状とその対策．食衛誌．1993;34(4): 318-24.

9) Esaki H, et al：National surveillance of *Salmonella* Enteritidis in commercial eggs in Japan. Epidemiol Infect. 2013;141(5):941-3.[PMID:22793254]

10) 日本産科婦人科学会，他：産婦人科診療ガイドライン―産科編2017．日本産科婦人科学会事務局，2017.

Ⅲ章 妊婦・授乳婦の"かぜ"のみかた

2 授乳婦が"かぜ"でやってきた

症例：30歳女性

2経妊2経産

【主訴】発熱

【現病歴】2日前から喉が痛く鼻汁もあった。今朝になり39℃の発熱がある。第一子が3歳で，昨日高熱があり小児科を受診してかぜと言われた。現在3カ月になる第二子に授乳中。授乳中なので薬を飲むのが怖いが，かといって3カ月の子にかぜをうつすのも心配で受診した。

体温38.7℃，血圧120/60mmHg，脈拍90回/分，呼吸数20回/分。

咽頭発赤あり，両側前頸部リンパ節腫大あり，扁桃腫大なし，白苔なし。

甲状腺腫大・圧痛なし。

両側胸部呼吸音清，心雑音なし。

【診断】普通感冒（ウイルス性上気道炎）

【処方例】

▶カロナール®400mg 1日3回，毎食後

▶アレグラ®60mg 1日2回，朝夕食後

病型の説明と診断のポイント

乳児への感染は予防できる？

　授乳することによって乳児への感染リスクが上がるのではないか，と心配しているお母さんは多いものですが，授乳婦の感染症は母乳禁止の理由にはなりません。授乳の有無にかかわらず，濃厚な接触なくして母は乳児の世話はできません。一方，薬を内服しても乳児への感染予防の効果がないことはご存知の通りです。つまり，乳児への感染予防として推奨できる方法は残念ながらありません。もっとも，生後6カ月までは母体からの液性免疫の移行がありますので感染症にはかかりにくくなっていますし，母乳育児されている乳児はより呼吸器感染症にかかりにくいです。授乳を中止することよりも，お母さんが適切な休養を取れるようにするために家族に手伝ってもらう

366 **Ⅲ章** 妊婦・授乳婦の"かぜ"のみかた

ことのほうが大切です。

見逃したくないもの

「発熱のみ型」では乳腺炎，腎盂腎炎，子宮内膜炎を鑑別診断に挙げる

　産褥期の発熱で頻度の高いものに，乳腺炎，腎盂腎炎，子宮内膜炎があります。乳腺炎は乳管のうっ滞によるものです。腎盂腎炎，子宮内膜炎は分娩時の経腟操作に伴い感染のリスクが上がる疾患です。「発熱のみ型」の場合には鑑別診断に挙げ，乳房の診察と尿検査を行い，異常がなければ内診をして帯下の培養を採って下さい。内診がしにくかったり産婦人科医にコンサルトできなかったりする場合は下腹部の圧痛の有無を確認し，帯下の培養は患者さんに自己採取してもらうのでもよいと思います。

（1）乳腺炎

　乳管出口付近で乳管が詰まるとうっ滞性乳腺炎になります。これに細菌感染が合併すると細菌性乳腺炎になりますが，両者の鑑別は困難です。うっ滞部位にしこりを生じ発赤があります。普通は疼痛やしこりを自覚しているものですが，時に痛みが乏しく本人がまったく気づいていないこともありますので是非診察して下さい。特に男性医師にとって乳房診察はやりにくいものかもしれませんが，乳癌の触診ほどに詳細な診察技法は必要ありません。本人から見えない乳房下部等に局所的な発赤がないかどうか視診で確認するだけで十分です。私見ですが，産後の女性は乳房に対する羞恥心が減じている印象があります。医師が，乳房診察の必要性を説明し，看護師などの女性医療者と一緒であれば快く診察に応じてくれると思います。

　治療はまず乳房マッサージで閉塞部位を開通させ，引き続き授乳をしてうっ滞した乳汁を排出させます。乳房マッサージは助産師が得意としている分野です。自院に助産師がいらっしゃらない場合にはお近くの開業助産院にご相談されるとよいと思います。細菌感染した乳汁を新生児に飲ませてよいのかと心配される方もいらっしゃるかもしれませんが，問題ありません。細菌性乳腺炎の起炎菌は表皮常在菌のことが多く[1]，経口摂取しても腸炎の原

2 授乳婦が"かぜ"でやってきた **367**

因にはなりません。児の吸啜には搾乳よりずっと強力なドレナージ力がありますので，是非授乳を続けさせて下さい。

　全身の発熱を伴っていたり痛みが強かったりする場合には，アセトアミノフェン（カロナール®）やNSAIDs（ロキソニン®）を処方します。また，体温を測定する際には体温計は患側と反対側の腋窩に挟みます。患側の腋窩に挟むと乳房局所の熱感をとらえて正確な体温測定ができないからです。全身の発熱を伴う場合は抗菌薬を投与したほうが早く良くなると言われています[2]。第1世代セファロスポリン（ケフレックス®500mg/回，1日4回）やクリンダマイシン（ダラシン®カプセル300mg/回，1日3回）を投与します。

（2）腎盂腎炎

　診断，治療は非授乳婦に準じます。

（3）子宮内膜炎

　狭義の「産褥熱」です。分娩時の経腟操作により子宮内に感染を生じた状態です。日本では，（科学的根拠は別にして）分娩後予防的に3～5日間内服抗菌薬を投与されていることが多く，分娩後5日間前後の入院期間中は感染がマスクされて退院後に発熱を生じる場合が少なくありません。経腟分娩より帝王切開分娩のほうがリスクが高いと言われています[3]。多くは分娩後1～2週間で発症します。発熱，下腹部痛，膿性悪露が三徴です。子宮内分泌物の培養を採取して，基本的に入院して抗菌薬で治療します。抗菌薬としては，アンピシリン/スルバクタム（1.5～3g/回，6時間毎に点滴）を選択すると授乳も続けられます[4]。

治療の考え方：妊婦に薬を投与する際の注意点は？

　添付文書を参照すると，乳汁分泌移行がある＝授乳禁という文脈になっていますが，これは正しくありません。添付文書に「本剤投与中は授乳を中止させること」と書かれていても，授乳を続けながら内服して問題ない薬剤がたくさんあります。乳児は胎児と違って自分の肝臓や腎臓を使って解毒することができるので，乳汁中に薬剤が移行していても微量であれば問題あり

ません。一般的に使用するほとんどの薬剤が，授乳中でも飲める薬剤です。RID（relative infant dose）＝（母体の血中濃度×乳汁濃度：母乳濃度比×1日哺乳量／児の体重）÷（母体への1日投与量／母体の体重）×100＜10％であれば問題ないとされています[5]。ほとんどの薬剤でRIDは1％以下になります。

　一方，薬剤内服に際して授乳を中止すると，乳腺炎を生じたり，それがきっかけで乳汁分泌がなくなってしまったりすることがあります。乳汁は，乳児の吸啜刺激による脳からのオキシトシン分泌と，吸われた分だけ分泌するというオートクリンコントロールで産生量が決まります。授乳をやめると，たとえ搾乳していても分泌量が減り，そのまま出なくなってしまうこともあるのです。母乳育児は，児の呼吸器感染症のリスクを軽減させるだけでなく，将来の母体の心血管イベントを減らしたり，卵巣癌や乳癌リスクを減らしたりする利点もあるので[6-9]，お母さんが安心して母乳育児を続けられるように説明を行った上，薬を処方して下さい。国立成育医療研究センターのホームページに，授乳と薬についての一般的な説明文書と，授乳中に飲んでも安全とされる薬の一覧表があります[10]。筆者はこれをプリントアウトして説明しながら薬を処方することが多いです。

ママのためのお薬情報（国立成育医療研究センター）
http://www.ncchd.go.jp/kusuri/lactation/index.html

具体的な処方例

　非授乳時とまったく同様です。

説明を「処方」する

症例への説明例

ウイルス性の上気道炎でしょう。
適切な情報提供：お話からすると，上のお子さんからもらったのかもしれま

せん。赤ちゃんへの感染についてですが，3カ月の赤ちゃんはお母さんのお腹にいたときに胎盤を通じて受け取ったお母さんの免疫がまだ働いていますので，一般的に感染症にはかかりにくい時期です。

ポジティブな推奨：感染しないわけではないので確かに予防が大切ですが，上のお子さんは赤ちゃんから隔離できても，お母さんは赤ちゃんから隔離するわけにはいきませんので現実的にはなかなか難しいでしょう。できるだけ手洗いを頻回にして，マスクを着用するとよいかもしれません。一般的に母乳を与えているほうが赤ちゃんは感染症にかかりにくくなりますから，是非母乳は続けて下さい。

今日お出しするお薬は授乳中も飲んでかまいません。ほとんどのお薬は母乳にも分泌されるのですが，その母乳を赤ちゃんが飲んでも大丈夫とされる薬をお出しします。

もしかしたら処方箋薬局で「飲んでいる間は授乳をやめて下さい」と説明されるかもしれませんが，それは製薬会社が作っている添付文書という説明書にそう書いてあるからです。でも，添付文書に書かれていることは最新のデータに追いついていないことがあります。よりたくさんの資料をもって，このお薬は大丈夫とされていますので，安心して授乳を続けて下さい。

文献

1) Committee on Health Care for Underserved Women ACOG：ACOG Committee Opinion No.361：Breastfeeding：maternal and infant aspects. Obstet Gynecol. 2007；109（2 Pt 1）：479-80.[PMID：17267864]

2) Thomsen AC, et al：Course and treatment of milk stasis, noninfectious inflammation of the breast, and infectious mastitis in nursing women. Am J Obstet Gynecol. 1984；149（5）：492-5.[PMID：6742017]

3) Burrows LJ, et al：Maternal morbidity associated with vaginal versus cesarean delivery. Obstet Gynecol. 2004；103（5 Pt 1）：907-12.[PMID：15121564]

4) McGregor JA, et al：Randomized comparison of ampicillin-sulbactam to cefoxitin and doxycycline or clindamycin and gentamicin in the treatment of pelvic inflammatory disease or endometritis. Obstet Gynecol. 1994；83（6）：998-1004.[PMID：8190448]

5) 伊藤真也, 他編：薬物治療コンサルテーション 妊娠と授乳. 南山堂, 2010.

6) McClure CK, et al：Lactation and maternal subclinical cardiovascular disease among premenopausal women. Am J Obstet Gynecol. 2012；207（1）：46.e1-8.[PMID：22727348]

7) Schwarz EB, et al：Lactation and maternal measures of subclinical cardiovascular disease. Obstet Gynecol. 2010；115（1）：41-8.[PMID：20027032]

8) Ip S, et al：A summary of the Agency for Healthcare Research and Quality's evidence report on breastfeeding in developed countries. Breastfeed Med. 2009；4 Suppl 1：S17-30.[PMID：19827919]

9) Collaborative Group on Hormonal Factors in Breast Cancer. Breast cancer and breastfeeding：collaborative reanalysis of individual data from 47 epidemiological studies in 30 countries, including 50302 women with breast cancer and 96973 women without the disease. Lancet. 2002；360（9328）：187-95.[PMID：12133652]

10) 国立成育医療研究センター：ママのためのお薬情報　授乳とお薬［http://www.ncchd.go.jp/kusuri/lactation/index.html］

Column　筆者の体験「乳腺炎と授乳」

かぜからは少し話がそれますが，授乳と薬の話です。

乳腺炎が悪化すると乳腺膿瘍を生じ，経皮的ドレナージを要することがあります。

乳房に切開を加えてガーゼを留置し排膿を促すのですが，強い痛みを伴います。乳管うっ滞を介助するため患側の乳房からの授乳も続けてもらうのですが，それにも痛みが伴います。とてもつらい病態です。

これまで何人かのドレナージを行いましたが，このうち2人はまったく同じ病歴を持っていました。

というのも，乳腺炎を自覚して夜間休日診療所に行き，セフェム系抗菌薬を投与されて「内服している間は授乳をやめて下さい」と言われたのです。授乳をやめると当然うっ滞が強くなり，乳腺膿瘍にこじれたのでした。

休日診療所の先生も，昼夜育児に励むお母さんが早く良くなるようにと処方して下さったと思います。しかし，セフェム系，ペニシリン系抗菌薬は内服中も授乳を中止する必要がありません。乳腺炎を診断された際には是非，乳房マッサージと授乳の継続をお勧め下さい。

2授乳婦が"かぜ"でやってきた　**371**

Ⅲ章 妊婦・授乳婦の"かぜ"のみかた

3 漢方の適応と治療

妊婦のかぜに対する漢方

　一般論として漢方薬は西洋薬より安全というイメージからか，妊娠中のか
ぜに対して漢方を希望する妊婦は少なくありません。また現時点では，漢方
エキス製剤において催奇形も含め，妊娠に関する報告はありません。

　しかし，妊娠中の漢方製剤について，Ⅲ章1にもある通り注意すべき疾患
の十分な検討と本人家族への十分な説明の上で方針決定を行うことが優先
事項です。その上で「妊婦または妊娠している可能性のある婦人に対しては
治療上の有益性が危険性を上回ると判断される場合」に漢方での治療を検討
することになります[1-5]。

　したがって，本項においては，治療の有益性と危険性について患者家族と
十分協議して同意を得られた上で，必要最低限の漢方治療をするという前提
のもと解説します。

　妊婦のかぜに対する漢方の考え方の基本として，潜在的な催奇形性がある
とされ，交感神経賦活作用があるエフェドリン性の生薬（麻黄）が含まれる
麻黄湯や葛根湯は不適です。また，胎児は漢方的には熱ですからⅠ章10で紹
介した体を温める附子が含まれる麻黄附子細辛湯を妊婦に処方することは
稀になります。以下に麻黄や附子を含まず，古来より経験的に妊婦のかぜに
対して頻用されてきた漢方薬を3つ紹介します。

桂枝湯

　妊婦のせき・はな・のど型のかぜの初期には桂枝湯が好まれます。生薬が
妊娠に対してマイルドなものばかりで構成されており，古来より経験的に
「安全」とされています。

372　Ⅲ章 妊婦・授乳婦の"かぜ"のみかた

麦門冬湯

妊婦の咳嗽には古典的に麦門冬湯が使用されています[3, 6]。潜在的に催奇形性があるとされるエフェドリン性の生薬 (麻黄) が含まれていません。強い咳嗽による腹圧で子宮収縮が誘発されると懸念される場合には，デキストロメトルファンやリン酸コデインに加えて，もしくは単独で，麦門冬湯を投与してもよいでしょう。

参蘇飲 (じんそいん)

かぜの発症から最初期を過ぎた咳嗽，喀痰，鼻汁，鼻閉に対して用いられます。参蘇飲は胃が弱い人向けの総合感冒薬のような，かぜ症状に対して幅広く対応できるマイルドな漢方薬です。妊婦のやや長引いたかぜに以前から使用されています。

妊娠中にインフルエンザ，インフルエンザ様疾患に罹患した場合，妊婦はインフルエンザの重症化リスクが高いとされていますので，筆者は抗インフルエンザ薬とアセトアミノフェン治療のみにとどめ，麻黄湯や葛根湯を妊婦に積極的に使用することはありません。

上記3剤以外に本書の他項で紹介しているかぜ用漢方は，経験上も安全性が十分検証されていません。したがって，本書の読者諸氏が他項で紹介した漢方を安易に妊婦に使用することは避けるべきと筆者は考えます。

授乳婦のかぜに対する漢方

授乳中の漢方薬投与は西洋医薬投与の注意点とまったく同じと考えてよいでしょう。すなわち特別な制限はなく，授乳婦のかぜの病態に応じて一般成人の漢方選択と同様に処方してかまいません。一般成人のかぜに対する漢方選択はⅠ章を参照下さい。

葛根湯：授乳中の乳腺炎に

なお，かぜではありませんが，**授乳中の乳腺炎には古来より葛根湯が頻用さ**

❸漢方の適応と治療 373

れ，しばしば著効を経験します。Ⅲ章2で述べた通り，積極的な授乳の継続と乳房マッサージに加え，葛根湯を是非処方して下さい。また，すでに発症した乳腺炎には葛根湯を用いますが，乳腺炎を起こしやすい場合には，予防目的に排膿散及湯を1包1日1回で内服してもらいます。

▶葛根湯　常用量（メーカーにより異なる）1日3回毎食間または毎食前，数日間

文 献

1）渡辺賢治：漢方医学をめぐる最近の動向. 医のあゆみ. 2012；240(12)：988-90.

2）丁　宗鐵：漢方薬の安全性. 産婦治療. 2004；89(4)：388-94.

3）早川　智, 他：妊娠と漢方. 産婦治療. 2003；86(5)：910-5.

4）後山尚久：薬学管理に活用しよう 妊婦の薬物療法ウソ？ ホント?! 医療用漢方エキス製剤には妊娠中の禁忌生薬はない？ 薬局. 2006；57(8)：2649-53.

5）黒島淳子：妊婦・授乳婦と漢方薬. 薬局. 1998；49(9)：1683-6.

6）大塚敬節：東洋医学選書 漢方診療三十年 治験例を主とした治療の実際. 創元社, 1959, p267.

索引

欧文

C
COPD **131**
CRP **141**, **152**, **172**, **193**

D
Delayed Antibiotic Prescription
17
Diehrの肺炎予測ルール **128**
double sickening **63**

E
EBウイルス **77**

G
GERD **124**

K
Killer sore throat **111**

L
Ludwigアンギナ **117**

M
McIsaac **82**

O
O157 **243**
occult bacteremia **342**

S
Sepsis-3 **165**
sexual history **103**

和文

あ
アミノペニシリン **98**
亜鉛 **49**
亜急性感染性心内膜炎 **232**

い
インフルエンザ **196**
──予測ルール **204**
──濾胞 **202**
咽後膿瘍 **116**

お
オセルタミビル **215**
悪寒戦慄 **152**
黄芩湯 **247**

か
カルバペネム **163**
カンピロバクター **243**
かくれインフルエンザ **224**
葛根湯 **40**, **373**
葛根湯加川芎辛夷 **66**
患者満足度 **19**
関節痛 **289**
漢方のエビデンス **52**

き
急性咽頭・扁桃炎 **76**, **314**
急性気管支炎 **122**, **321**
急性喉頭蓋炎 **115**
急性中耳炎 **329**
急性鼻・副鼻腔炎 **58**, **307**

け

下痢 *237*

経口補水塩 *252*

桂枝湯 *40, 372*

血液培養 *160*

結核 *129, 232*

倦怠感 *228*

こ

五苓散 *246*

抗菌薬 *44, 141*

 ——適正使用 *15*

抗微生物薬適正使用の手引き *14*

高齢者 *26*

さ

サイトメガロウイルス *77*

サルモネラ *242*

ザナミビル *216*

催奇形性 *354*

細菌感染症 *206*

細菌性腸炎 *162*

柴胡桂枝湯 *42*

三種混合ワクチン *126*

し

子宮内膜炎 *368*

授乳婦 *366*

重症薬疹 *272*

小柴胡湯 *41*

小青竜湯 *67*

上気道咳症候群 *123*

上・下気道炎 *2*

辛夷清肺湯 *67, 136*

深頸部膿瘍 *118*

新生児感染 *355*

腎盂腎炎 *368*

参蘇飲 *373*

す

ステロイド *105*

頭痛 *258*

髄膜炎 *260*

せ

咳喘息 *124*

舌扁桃炎 *118*

舌扁桃膿瘍 *118*

そ

総合感冒薬 *48*

た

多剤耐性菌保菌 *192*

ち

チフス性疾患 *191*

つ

つつが虫病 *269*

て

デング熱 *185, 193*

鉄欠乏性貧血 *233*

伝染性単核球症 *88*

伝染性単核球症様症候群 *77*

と

トキシックショック症候群 *271*

渡航歴 *178*

に

ニンニク *50*

二峰性の悪化 *32*

日本紅斑熱 *269*

乳腺炎 *367, 373*

尿路感染症 *342*

妊娠週数 *357*

妊婦 *352*

　　──のうがいと湿布 *361*

ね

熱性痙攣 *306*

熱帯熱マラリア *178*

の

ノロウイルス腸炎 *237*

は

バロキサビル *218*

パルボウイルスB19感染症 *284, 291*

肺炎 *127, 342*

肺癌 *129*

敗血症 *149, 165*

麦門冬湯 *135, 373*

発熱 *338*

半夏厚朴湯 *135*

ひ

ビタミンC *50*

ビタミンD *50*

鼻腔洗浄 *302*

微熱 *228*

百日咳 *124*

ふ

普通感冒 *31, 298*

風疹 *282*

へ

ペニシリン *320*

ペラミビル *216*

扁桃周囲膿瘍 *116*

ほ

ホットドリンク *301*

補中益気湯 *236*

発疹 *267*

ま

マラリア *184, 193*

麻疹 *280*

麻黄湯 *39*

麻黄附子細辛湯 *68*

麻杏甘石湯 *347*

み

水うがい *51*

む

ムンテラ *21*

無菌性髄膜炎 *261*

や

薬剤耐性（AMR）対策アクションプラ
　ン *12*

薬局サーベイランス日報 *198*

よ

溶連菌咽頭炎 *99*

ら

ラニナミビル *217*

り

流早産 *353*

旅行者下痢症 *189*

れ

レッドフラッグサイン *112*

ろ

老人性鼻漏 *28*

あとがき

　TFC（Total Family Care）メーリングリストの存在を知ったのは研修医の頃でした。研修病院の先輩だった齊藤裕之先生の紹介で入会することができました。不思議なメーリングリストでした。管理者の田坂佳千先生が毎日たくさんのメールに1つひとつコメントをつけて配信なさっていました。プライマリ・ケアの先生が中心でしたが，いろいろな専門家の先生も加わっていて，誰かが目の前の患者さんの悩みや疑問について質問すると，全国から様々なアドバイスがなされていました。1つひとつのメールにつく田坂先生のコメントは患者さん目線の暖かいもので，配信されるメールを読むのが楽しみでした。

　そんなときに出会ったのが，田坂先生よる"かぜ"の論文でした［『"かぜ"症候群の病型と鑑別疾患』（今月の治療．2006；13（12）：1217-21）］。"かぜ"診療の奥深さを知るきっかけになりました。いつか田坂先生にお会いしたいと思っていたところ，T&Aという救急初療コースのプライマリ・ケア版を作るというプロジェクトでご一緒することになりました。ついに田坂先生にお目にかかることができると思っていた矢先，その願いは叶わず2007年2月に田坂先生は急逝されました。

　本書は田坂先生の論文を基礎として，自分の能力で消化できる文献的情報と自分の経験を織り交ぜてまとめました。田坂先生から受けとったバトンをうまく引き継げたのかどうか，今はまだわかりません。しかし，『向かおうとする意志』があれば，いつかはたどり着ける，たとえ自分がたどり着かなくても，誰かがたどり着いてくれるだろう，そんな気持ちで本書を書き上げました。至らない記載があれば，全て監修を行った山本に責任があります。ご意見，ご感想があれば歓迎致します。

　また，「抗微生物薬適正使用の手引き」を発行した当初，「手引き」を発行しただけでは現場に浸透しないというご意見を頂いていました。「手引き」の内容および医師患者のコミュニケーションを講義とロールプレイを通じて学ぶことができる「かぜ診療ブラッシュアップコース」を開発しました（J Gen

Fam Med. 2018；19（4）：127-32.[PMID：29998042]）。開催について
ご興味のある方は下記の山本の連絡先までご一報ください。

　改訂の作業が大幅に遅れながらも，筆者らの要望に根気よく応えて編集し
てくださった日本医事新報社の村上由佳さんには大変感謝しております。あ
りがとうございました。

2019年9月　山本舜悟（e-mail：shungo555@gmail.com）

To Be Continued … ?

著者紹介

編著者

山本舜悟 *Shungo Yamamoto*

京都市立病院感染症科 副部長

2002年 京都大学医学部卒業。
　　　　同年より株式会社麻生飯塚病院初期研修。
2004年 洛和会音羽病院総合診療科後期研修。
2007年 亀田総合病院総合診療・感染症科フェロー,
　　　　2009年同院総合診療・感染症科医長。
2011年 リヴァプール熱帯医学校でDiploma in Tropical
　　　　Medicine & Hygiene (DTM & H) 修了。
　　　　同年7月より京都市立病院感染症内科医長。
2014年 神戸大学医学部附属病院感染症内科医員
2016年 京都大学大学院医学研究科社会健康医学系専攻
　　　　医療疫学分野博士後期課程修了。
2017年 京都大学医学部附属病院臨床研究教育・研修部
　　　　特定助教
2019年4月より現職

日本内科学会総合内科専門医, 日本感染症学会専門医,
国際渡航医学会渡航医学認定[TM]。
専門は『ジョジョの奇妙な冒険』。

著者

吉永　亮 *Ryo Yoshinaga*

飯塚病院東洋医学センター漢方診療科

2004年 自治医科大学卒業
　　　　同年より飯塚病院初期研修
2006年 福岡県内の離島や山間地の診療所に勤務
　　　　漢方の外来研修を行いながら地域医療に従事
2013年より現職
　　　　六本松漢方内科・頴田病院非常勤医師
　　　　日本東洋医学会漢方専門医・指導医，日本内科学会総合内科専門医，
　　　　日本プライマリ・ケア連合学会家庭医療指導医

上山伸也 *Shinya Kamiyama*

倉敷中央病院感染症科／感染制御室

2004年 金沢大学医学部卒業。
　　　　同年より倉敷中央病院にて初期研修，小児科後期研修。
2008年 日本人初の米国小児感染症専門医齋藤昭彦先生の指導の下，
　　　　国立成育医療研究センターにて感染症科初代フェロー。
　　　　フェロー修了後，河北総合病院，東京医科大学病院を経て，
　　　　2013年度より現職。

池田裕美枝 *Yumie Ikeda*

神戸市立医療センター中央病院産婦人科副医長

2003年 京都大学医学部卒業。
　　　　同年より舞鶴市民病院，洛和会音羽病院にて総合診療科研修後，
　　　　三菱京都病院にて産婦人科研修。
2008年 洛和会音羽病院にて産婦人科，総合診療科スタッフ。
2011年 リヴァプール熱帯医学校でDiploma in Reproductive Health in
　　　　Developing Countries修了。
2013年 メイヨークリニックにて約1カ月のACP International Fellowship
　　　　Exchange Programを修了。
2014年より現職
2016年より同病院女性外来担当

日本産科婦人科学会専門医，日本内科学会認定内科医。
二児の母。

かぜとかぜにみえる重症患者の見わけ方
かぜ診療マニュアル

定価（本体4,300円＋税）
2013年12月10日　第1版
2013年12月27日　第1版2刷
2014年10月10日　第1版3刷
2017年 2月 5日　第2版
2017年 3月15日　第2版2刷
2018年 6月20日　第2版3刷
2019年10月15日　第3版

編　者　山本舜悟
発行者　梅澤俊彦
発行所　日本医事新報社　www.jmedj.co.jp
　　　　〒101-8718　東京都千代田区神田駿河台2-9
　　　　電話（販売）03-3292-1555　（編集）03-3292-1557
　　　　振替口座　00100-3-25171
印　刷　ラン印刷社

© Shungo Yamamoto 2019 Printed in Japan
ISBN978-4-7849-4402-6　C3047　¥4300E

• 本書の複製権・翻訳権・上映権・譲渡権・公衆送信権（送信可能化権を含む）は
　（株）日本医事新報社が保有します。

JCOPY　〈（社）出版者著作権管理機構　委託出版物〉

本書の無断複写は著作権法上での例外を除き禁じられています。複写される場合は、
そのつど事前に、（社）出版者著作権管理機構（電話 03-3513-6969，FAX 03-3513-6979，
e-mail:info@jcopy.or.jp）の許諾を得てください。

電子版のご利用方法

巻末の袋とじに記載された**シリアルナンバー**で，本書の電子版を利用することができます。

手順①：日本医事新報社Webサイトにて**会員登録（無料）**をお願い致します。
（既に会員登録をしている方は手順②へ）

日本医事新報社Webサイトの「Web医事新報かんたん登録ガイド」でより詳細な手順をご覧頂けます。
www.jmedj.co.jp/files/news/20180702_guide.pdf

手順②：登録後**「マイページ」に移動**してください。
www.jmedj.co.jp/mypage/

「マイページ」

マイページ中段の「電子コンテンツ」より
電子版を利用したい書籍を選び，
右にある「SN登録・確認」ボタン（赤いボタン）をクリック

表示された「電子コンテンツ」欄の該当する書名の
右枠にシリアルナンバーを入力

下部の「確認画面へ」をクリック

「変更する」をクリック

会員登録（無料）の手順

1 日本医事新報社Webサイト（www.jmedj.co.jp）右上の**「会員登録」をクリック**してください。

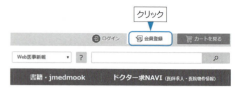

2 サイト利用規約をご確認の上（1）**「同意する」にチェック**を入れ，（2）**「会員登録する」をクリック**してください。

3 （1）**ご登録用のメールアドレスを入力**し，（2）**「送信」をクリック**してください。登録したメールアドレスに確認メールが届きます。

4 確認メールに示された**URL（Webサイトのアドレス）**をクリックしてください。

5 会員本登録の画面が開きますので，**新規の方は一番下の「会員登録」をクリック**してください。

6 会員情報入力の画面が開きますので，（1）**必要事項を入力**し（2）**「（サイト利用規約に）同意する」にチェック**を入れ，（3）**「確認画面へ」をクリック**してください。

7 会員情報確認の画面で入力した情報に誤りがないかご確認の上，**「登録する」をクリック**してください。